Second Edition

inical Otolaryngology Head and Neck Surgery

최신 임상이비인후과학

안회영 · 김형종

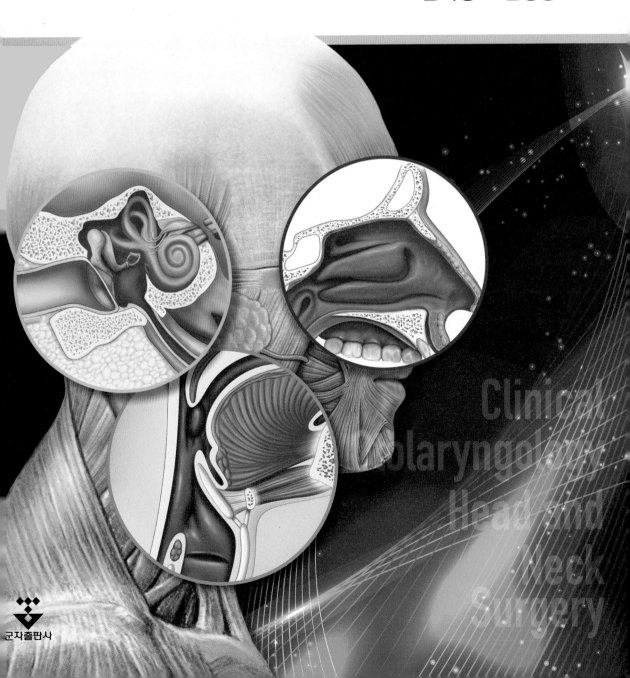

군자출판사

최신임상이비인후과학

첫째판 1쇄 인쇄 | 2005년 4월 05일
첫째판 1쇄 발행 | 2005년 4월 10일
첫째판 2쇄 발행 | 2008년 5월 15일
둘째판 1쇄 인쇄 | 2018년 8월 27일
둘째판 1쇄 발행 | 2018년 9월 03일

지 은 이   안회영, 김형종
발 행 인   장주연
출 판 기 획   김도성
표지디자인   김재욱
편집디자인   유현숙
일 러 스 트   김경렬, 유학영
발 행 처   군자출판사
　　　　　등록 제4-139호(1991.6.24)
　　　　　(10881) **파주출판단지** 경기도 파주시 회동길 338(서패동 474-1)
　　　　　전화 (031)943-1888   팩스 (031)955-9545
　　　　　www.koonja.co.kr

ISBN 979-11-5955-338-7
정가 35,000원

최신임상이비인후과학

Clinical Otolaryngology Head and Neck Surgery

안회영, 김형종

집필진

편찬위원

안회영

서울대학교 의과대학 졸업
(전) 경희대학교 의과대학 이비인후과학교실 교수
(전) 한림대학교 의과대학 이비인후과학교실 교수
(현) 강릉동인병원 이비인후과

김형종

서울대학교 의과대학 졸업
(전) 한림대학교성심병원 이비인후과 과장
(현) 한림대학교 의과대학 이비인후과학교실 주임교수

편집위원

장지원   고려대학교 의과대학 졸업
한림대 강남성심병원 이비인후과 조교수

이중섭   한림대학교 의과대학 졸업
한림대 성심병원 이비인후과 조교수

최효근   서울대학교 의과대학 졸업
한림대 성심병원 이비인후과 조교수

머리말

지난 1995년에 의과대학 학생, 간호사, 의료기사, 그리고, 타 전문과목 의사들을 대상으로 기초적인 이비인후과 지식을 쉽게 접할 수 있도록 '임상 이비인후과학'을 발간하였고, 그로부터 10년 후인 2005년에 정보지식 사회로의 전환 및 급속한 의학기술 발전을 반영하여 개선된 '최신 임상이비인후과학'을 발간한 바 있습니다. 그리고, 지난 10여 년간 인터넷의 범람에 따른 무한한 정보의 홍수 때문에 불필요하고, 잘못된 의료정보를 구별해내는 것이 중요한 일이 되어 왔고, 더구나 인공지능의 약진으로 의료인의 존재 필요성이 위협받는 시대에 진입하면서 꼭 필요하면서 정확한 지식을 제공할 수 있는 교과서의 필요성은 더욱 절실해졌다고 할 수 있습니다. 새로운 의학기술 발전과 의료환경의 변화에 따른 의료수요의 다변화가 이루어졌고, 그에 맞게 고치는 것이 꼭 필요하다는 판단으로 다소 늦은 감은 있으나 온고이지신의 자세로 '최신 임상이비인후과학 개정판' 교과서를 내놓게 되었습니다.

본 개정판에서 차별화된 교과서로서의 특징으로는 첫째, 가능한 한 많은 증례사진을 넣어 실제임상의 현장감을 느낄 수 있도록 한 초판의 원칙을 유지하고 개선하였습니다. 둘째, 초판에서 소개하고 열거했던 대한이비인후과학회와 의과대학장 협의회 추천 학습목표를 좀 더 선별해서 각 장에서 꼭 알아야 되는 항목들로 줄여 효율적인 학습에 도움이 되게 하였습니다. 셋째, 각 장의 소제목 앞부분에 제시한 학습목표와 대응이 되는 내용을 각 소제목의 뒷부분에 하이라이트 네모상자로 요약해 기술함으로써 중요한 내용은 반복 학습이 되도록 하였습니다.

본 개정판의 원고 편집과정과 임상증례 사진들을 수집하는데 도움을 주신 이과 장지원, 비과 이중섭, 두경부 최효근 교수에게 감사 인사를 드리며 좋은 재료와 훌륭한 화질의 교과서를 제작할 수 있도록 물심양면으로 적극 도움을 주신 군자출판사 장주연 사장과 유현숙 과장 이하 편집부 직원들에게도 감사를 드리는 바입니다. 본 개정판을 만들기까지 도움을 주신 분들 모두에게 일일이 감사 인사를 드려야 마땅하나 사정상 모든 분의 성함을 올리지 못함을 너그럽게 용서하시기 바라며 앞으로도 더 나은 교육재료 제작과 지식 전달을 위해 계속 노력할 것임을 약속 드립니다.

안회영, 김형종

목차

CHAPTER **2** 코

CHAPTER 3

구강 및 인두

목차

CHAPTER **4** 후두, 기관식도 및 경부

목차

CHAPTER **1**

귀

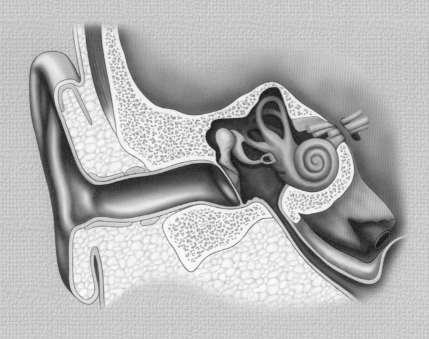

귀

I. 형태와 기능

학습 목표

1. 귀의 주된 두 가지 기능을 설명할 수 있다.
2. 외이, 중이, 내이를 구별하고 각 부분의 구조를 설명할 수 있다.
3. 외이도의 연골부와 골부의 해부학적 구분 및 차이를 설명할 수 있다.
4. 정상 고막의 표인점(landmarks)을 도해할 수 있다.
5. 고실내 이소골의 배열을 설명할 수 있다.
6. 중이강(고실)의 중요한 구조물(이소골, 난원창, 정원창, 안면신경)을 구별할 수 있다.
7. 전정기관의 구조를 설명할 수 있다.
8. 외이도의 기능을 설명할 수 있다.
9. 음이 음원으로부터 내이까지 전도되는 두 가지 경로를 순서대로 설명할 수 있다.
10. 중이에서 음압을 증가시키는 기전(impedance matching mechanism)을 설명할 수 있다.
11. 이관의 기능을 설명할 수 있다.
12. 전정기관의 기능을 설명할 수 있다.

1. 귀의 해부(Anatomy of the ear)

귀는 인체에서 가장 복잡하고 정밀한 기관 중 하나로 음파를 전기적 자극으로 전환시켜주는 청각기관과 우리 몸의 균형과 자세를 유지시키는 평형기관으로 구성되어 있다. 귀는 해부학적으로 외이, 중이 및 내이의 세 부분으로 크게 구분되고, 내이는 청각을 위한 와우(달팽이관)와 평형감각을 위한 전정 및 세반고리관으로 구성되며 여기에 전정와우신경(cochleovestibular nerve)이 연결되어 있다(그림 1).

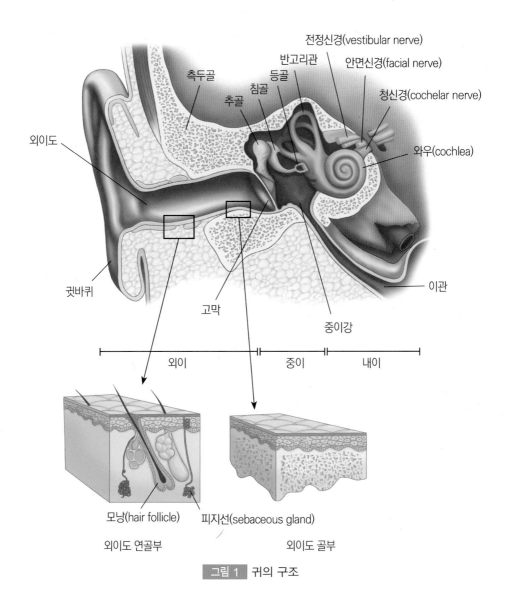

전정신경(vestibular nerve)
반고리관
안면신경(facial nerve)
측두골
등골
청신경(cochelar nerve)
추골
침골
외이도
와우(cochlea)
귓바퀴
이관
고막
중이강
외이
중이
내이
모낭(hair follicle)
피지선(sebaceous gland)
외이도 연골부
외이도 골부

그림 1 귀의 구조

1) 외이

외이는 이개(auricle)와 외이도(external auditory canal)로 이루어지며 이개는 탄성연골과 이를 둘러싸는 연골막, 피하조직과 얇은 피부로 되어 있고, 소리를 모으는 집음작용과 음의 방향을 감지하는 역할을 한다. 성인에서 외이도는 약 2.5~3cm의 길이, 7~9mm의 내경을 가진 S자 모양의 관으로 되어 있으며 그 외측 1/3은 연골부, 내측 2/3는 골부로 되어 있다. 외이도의 연골부와 골부를 덮고 있는 피부는 많은 차이가 있어서, 연골부 피부는 두껍고 모낭, 피지선, 이구선이 있어 이절(otofuruncle)이나 이구전색(impacted cerumen)이 잘 생기고, 골부 외이도의 피부는 얇고 연골부에 있는 피부 부속기가 없으며 골막에 바로 부착되어 있다. 외이도에서 생기는 이구(귀지)는 지방성분이 많아 물기가 스며들지 못하게 하고 산성을 유지함으로써 병원균들이 잘 증식할 수 없게 하며 항균성을 가지고 있어 외이도의 방어기전으로 작용한다. 외이 및 외이도의 지각 신경은 삼차신경의 분지인 이개측두신경(auriculotemporal nerve), 제2, 3 경부신경총에서 나온 대이개신경(greater auricular nerve), 미주신경의 이개지(Arnold's nerve), 안면신경 등이 담당한다. 따라서 외이에 병변이 없더라도 같은 신경 지배를 받는 구강, 인두, 후두 등에 병변이 있을 때 이통을 호소하며 이를 연관통(referred pain)이라고 한다.

2) 중이

중이(middle ear)는 측두골 내에서 고막 내측에 위치한 공간으로 이를 고실(tympanic cavity) 이라 하며 상고실, 중고실 및 하고실로 나눈다. 이소골 및 근육, 신경 등이 있고 상하, 전후, 내외 의 6면체 구조로 이루어져 있다. 고실의 상벽은 중두개저(middle cranial fossa)와 접하고 하벽으로 는 경정맥구와 내경동맥이 지나간다. 전벽으로는 이관이 연결되어 있고, 그 하방으로는 내 경동맥이 지나가며 상방으로는 고삭신경(chorda tympani)이 들어간다. 후벽에는 유양동과 통하는 유양동구(aditus ad antrum)가 위치하고 내벽은 갑각(promontory), 정원창, 난원창, 안면신경관 등으로 이루어져 있다. 유양동은 1살 때부터 발육하기 시작하여 2~3세경부터 급격 히 커지고 10세경에 발육이 멈춘다. 봉소의 발육은 개인차가 있으며 유소아기로부터 만성중이 염이 생기면 발육이 불량하게 된다.

고막은 두께가 0.1mm, 가로 · 세로 약 8×9mm 정도의 타원형의 진주색깔의 얇은 막으로서 외이와 중이와 경계를 이루며 외이도의 상벽과 약 140도 경사를 이루고 있으며 긴장부(pars tensa)와 이완부(pars flaccida)로 나누어진다(그림 2). 고막은 조직학적으로 외이도 피부와 연결된 피부층, 고유층(섬유층, 중간층)과 중이점막과 연결된 점막층으로 이루어져 있다.

고실에는 소리에 의한 고막의 진동을 고막에서 와우로 전달하는 세 개의 이소골(ossicles)이 있는데 외측으로부터 추골(malleus), 침골(incus), 등골(stapes)의 순서로 관절에 의해 연결되어 있다. 추골병은 고막의 섬유층에 연결되어 있고 끝 부분에서 고막의 제(umbo)를 이룬다. 침골은 등골과 추골사이에서 지렛대 역할을 하고, 등골은 윤상인대에 의해 난원창에 부착되어 최종적 으로 진동을 와우로 전달한다.

고실내에는 추골경부의 내측에 부착되는 고막장근(tensor tympani muscle)과 등골경부의 후면에 부착하는 등골근(stapedial muscle)이 있으며 강한 음에 반사적으로 수축하여 이소골 을 고정함으로써 강한 음이 내이로 전달되지 못하게 하여 내이를 보호하는 역할을 하고 전자는 삼차신경의 제3 분지인 하악신경, 후자는 안면신경의 지배를 받는다. 중이의 지각은 설인신경의 고실분지(Jacobson nerve)가 담당하는데 교감신경인 경동맥고실신경과 함께 갑각의 점막하에 서 고실신경총(tympanic plexus)을 형성한다.

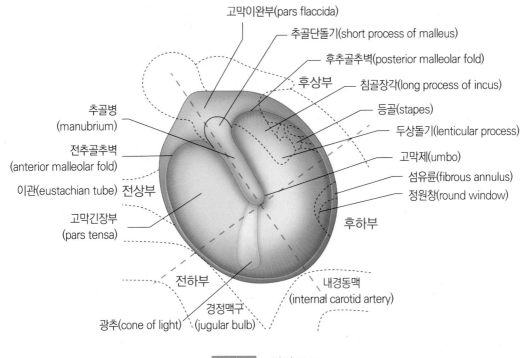

고막이완부(pars flaccida)
추골단돌기(short process of malleus)
후추골추벽(posterior malleolar fold)
후상부
침골장각(long process of incus)
등골(stapes)
두상돌기(lenticular process)
고막제(umbo)
섬유륜(fibrous annulus)
정원창(round window)
후하부
내경동맥(internal carotid artery)
추골병(manubrium)
전추골추벽(anterior malleolar fold)
이관(eustachian tube) 전상부
고막긴장부(pars tensa)
전하부
경정맥구(jugular bulb)
광추(cone of light)

그림 2 고막의 구조

　고실의 내측 벽은 갑각(promontory), 정원창, 난원창, 안면신경관 등으로 이루어져 있다. 갑각은 와우의 기저회전에 의해 생긴 융기부이며 그 후상방에는 난원창(oval window)이 있어 등골 족판이 놓인 곳이며 후하방에는 정원창(round window)이 있으며, 정원창막으로 덮여 있다. 난원창은 전정계(scala vestibuli)와 정원창은 고실계(scala tympani)와 연결된다.

　이관(Eustachian tube)은 중이강과 비인강을 연결하는 약 31~38mm 길이의 관으로서 고실측 1/3는 골부, 인두측 2/3는 연골부로 되어 있다. 이관의 기능에 영향을 주는 근육으로는 구개범장근(tensor veli palatini muscle), 구개범거근(levator veli palatini muscle), 고실장근(tensor tympani muscle) 등이 있어 이관의 통기 조절에 영향을 미친다. 이관은 주로 호흡상피 세포인 위중층섬모원주세포로 덮여있고 보통은 닫혀 있으나 연하운동, 하품, 재채기 등으로 열려져 공기가 중이강으로 들어가 중이압과 대기압을 맞추어 균형을 이루게 한다. 그 외에 이관의 기능으로는 점액섬모정화계(mucociliary clearance system)를 이루어 이관 주위의 근육과 공동으로 작용하여 미생물의 침입을 막아주고 중이강의 이물을 배출하며, 평소에는 폐쇄되어 있어 비인강의 감염원을 격리하는 역할을 한다. 유소아의 이관은 성인보다 더 넓고 짧으며 수평에 가까운 경사를 갖고 있어 비인강의 이물질이 쉽게 중이 쪽으로 역류할 수 있으며 이러한 해부학적 미성숙 외에 면역계, 점액섬모정화계 등의 미성숙이 소아의 중이염을 쉽게 발생시키는 원인이 된다(그림 3).

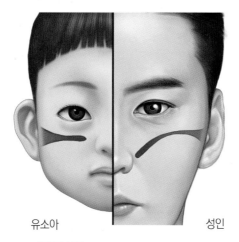

유소아   성인

그림 3 유소아와 성인의 이관

3) 내이

내이(inner ear)는 와우(cochlea), 전정(vestibule), 3개의 반고리관(semicircular canals)으로 이루어져 있으며 매우 복잡한 구조를 갖고 있어 미로(labyrinth)라고도 한다. 골미로(bony labyrinth) 속에는 막미로(membranous labyrinth)가 존재하며 막미로내에서 안쪽에는 내림프액(endolymph)이 차 있고, 바깥쪽에는 외림프액(perilymph)이 차 있다(그림 4-1, 4-2).

와우는 두 바퀴 반의 나선형 모양을 하고 있으며 와우축(modiolus)을 중심으로 회전하는 골나선판이 있고, 축에서 바깥쪽을 향하여 기저막(basilar membrane)을 통해 나선인대(spiral ligament)에 연결된다. 와우의 단면을 보면 기저막과 Reissner 막으로 인해 전정계(scala vestibuli), 와우관(scala media 또는 cochlear duct), 고실계(scala tympani)의 3부분으로 나누어지고 고실계와 전정계는 첨단회전부에서 서로 연결되며 이곳을 와우공(helicotrema)이라 한다(그림 5-1, 5-2). 고실계는 정원창과 연결되며 전정계는 난원창과 연결되고 두 곳 모두 외림프액으로 차있으며, 와우관은 전정, 반고리관, 내림프낭과 연결된 폐쇄된 자루 모양의 구조로 내림프액으로 차 있다. 외림프액은 세포외액과 유사하여 Na^+이 135~150mEq/L, K^+가 7~8mEq/L으로 Na^+ 농도가 K^+ 농도보다 높고 내림프액은 K^+이 145mEq/L, Na^+가 27mEq/L로 세포내액과 유사한 액체이다.

기저막은 막와우미로의 중요한 부분이며 그 위에 Corti 기라 하는 감각기관이 있으며 소리를 감지하는 곳은 Corti 기관의 유모세포(hair cell)이다. Corti 기관은 내측에는 1열의 내유모세포가 외측에는 3열의 외유모세포가 있으며 이들 유모세포는 Hensen 세포 및 Claudius 세포 등의 지지세포들이 받치고 있다. 유모세포는 중요한 부분으로 부동모(stereocilia)를 가지고 있으며 이 부동모의 끝은 개막(tectorial membrane)에 삽입되어 있다. 유모세포의 하부에는 와우신경섬유의 말단이 부착되어 있다(그림 6).

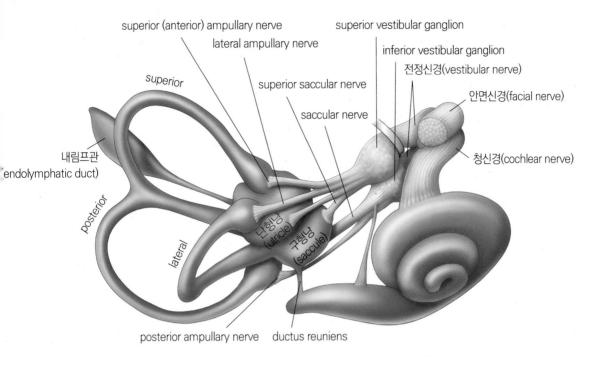

superior (anterior) ampullary nerve
lateral ampullary nerve
superior vestibular ganglion
inferior vestibular ganglion
전정신경(vestibular nerve)
안면신경(facial nerve)
superior
superior saccular nerve
청신경(cochlear nerve)
saccular nerve
내림프관
endolymphatic duct)
posterior
lateral
난형낭
(utricle)
구형낭
(saccule)
posterior ampullary nerve
ductus reuniens

그림 4.1 내이의 구조

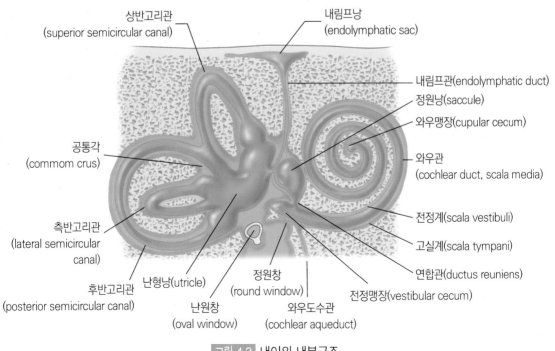

상반고리관
(superior semicircular canal)
내림프낭
(endolymphatic sac)
내림프관(endolymphatic duct)
정원낭(saccule)
와우맹장(cupular cecum)
공통각
(commom crus)
와우관
(cochlear duct, scala media)
전정계(scala vestibuli)
고실계(scala tympani)
연합관(ductus reuniens)
측반고리관
(lateral semicircular
canal)
후반고리관
(posterior semicircular canal)
난형낭(utricle)
정원창
(round window)
전정맹장(vestibular cecum)
난원창
(oval window)
와우도수관
(cochlear aqueduct)

그림 4.2 내이의 내부구조

7

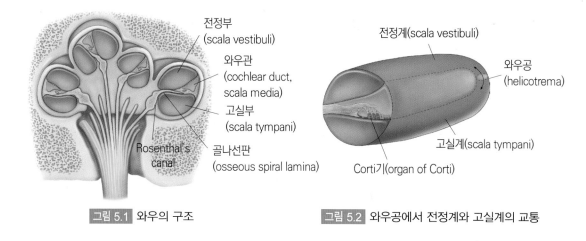

그림 5.1 와우의 구조

그림 5.2 와우공에서 전정계와 고실계의 교통

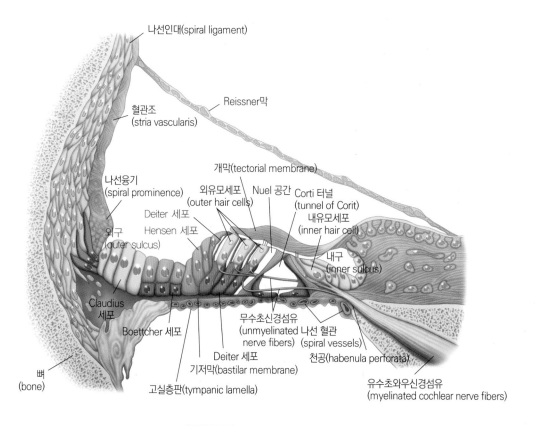

그림 6 Corti기의 구조

전정은 와우의 후상방, 반고리관의 전하방에 위치하고 서로 수직으로 위치하는 구형낭 (saccule)과 난형낭(utricle)으로 구성되어 있다. 전정의 내부는 감각신경상피로 구성된 평형반 (macula)이 있고 감각세포 위에는 아교층(gelatin)으로 된 이석막(otolithic membrane)과 그 위 에 이석(otolith)이 놓여 있으며 기저부에는 전정신경섬유 종말부가 분포하고 있다. 전정기관의 평형반과 팽대부릉에는 1형 유모세포, 2형 유모세포, 지지세포가 분포하며 유모세포는 운동모 (kinocilium)와 부동모라고 부르는 섬모를 가지고 있고 섬모의 첨단은 이석막과 접하고 있다 (그림 7). 평형반에 있는 유모세포와 그 상부에 있는 이석막의 엇갈림으로 직선 가속도와 중력 을 지각한다.

세 개의 반고리관은 서로 수직으로 위치하여 공간에서의 위치에 따라 외측(수평)반고리관, 후반고리관, 상(전)반고리관으로 부르며, 각 반고리관의 한쪽 끝은 팽대부(ampulla)를 이루고 그 반대편은 단각을 이룬다. 팽대부에는 팽대부릉(crista ampullaris)이 위치하여 유모세포와 지지세포가 분포하고, 유모세포의 첨단에서 부동모가 나오고 이는 길게 뻗어서 팽대부릉정 (cupula)에 접한다. 유모세포의 기저부에는 전정신경섬유 말단이 부착하고 있다.

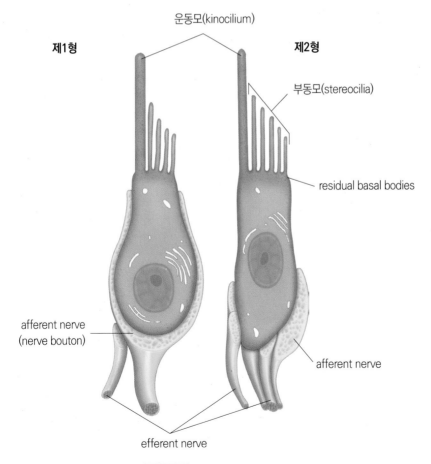

그림 7 제1형 및 제2형 유모세포

4) 신경

내이도는 측두골 추체부의 안쪽을 수평으로 통과하며 두개강 쪽으로는 경뇌막외강으로 개방된다. 내이도는 횡절(transverse crest)에 의하여 상하로 구분되고 전상부는 안면신경, 후상부는 상전정신경(superior vestibular nerve), 전하부는 와우신경, 후하부로는 하전정신경(inferior vestibular nerve)과 후반고리관으로 가는 후팽대부신경(posterior ampullary nerve)이 지나간다.

2. 청각기관의 생리(Physiology of the hearing organ)

음은 기본적으로 탄성이 있는 매체에서 전달되는 압력의 변화이며 음의 주파수는 소리의 고저를, 진폭은 소리의 크기를 나타낸다. 일반적으로 소리의 크기는 dB로 표시하며 이는 기준음압과 측정음압사이의 비율(R)을 뜻한다(dB = 20logR). 따라서 20dB은 10배 차이가 나는 소리를 뜻하며 40dB은 100배의 차이가 나는 소리의 크기를 말한다. 음의 고저는 Hz (cycles/second)로 표현한다.

이개는 소리를 모으는 역할을 하며 소리의 위치를 알아내는데 도움을 준다. 외이도는 일종의 공명강 역할을 하여 2~4kHz 사이에서 공명하며 약 10dB 정도의 음이 증강되는 것으로 알려져 있다. 그러나 음압의 특성상 외이의 공기와 내이의 액체 사이에서 효과적으로 전달되지 못하고 반사되기 때문에 중이의 임피던스 변환(impedence matching transformer) 기능이 필요하다. 이러한 음압의 증강작용은 이소골의 지렛대 작용(lever action)으로 1.3배(약 2dB증가), 고막과 등골판의 면적비가(area ratio) 17배(약 25dB 증가), 그리고 고막의 오목한 형태로 고막의 집음력과 고막의 신장 상태에서의 복원력을 고려하면(shearing effect, buckling effect) 2~3배(4~9dB) 증가로 총 31.5~36.5dB의 증강효과가 있다. 또한, 고막과 정원창은 서로 수직관계를 이루어 직접적인 음압상쇄를 억제하며, 정원창과 난원창은 압력에 대하여 역위상관계를 유지하여 압력상쇄를 서로 억제한다.

소리의 전달 경로는 기도전도(air conduction)와 골도전도(bone conduction)로 나뉘고 이 두 가지의 전도 경로를 비교함으로써 중이의 상태를 판단할 수도 있다. 기도전도는 외이도를 통해 들어온 음파가 고막을 진동시키며 이소골 연쇄를 통하여 등골족판을 거쳐 난원창을 통해 내이에 전달되는 것을 의미한다. 난원창으로부터 내이의 외림프액에 전달된 음파는 기저막을 진동시키며 이로 인해 Corti 기관의 유모세포가 자극되고 이것이 와우신경을 거쳐 청각중추에 전달된다(그림 8). 따라서 이러한 경로의 어딘가가 잘못되면 청각장애가 발생할 수 있다. 기저막은 기저부에서 첨부까지 음의 주파수에 의해 최대의 진폭을 나타내는 부위가 정해져 있다. 즉, 고음은 와우의 밑부분인 등골 족판 가까운 곳에서, 저음은 두 바퀴 반의 상부의 부위에서 감지된다. 그 외에도 내유모세포, 청신경, 와우신경핵 등도 주파수별로 선택적인 예민도를 갖

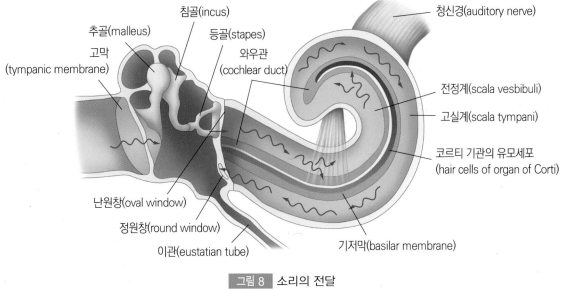

추골(malleus)
고막
(tympanic membrane)
침골(incus)
등골(stapes)
와우관
(cochlear duct)
청신경(auditory nerve)
전정계(scala vesbibuli)
고실계(scala tympani)
코르티 기관의 유모세포
(hair cells of organ of Corti)
난원창(oval window)
정원창(round window)
이관(eustatian tube)
기저막(basilar membrane)

그림 8 소리의 전달

는다. 골도전도는 와우의 골구조가 진동되어서 생기는 부분, 이소골과 내이의 액체 질량이 진동에 의해 발생시키는 부분, 그리고 골도 진동이 외이도를 통해 고막에 전달되는 부분이 있다.

가청영역의 동적범위(dynamic range)란 불쾌한 소리의 정도와 가청역치의 차이를 말하며 이는 주파수에 따라 다르다. 음량(loudness)은 음압이 커지면서 함께 증가하는데, 감각신경성 난청에서는 소리가 잘 들리지 않다가 갑자기 크게 들리는 음량누가(loudness recruitment)현상이 나타나는 경우가 흔히 있다.

3. 전정기관의 생리(Physiology of the vestibular organ)

사람의 전정계는 인체의 평형을 유지하는 역할을 하며 말초전정계와 중추전정계로 구성된다. 말초전정계는 3개의 반고리관과 이석기관이 있는 전정으로 이루어지며, 공간 속에서 머리의 움직임을 감지하여 전정핵과 소뇌로 전달한다. 중추전정계는 말초전정계의 정보를 시각, 체성감각, 그리고 자율신경계의 정보와 통합하여 머리의 위치와 움직임, 중력의 방향을 확인하여 시선을 고정하고 안정된 머리와 몸의 자세를 유지하는 역할을 한다. 신체의 평형기능은 시각, 체성감각 및 전정과 반고리관 등의 전정기관의 협동작용으로 이루어지며 이들 간에는 전정안반사(vestibulo-ocular reflex), 전정척수반사(vestibulo-spinal reflex), 시각안반사(visuo-ocular reflex) 및 전정자율신경반사(vestibulo-autonomic reflex)가 있으며 이들의 협동작용은 소뇌에서 이루어진다. 신체의 운동은 직선운동과 회전운동으로 구별되며, 수평, 수직 등의 직선

운동은 전정에서 회전운동은 반고리관에서 감지한다.

수평반고리관은 머리의 수평면에서 앞 쪽으로 약 30도 정도 들려 있으며 수직반고리관인 상반고리관과 후반고리관은 서로 90도 각도를 이루며 수평반고리관과도 직각을 이루고 있다. 또한, 좌우측은 측두골 내에서 서로 쌍을 이루어 거의 모든 방향의 회전운동을 감지할 수 있으며 머리 회전운동 시에 같은 평면에 있는 양쪽의 반고리관이 동시에 자극을 받게 되어있다 (그림 9). 반고리관에서는 팽대부에 있는 팽대부릉정(cupula)이 회전에 따른 내림프액의 흐름 방향에 따라 굴절이 되면, 팽대부릉정 내부의 유모세포의 부동모와 운동모의 위치에 따라 신경이 자극이나 억제가 된다.

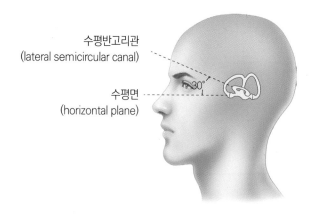

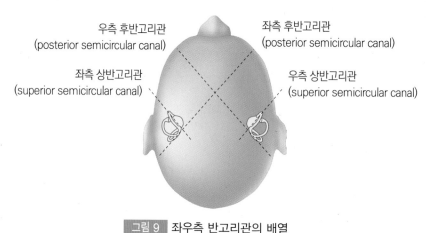

그림 9 좌우측 반고리관의 배열

전정의 감각기는 평형반으로 수평면에 놓여 있는 난형낭반과 수직면에 놓여 있는 구형낭반
으로 구분된다. 평형반의 중심부는 부동모가 주변부에 비하여 짧고 감각세포의 분포가 감소하
면서 생긴 striola가 있고, 난형낭반의 운동모는 striola를 향하여 배열되어 있고, 구형낭반에서
는 반대방향으로 배열되어 있어 여러 방향의 직선 자극을 감지한다. 부동모가 운동모쪽으로
기우는 경우는 유모세포의 탈분극이 일어나서 흥분성 반응이 일어난다(그림 10).

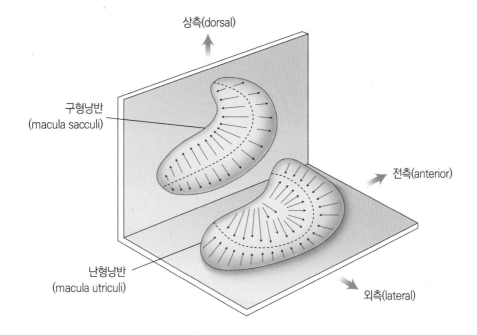

그림 10 구형낭반과 난형낭반의 해부학적 위치

- 귀는 인체에서 음파를 전기적 자극으로 변환시키는 청각기관인 와우와 몸의 균형과 자세를 유지시키는 평형기관인 전정 및 세반고리관으로 구성되어 있다.

- 귀는 외이, 중이 및 내이 세 부분으로 되어 있고, 외이는 깔때기 원통형으로, 중이는 직육면체형으로, 내이는 두 바퀴 반의 나선형 와우와 반원형 고리가 서로 수직으로 만나는 형태의 세반고리관으로 되어있다. 외이와 중이의 경계에 고막이 있고, 중이와 내이의 경계에 난원창과 정원창이 있다. 내이는 와우, 전정 및 3개의 반고리관으로 이루어져 있고, 골미로 내에는 막미로가 존재하고, 막미로 내에는 내림프액이 차 있다.

- 성인의 외이도는 약 2.5~3cm의 길이에 7~9mm의 내경을 가진 S자 모양의 관이며, 외측 1/3은 연골부, 내측 1/3는 골부로 되어 있다.

- 정상 고막의 표인점은 그림 2와 같다.

- 고실(중이강)에는 소리에 의한 고막의 진동을 고막에서 와우의 난원창으로 전달하는 세 개의 이소골이 있으며 외측으로부터 추골, 침골, 등골의 순서로 연결되어 있다. 고실의 내측에 난원창과 정원창을 통해 내이와 접해 있고, 고실 내상측 상고실과 중고실 경계 부분에 안면신경관이 위치한다.

- 전정기관은 3개의 반고리관과 난형낭, 구형낭의 전정으로 이루어지며, 수평반고리관은 머리의 수평면에서 앞쪽으로 약 30도 들려 있으며, 수직반고리관인 상반고리관과 후반고리관은 서로 90도 각도를 이루며 수평반고리관과도 직각을 이루는 구조로 되어 있다.

- 외이는 소리신호를 내이로 전달하는 깔때기 역할을 하며, 소리 방향성 구분에 중요한 역할을 한다.

- 음의 전달 경로는 음원이 외이, 중이, 내이를 거쳐서 전달되는 기도 전도와 외이, 중이는 지나치고, 직접 내이로 전달되는 골도 전도의 두 가지의 경로가 있다. 소리 전달기전으로서 중이와 난원창을 통해 와우로 들어간 진동에너지가 와우기저막에 움직임을 일으키고, 기저막의 위치 변화는 코르티 기관에 있는 유모세포 부동모의 움직임과 유모세포의 탈분극을 초래하여 결과적으로 소리의 물리에너지가 신경신호의 화학적 에너지로 변환되어 청신경으로 전달된다.

- 중이는 공기로 되어 있는 외부환경과 액체가 차 있는 내이의 중간 단계에 위치하며 임피던스 변환조절을 해서 음압증강 작용을 하며 이소골의 지렛대 작용(lever action)으로 1.3배(약 2dB 증가), 고막과 등골판의 면적비 hydraulic ratio 효과로 17배(약 25dB 증가), 그리고 고막의 오목한 형태 효과로 2~3배(4~9dB) 증가하여 총 31.5~36.5dB의 증강효과가 있다.

하이라이트

- 이관은 중이강과 비인강을 연결하는 관으로서, 유소아의 이관은 성인보다 더 넓고 짧으며 수평에 가까운 경사를 갖고 있어 비인강의 이물질이 쉽게 중이 쪽으로 역류할 수 있어서, 유소아에서 중이염이 호발하는 이유가 된다.

- 말초전정기관은 공간 속에서 머리의 움직임을 감지하는데, 수평과 수직의 직선운동은 전정에서 하고, 회전운동은 반고리관에서 담당한다.

II. 진찰과 검사법

1. 이통을 일으키는 내적 원인과 외적 원인이 되는 질환을 각 세 가지 이상 열거할 수 있다.
2. 이명의 정의를 기술할 수 있다.
3. 성인과 유소아의 고막 진찰 시 이개를 당겨주는 방향과 그 이유를 설명할 수 있다.
4. 음의 강도(dB)와 고저(Hz)를 표시하는 단위, 사람의 가청음역, 회화음역을 설명할 수 있다.
5. 음차검사(Rinne test, Weber test, Schwabach test)의 방법과 결과를 설명할 수 있다.
6. 객관적 청력검사법과 주관적 청력검사법을 각각 두 가지씩 열거할 수 있다.
7. 순음청력검사표에서 좌우 골도, 기도의 표시 방법을 설명할 수 있다.
8. 순음청력검사표에서 순음청력평균치를 계산할 수 있다.
9. 난청의 종류를 열거할 수 있다.
10. 사회생활에 필요한 최저청력요구치(socially serviceable hearing level)를 설명할 수 있다.
11. 임피던스청력검사상 삼출성중이염의 고실도(tympanogram) 소견을 그릴 수 있다.
12. 신생아난청선별검사의 방법과 중요성을 설명할 수 있다.
13. 어지러움증 환자에서 진단을 위한 진찰 및 검사법을 단계적으로 열거할 수 있다.
14. 안진의 정의와 관찰 시 인지하여야 할 사항을 열거할 수 있다.
15. 정상인의 냉온교대시험(bithermal caloric test)에서 안진의 방향을 설명할 수 있다.
16. 말초성 및 중추성 자발안진을 감별하고, 말초성 어지러움증과 중추성 어지러움증을 감별하는 임상적 특징을 설명할 수 있다.

1. 증상(Symptoms)

1) 난청

음(소리)을 전달하는 기관(외이, 중이기관), 음을 감지하는 부분(내이기관)의 장애, 또는 중추에 도달하는 신경로나 중추자체의 장애로 난청이 생길 수 있다. 예를 들면 외이도가 기형으로 완전히 막혀버리면 음파는 더 이상 전달되지 않으므로 음의 전달기전이 나쁜 전음성난청이 된다. Corti 기관의 유모세포가 소음이나 약물의 영향으로 변성되면 와우신경에 신호를 보낼 수 없게 되어 감각신경성난청이 된다. 와우신경이나 뇌간, 뇌피질의 변화로도 감각신경성난청이 온다. 따라서 병력 청취시에 난청의 기간, 부위, 동반 증상, 기왕력, 가족력, 외상, 이독성 약물 및 소음 노출 등에 대한 자세한 문진이 필수적이다.

유전성 소인, 임신 초기의 풍진(rubella)이나 기타 virus 감염, 분만시 손상 등의 원인으로 출생 때부터 발생하는 선천성난청은 대부분 감각신경성난청이나 드물게는 선천성외이도폐쇄증이나 이소골기형으로 인한 심한 전음성난청을 보이기도 한다. 난청을 가진 유아는 생후 즉시 또는 3개월 이전에 진단되어 6개월 이전에 난청에 대한 재활치료를 시작해야 한다.

- **전음성난청** : 음을 전달하는 외이 및 중이에 장애가 발생하여 청각이 소실된 경우를 말하며, 소리 에너지를 크게 하면 감음 부위에서 보통 크기의 에너지로 되어 중추에 전달된다. 따라서 전음성난청의 환자는 큰 소리로 말하고 보청기로 증폭하면 확실히 들을 수 있다. 외이도 폐쇄, 만성중이염, 삼출성중이염 등에서 전음성난청이 발생한다.
- **감각신경성난청** : 음을 감지하는 내이기관이나 청각중추에 이르는 경로에 장애가 생겨 잘 듣지 못하는 것을 말하며, 들려주는 음을 크게 하는 것만으로는 말을 쉽게 구별하지 못하고 잡음만 크게 들리는 것처럼 느낀다. 내이염, 약물중독성난청, 노인성난청, 소음성난청, 메니에르병 등에서 감각신경성난청이 발생한다.
- **혼합성난청** : 전음성, 감각신경성 두 종류의 난청이 동시에 존재할 때를 말하며 , 측두골외상, 이경화증인 경우가 이에 해당될 수 있다.

즉, 난청은 전음성난청과 감각신경성난청 및 혼합성난청으로 구분하며 전음성난청은 수술적 치료가 가능하나 감각신경성난청에서 수술이 가능한 경우는 제한되어 있다.

2) 이통

이통은 귀의 질환에서 흔히 있는 자각증상으로 외이, 중이 및 유양돌기의 염증성 병변으로 인해 귀 자체의 통증을 호소하는 내적 원인과 구강, 인후두 등의 외적 원인으로 인해 귀에 분포하는 감각신경의 분지가 자극을 받아서 생기는 연관이통(referred otalgia)으로 구별할 수 있다.

내적 원인의 예로는 급성중이염이 가장 흔하며 외이도염, 이개연골막염, 이절 등이 있으며 외이도의 염증으로 생긴 이통의 특징은 귀의 앞부분을 압박하거나 이개를 당길 때, 그리고 음식을 씹을 때 통증이 심해진다. 급성중이염의 경우 발열, 난청, 이충만감 등을 동반하며 고막 천공이 되어 중이강내의 분비물이 배출되면 통증이 가라앉는다. 급성유양동염에서는 통증이 유양동 부위에만 국한되어 나타날 수도 있다.

이개와 외이도에 분포되어 있는 지각신경은 삼차신경, 안면신경, 미주신경, 경부 신경총이고 중이는 삼차신경, 안면신경과 설인신경의 지배를 받는다. 따라서 삼차신경의 분포에 따라 비강, 부비강, 비인강의 문제가 있을 때 이통을 느낄 수 있으며, 안면신경은 슬상신경통, Bell's palsy,

이성대상포진시에 이통을 느끼며, 설인신경은 급성편도선염, 편도주위농양, 후두종양, 후두결핵 등이 있을 때 이통을 유발한다. 따라서 세심한 병력청취와 두경부 전체에 대한 이학적 검사가 필수적이다.

3) 이루

이루가 있는 경우 천천히 흡입하여 발생부위를 정확하게 확인하는 것이 진단에 도움이 되며 적절한 치료를 위해 초진에서 균배양 및 약물 감수성 검사를 시행하는 것이 좋다.

외이로부터 생긴 이루는 외이 피부로부터 나온 것이며 외이도염, 이절, 혹은 외이도 습진 등이 원인이며 장액성 혹은 농성 분비물이고 귀를 만질 때 통증이 있거나 가려움증을 동반하는 경우가 많고 이루의 양은 많지 않은 편이다.

중이로부터 배출된 이루는 점액성, 점액농성 분비물이 많고 반드시 고막천공을 동반하며 만성중이염의 급성악화나 다른 합병증을 동반하지 않는 한 통증은 없는 것이 보통이다. 진주종성중이염의 경우는 생선썩는 냄새와 같은 악취가 나며 각질편이 섞여 있을 수 있다. 만성화농성중이염에서는 소량의 점액성 이루가 보통이지만 악취가 나는 다량의 농성이루는 혼합 감염에 의한 급성 악화 때 나타나며 육아종이나 용종(polyp)이 생기면서 혈성이루가 올 수 있다. 두개골골절 시 혈성이면서 맑은 물 같은 수양성 이루가 나오면 뇌척수액일 가능성이 있으므로 주의를 요한다. 인플루엔자중이염 때에는 혈성이루를 보일 수 있고, 결핵성중이염 때는 무통성 이루가 특징이며 다발성 고막천공과 육아종을 동반하는 경우도 있다. 귀지(이구, ear wax)는 한국인에서는 건성(乾性)이 대부분이나 드물게 습성(물귀지)도 있어서 이루로 호소하는 경우도 있다.

4) 이명

외부에서의 소리 자극 없이 소리를 감각할 때 이명이라고 한다. 이때의 소리는 원칙적으로 의미가 없는 단순한 소리로서 의미있는 소리, 음악, 언어 등이 들리면 이는 이명이 아니고 환청(auditory hallucination)이다. 완전히 방음된 조용한 방에서도 모든 사람의 약 94%가 20dB 이하의 이명을 느끼지만, 이런 소리는 임상적으로 이명으로 분류하지 않고 환자가 괴로운 증상을 느낄 정도의 잡음일 때 이명이라고 한다.

보통은 환자 자신에게만 들리는 자각적 이명이 많으나 검사자에게도 들리는 타각적 이명도 있으며 혈관의 이상, 이소골근이나 인두근의 경련, 지속적인 이관의 개방, 악관절 질환 등이 타각적 이명의 원인이 될 수 있다. 타각적 이명은 환자의 귀와 검사자의 귀를 청진기 고무관으로 연결하여 들으면 환자가 듣고 있는 이명을 직접 들을 수 있다. 자각적 이명의 원인은 정확히 밝혀지지 않았지만 와우의 유모세포가 손상되어 반복적 자극이 일어나 실제 음자극과 구별되지 않게 중추청각경로에 자극을 주어 소리가 나는 것처럼 잘못 인지하는 것으로 생각된다. 난청과 동반되는 경우가 많지만 때로는 난청 없이 단독으로 느끼는 경우도 있다. 대부분의 이명 환자에서 이명의 주파수는 청력장애가 가장 심한 주파수와 일치하는 경향을 보인다.

5) 현훈(어지럼)

본인이나 주위가 도는 느낌으로 신체 평형감각의 장애를 말하며 청각기관, 전정 및 반고리관의 장애로 오는 말초성 현훈과 귀질환과 관계없는 중추신경계 질환에 의한 중추성 현훈이 있다. 자각정도로는 본인 혹은 주위가 빙빙 도는 느낌, 상·하·좌·우로 이동하는 느낌, 넘어질 것 같은 느낌, 눈앞이 캄캄해지는 느낌, 곧바로 설 수 없는 느낌, 전신 무력감, 배를 타고 있는 듯한 동요감 등을 호소한다. 중추성 현훈인 경우 다소 불확실한 증상이 나타나며 의식의 변화나 두통 및 기타 신경학적 증상을 동반하는 경우가 많다.

현훈이 생기면 자율신경 증상도 수반되어 토할 것 같은 오심, 구토 및 식은땀 등이 생긴다. 일반적으로 귀의 병변으로 생긴 말초성 현훈은 2~3주 지나면 중추신경계의 보상작용에 의해 회복되기 쉬우나 중추성인 경우는 오래 계속된다. 흔한 말초성 질환으로는 양성발작성체위변환성현훈, 메니에르병, 급성전정신경염 등이 있고 그 외에 내이염이나, 외림프누공, 후미로성 병변에서도 현훈을 주 증상으로 호소한다.

6) 두통

이비인후과 질환을 일으키는 구조물은 두개저와 가까우므로 두통이나 두중감을 호소하는 경우가 빈번하다. 두통이 있는 것만으로 특정한 질환을 진단할 수 없으나 중이염, 청신경종양 등의 귀질환, 비부비동염 등의 코질환, 이비인후과 질환의 두개내합병증, 상인두염 등에서는 두통을 동반하는 일이 있다. 또한, 심인성으로 두통을 호소하는 일도 있어 감별을 요한다.

7) 이충만감

귀에 무언가 차 있는 느낌으로, 청력이 감소하거나 자신의 목소리가 울려 들린다. 외이도에 이물이 있거나 중이강내에 중이 저류액이 있을 때 생기며, 이관이 계속 막혀 있거나 계속 열려 있는 경우 고막이나 외이도에 특별한 이상소견을 보이지 않으면서 이충만감을 유발할 수 있다. 개방성 이관의 경우는 호르몬제의 사용이나 무리한 체중감량과 연관이 있을 수 있으며 호흡 시 고막의 움직임을 볼 수 있고 몸을 앞으로 숙이면 증세가 완화된다. 이 외에도 외림프누공, 뇌척수액 이루, 메니에르병도 이충만감을 일으킨다.

2. 일반 진찰법(General examination)

이비인후과 영역의 진찰은 좁은 구멍을 통해서 깊숙한 곳의 병변을 직접 관찰해야 하는 경우가 많으므로 특별히 밝은 광원이 필요하다. 또 굽어 있는 곳이 있으면 곧게 볼 수 있도록 기구를 사용하거나 반사경을 사용해야 하며 내시경이나 진단현미경의 도움으로 진찰해야 하는 경우가 많다.

- **반사경** : 반사경은 가운데 시선이 통과하는 작은 구멍이 있는 직경 약 10cm 정도의 액대요면경(head mirror)으로 초점거리는 약 16cm이다. 광원을 환자 오른쪽 후방에 머리보다 다소 높게 두고 이 요면경에 반사하면 약 25cm 정도 거리에서 가장 밝게 보이며 작은 구멍을 통하여 양측 눈으로 볼 수 있으므로 양안 진찰이 가능하다(그림 11). 반사경 대신 요즘은 액대 램프(head light)나 이내시경, 현미경을 사용하는 일이 많다.
- **진료용 유니트** : 이비인후과 진료는 진료용 유니트를 이용하는 경우가 대부분이며 여기에는 분무기, 흡인기, 약품대, 기계대, 통기장치, 광원, 내시경용 광원, 전기소각장치, 모니터, 현미경 등이 설치되고 있다. 진료의자에 환자를 깊숙이 앉게 하고 뒷머리 혹은 목을 고정시킨 후 의자의 높낮이, 전후경사를 조정하여 진찰한다. 반사광을 사용하여 진찰하는 경우는 진찰실의 밝기를 커튼이나 브라인드 등으로 조절하여 깊숙한 곳이 밝게 보이도록 하여야 한다(그림 12).

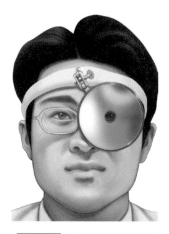

그림 11 반사경 착용 방법

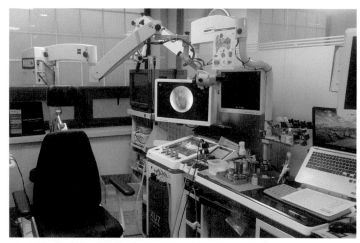

그림 12 이비인후과 진료 유니트

3. 귀의 진찰법(Otologic examination)

귀의 진찰에서 중요한 것은 일반적인 질환과 같이 가족력, 기왕력 등을 잘 조사하는 것이다. 기왕력은 특히, 중요한데 예를 들면 만성중이염은 어렸을 때부터 앓은 경우가 대부분이나, 환자는 극히 최근의 일만 진술하는 경우가 많다. 그리고 귀의 질환은 코, 인두 등 상기도와 관련이 많으므로 주의하여 문진해야 한다. 먼저 건측을 진찰한 후 환측을 나중에 진찰하고, 이개, 외이의 입구부를 관찰하고 외이도, 고막 순으로 진찰한다. 외이도는 영아기에는 골부 외이도가 없이 주로 연골부로만 이루어져 있어 비교적 곧은 모양을 하고 있지만 고골(tympanic bone)과 유양돌기가 발달하고 두개와 안면이 성장함에 따라 외이도의 골부가 완성되면서 성인에서는 앞뒤로 S자의 형태를 갖게 된다. 또한, 상하로는 inverted U 자의 형태를 가져 이학적 검사 시에 성인에서는 이개를 후상방으로 당겨서 외이도를 가능한 똑바로 한 다음 관찰하며, 고골이 발달되지 않은 유소아에서는 후하방으로 당겨야 외이도가 일직선을 이룬다. 필요하면 이경을 삽입하여 이상 유무를 관찰한다. 왼손으로 이개를 잡아당기면서 이경을 잡고 오른손으로 면봉이나 겸자 등을 잡고 조작한다. 이루 혹은 귀지 등 이물이 있으면 제거하고 고막까지 관찰한다 (그림 13).

이개나 외이도 입구부의 진찰에는 이경은 필요 없으나 외이도의 깊은 곳이나 고막을 보려면 이경이 필요하다. 이것을 이경검사(otoscopy)라 한다. 이경은 보통 한쪽이 가늘어서 외이도에 삽입할 수 있도록 되어 있는 금속성 혹은 플라스틱 원추형 모양으로 여러 가지 형태와 두께 및 크기가 있다. 이경은 연골성 외이도를 확대시키고 수평이 되게 하는 목적이 있으므로 가능한 외이도에 들어갈 수 있는 것 중에서 가장 큰 것을 사용하는 것이 바람직하고 골부 외이도에 넣으면 환자가 통증을 호소하므로 연골부 외이도까지만 넣는다. 확대경을 붙여서 작은 소견도

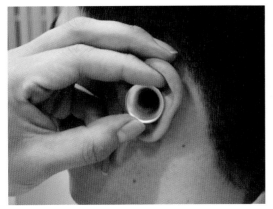 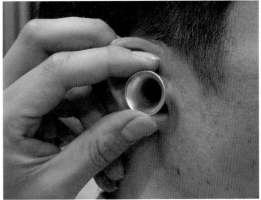

그림 13 이경검사

볼 수 있도록 한 확대이경도 있고 전지식 이경도 사용한다(그림 14). 최근에는 이내시경을 이용하여 고막을 확대해서 볼 수 있다(그림 15).

이경검사상 정상 고막은 진주빛이 나는 회백색으로 전체적인 고막의 색과 모양을 확인한 후 고막의 이완부와 변연의 병변유무도 자세히 확인해야 한다(그림 16). 고막의 색이 변하거나 정상적으로 보일 구조물이 확인되지 않는 경우 병적인 상태로 간주한다. 고막의 충혈, 수포형성, 팽륜 등은 급성중이염에서 흔하게 볼 수 있는 소견이며 고막의 혼탁, 위축이나 석회침착은 전에 고막에 병변이 있었다는 흔적일 수 있다. 고막의 유착(adhesion)이 보이는 것은 고막의 움직임이 거의 없게 된 경우가 많다. 중이강에 액체가 고이면 그것이 비쳐 보이는데 황색, 암적색, 흑색 등을 띄어 보인다. 고막의 천공은 원인에 따라 모양이 달라 외상성인 경우 천공모양이 불규칙하고 출혈, 혈괴를 볼 수 있고 염증성인 경우는 천공모양이 비교적 둥글다. Pneumatic

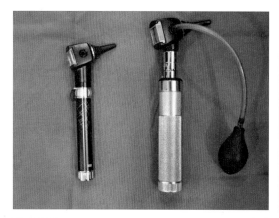

그림 14 전지식 이경과 공기이경(pneumatic otoscope)

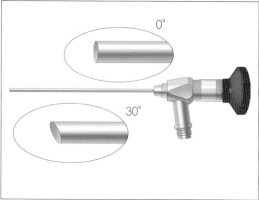

그림 15 이내시경

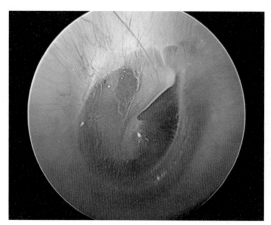
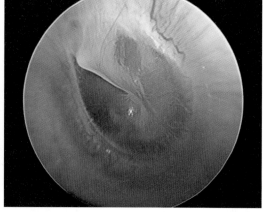

그림 16 정상고막(우측/좌측)

otoscope을 이용하여 고막을 관찰하면 고막의 운동성이 증가된 경우는 고막의 위축, 천공된 고막의 재생, 이소골 탈구를 생각해 볼 수 있고 운동성이 감소되면 고막비후, 고실경화증을 의심할 수 있다(표 1).

중이나 내이는 직접 관찰되지 않으므로 청력검사, 전정기능검사, 이관검사 및 측두골단층촬영검사를 실시하여 진찰한다.

표 1. 이경검사로 본 고막의 변화와 그 의미

	고막의 상태	병변
형태의 변화	천공	외상 또는 중이강 병변
	치유된 천공	과거 천공이 있는 흔적
	위축	과거 염증의 흔적
	단돌기 돌출	고막의 내함, 이관폐쇄
	팽륜	중이강의 염증에 의한 삼출액 저류
색의 변화	황색	삼출액의 저류
	흑색	혈액 또는 삼출액의 저류
	국소적 백색	석회침착(염증의 기왕력)
	백색 혼탁	고막의 비후(염증의 기왕력)
	청색	경정맥구, 콜레스테롤 육아종
	적색(발적, 혈관확장)	급성염증의 존재

4. 이관기능검사(Eustachian tube function tests)

1) 이관통기도 검사

이관의 통기가 좋지 않으면 고실의 압력조절 기능이 상실되어 고실내가 음압상태로 되어 고막은 내함되며 때로는 고실 내에 삼출액이 고이게 된다. 이처럼 이관기능장애는 중이 질환의 발생에 중요한 역할을 하므로 이관기능을 확인하는 것이 중이 수술 후 예후를 평가하는 방법이 되기도 한다. 자가팽창법, Valsalva 법, Politzer 법, catheter 통기법 등이 사용되어 이관으로 공기를 고실내에 넣고 이관의 기계적 개폐여부를 확인할 수 있다(그림 17).

성인에서 가장 간단한 방법은 Valsalva 법으로 환자 자신이 입을 다물고 손으로 코의 비익을 잡아 막고서 풍선 불듯이 강하게 숨을 내쉬는 방법이다. Politzer 법은 고무구의 끝을 검사하려는 코의 외비공에 삽입하고 반대쪽 콧구멍은 손으로 압박하여 폐쇄시킨 후 연하운동을 하거나

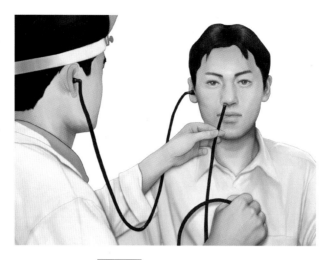

그림 17 카테터 통기법

'ㄱ', 'ㅋ'를 발음시키면서 동시에 고무구를 압축하여 비강내에 공기를 넣는 방법이다. 카테터 통기법(catheterization)은 이관 카테터를 비강을 통해 주입하여 비인강의 이관 입구부에 닿게 한 후 공기를 카테터로 주입한다. 이때 청진기에 사용하는 고무관을 환자의 환측 귀에 꽂고 다른 끝을 검사자의 귀에 꽂아 바람이 중이강내로 통하는 소리를 듣고 이관의 개폐여부를 확인한다.

2) 이관기능검사법

이관 통기도 검사는 이관의 생리적 기능을 정확히 평가할 수 없는 단점이 있어 생리적인 여러 가지 방법이 고안되었다. 대표적인 방법으로는 임피던스 검사기계로 할 수 있는 inflation-deflation 압력평형검사로 중이강에 양압과 음압을 준 상태에서 연하에 의한 이관의 능동적 개구를 보는 검사이다. 그 외에 음파이관측정법, 방사성 동위원소를 이용한 이관기능검사 등이 시도되고 있다.

■ 검사 시 주의할 점

통기법의 전처치로 비점막을 마취시키고 부종을 없애며 비강내 분비물을 흡입, 제거한다. 처음 이 검사를 받는 환자는 비강내를 접촉하는 과정에서 좋지 않은 느낌을 받을 수 있으므로, 충분한 설명을 통해 환자를 안심시켜야 한다. 또 연하운동으로 이관개방을 시키는 방법도 사용하므로 지시에 의해 침을 삼키도록 잘 일러주어야 하고 어린이에게는 통기법 조작 중에 움직이지 않도록 주의해야 한다.

5. 청력검사(Audiologic tests)

귀의 질환에는 난청을 동반하는 것과 동반하지 않는 질환이 있다. 따라서 난청의 유무를 알면 질환의 감별에 도움이 된다. 또 난청이 있는 경우 그 종류나 정도를 알면 진단이나 치료, 재활의 선택에 중요한 도움이 되며 검사결과를 토대로 직업이나 사회적 적응에 조언을 줄 수도 있으며, 보청기의 적응력을 판별하는 것에도 도움이 된다. 청력검사에는 환자의 협조가 필요한 주관적 검사법과 환자의 협조와 상관없이 얻어지는 객관적 검사법으로 나뉘며 주관적 검사법으로는 음차검사, 순음청력검사(pure tone audiomentry), 어음청력검사(speech audiometry), 음누가현상검사(recruitment test) 및 청각피로검사(tone decay test)가 있고 객관적 검사법에는 임피던스청력검사, 전기와우도(electrocochleography), 청성뇌간반응 청력검사(auditory brainstem response)와 이음향방사검사(otoacoustic emission test) 등이 있다. 이 중 순음청력검사, 어음청력검사, 임피던스청력검사가 가장 많이 쓰이고 유소아인 경우나 2차적 이득을 위해 협조하지 않는 환자의 경우에는 객관적 검사가 필요하다.

1) 음차검사(Tuning fork test)

음차에 의한 검사도 순음을 사용하는 검사로 128Hz, 256Hz, 512Hz, 1024Hz, 2048Hz의 주파수를 갖는 5가지 음차를 이용하며 이중 512Hz의 음차를 임상적으로 가장 많이 이용한다. 음차를 손등이나 팔꿈치에 살짝 두드려 진동을 시킨 다음 외이도 입구부에 대고 기도청력을, 전두부, 상절치 혹은 유양돌기부에 대고 골도청력을 검사한다.

Weber 검사는 편측성 난청이 의심될 때 음차를 진동시켜 음차의 손잡이 끝을 전두부의 한가운데 또는 상절치에 대었을 때 좌우 가운데 어느 쪽이 더 크게 들리는가를 조사한다. 전음성난청의 경우 환측에서 크게 들리며 감각신경성난청은 건측에서 크게 들린다. 이와 같이 한쪽으로 크게 들리는 경우 측편향(lateralization)된다고 한다(그림 18).

Rinne 검사는 기도청취 시간과 골도청취 시간을 비교하는 것으로써 음차를 울려서 음차의 손잡이 끝을 유양돌기에 대어서 듣게 하고 더 이상 소리가 들리지 않게 될 때 외이도 입구에서 2.5cm 떨어진 곳에서 듣게 하며 기도청력을 검사한다. 정상에서는 기도청력이 골도청력보다 예민하므로 기도 청취시간이 더 길다. 이와 같이 기도 청취시간이 긴 경우 Rinne 양성으로 정상이거나 감각신경성난청이 있는 경우이며, 골도 청취시간이 기도 청취시간보다 더 긴 경우는 Rinne 음성으로 전음성난청이 있음을 나타낸다(그림 19).

Schwabach 검사는 정상청력을 가진 검사자와 피검자의 골도 청취시간을 비교하는 검사로 전음성난청이 있으면 피검자의 골도 청취시간이 길고 감각신경성난청이 있으면 검사자의 골도 청취시간이 길다.

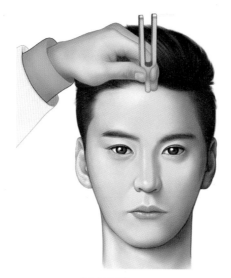

그림 18 Weber 검사

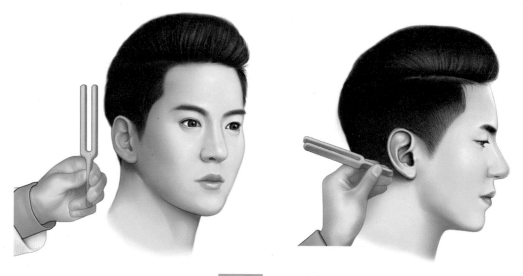

그림 19 Rinne 검사

Gelle 검사는 음차를 진동시켜 유양돌기부에 대고 통기이경(pneumatic otoscope) 등을 이용하여 외이도에 압박을 가하는 검사로, 정상인 경우는 압력을 가하면 음이 작게 들리어 Gelle 양성으로 표시하고 이소골 연쇄나 등골 운동성이 떨어진 경우는 압력을 가하여도 골도청력에는 변화가 없어 Gelle 음성으로 표현한다.

2) 임피던스청력검사(Impedance audiometry)

이 검사는 고막의 가동성의 정도(tympanometry), 등골반사(stapedial reflex) 및 중이강의 정적 탄성(static compliance) 등을 측정함으로서 특히, 중이내에 액체의 저류여부를 알아보는데 아주 유효하다. 원리는 외이도를 밀폐한 상태에서 외이도의 압력을 변화시키면서 특정 주파수와 강도의 음을 줄 때 고막에서 반사되는 음향에너지를 측정하는 것이다(그림 20).

임피던스청력검사 중 가장 많이 사용되고 있는 고막운동성계측(tympanometry)은 외이도에 양압과 음압을 걸면서(-400~+200mmH₂O) 자극음을 주어 마이크로폰으로 고막에서 반사되는 음향에너지를 측정하여 고막의 탄성(compliance)을 측정한다. 정상인이나 감각신경성난청 환자에게서는 최대 탄성일 때의 압력이 외이도압이 0에 가까울 때에 최대가 되는 산 모양이 된다(A형). 이소골 연쇄에 이상이 있으면 고막의 움직임이 비정상적으로 증가하여 고실도의 피크가 급격히 커지거나(Ad형), 작아진다(As형). 중이강내가 음압이 되면 피크는 외이도압이 음압(-100mmH₂O 이하)쪽으로 이동한다(C형). 중이강내에 액체가 있거나 고막의 가동성이 나빠지면 피크는 평탄한 형태가 된다(B형)(그림 20).

등골반사(stapedial reflex)는 강한 소리가 들어오면 뇌간에 이르는 반사궁을 통해 등골근이 수축하여 고막의 탄성을 감소시켜 소리의 전달에 의한 내이의 손상을 방지하기 위한 기능으로 순음으로 70~100 dB HL 이상의 자극음을 주면 나타나며 한쪽에 자극을 주었을 때 반사궁을 통해 반대편 귀에서도 나타나게 된다. 이러한 등골반사는 난청의 종류와 정도에 따라 각기 다른 유형으로 나타난다.

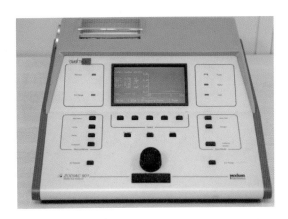
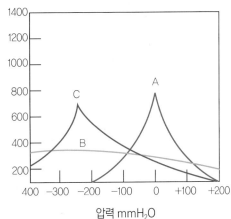

그림 20 임피던스 청력계기와 tympanogram의 3가지형

3) 순음청력검사(Pure tone audiometry)

가장 표준적인 검사로서 일반적으로 청력검사라 하면 순음청력검사를 의미할 때가 많다. 청력검사를 제대로 하려면 잘 보정된 청력검사계기와 방음된 검사 장소와 잘 훈련된 청력검사자가 필요하다. 음의 고저는 Hz (Hertz)로 표시하며 청력검사기계는 125Hz로부터 8,000Hz까지의 순음을 단계적으로 낼 수 있는 기계로서 음의 강도를 겨우 들을 수 있는 정도의 작은 음부터 강도가 매우 큰 음까지 자유롭게 조절할 수 있는 구조로 되어 있다(그림 21).

음파는 압축상과 희박상의 두 교대상을 가지는 진동으로 음의 고저(pitch)는 음파의 단위 시간당 진동수, 즉, 주파수(frequency)에 따라 달라지며, 단위 시간당 진동수는 헤르츠(Hz)로 표현한다. 음의 강도는 음파의 진폭(amplitude)에 따라 달라지며, 음의 강도는 데시벨(decibel, dB)로 표현하고, 흔히 사용되는 단위는 sound pressure level (dB SPL), hearing level (dB HL), sensation level (dB SL)이다. dB SPL은 단위 면적에 가해지는 음압의 절대치를 표현한 단위이며, 기준이 되는 0dB SPL은 0.0002 dyne/cm² (20uPa)이다. 임상에서 가장 많이 사용하는 dB HL (hearing level)은 0dB HL의 음압을 기준으로 음강도를 표현한 것이다. 0dB HL은 건강한 젊은이의 정상 청력자의 최소 가청역치를 평균한 것으로 dB SPL (sound pressure level)을 이용하여 구한 것으로 dB SPL은 단위면적에 가해지는 음압의 절대치를 표현한 단위이다. 따라서 청력검사상 0이란 청력검사상의 기준영점을 말하며 0dB HL이다. 한편, 사람이 들을 수 있는 가청음역은 16~20,000Hz이며 일상회화에서 사용하는 회화음역(conversational range)은 250~4,000Hz이다.

청력검사 결과를 나타내는 도표를 순음청력도(pure tone audiogram)라 하며 종축은 음의 강도를 횡축은 주파수를 나타낸다. 검사할 때 헤드폰이나 이어폰을 귀에 착용하여 소리가 공기를 전파하여 고막을 진동시켜서 듣게 하는 방법을 조사하는 것을 기도청력검사(air conduction test)라고 하며 진동체인 골전도 진동기(bone conduction vibrator)를 이개 뒤쪽의 유양돌기에

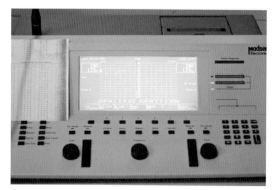
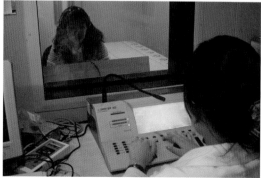

그림 21 순음청력검사 기기 및 실제 검사 장면

대어 두개골에 전달된 음의 진동이 직접 내이로 전달되어 음을 듣는 것을 조사하는 것을 골도 청력검사(bone conduction test)라고 한다. 기도청력검사는 125Hz는 75dB까지 250과 8,000Hz 는 90dB까지 그 외에는 110dB까지 검사하며 골도청력검사에서는 자극음의 최대 강도가 보통 60~75dB HL 정도이다. 이때 난청이 심한 쪽을 검사할 때 검사를 위해 준 자극음이 골전도를 통하여 좋은 쪽 귀에서 교차(cross-over)되어 들릴 수 있으므로 청력소실이 심한 쪽의 청력검 사 시에 청력이 좋은 쪽 귀에 적절한 크기의 잡음을 주어 이러한 교차 청취를 방지해야 정확한 청력검사 결과를 얻을 수 있다. 이를 차폐(masking)라고 한다.

청력검사표에는 골도, 기도 및 좌, 우 등을 기호로 표시하게 되어 있다. 기도청력검사에서 는 가장 작은 강도의 음을 들은 역치를 우측은 ○으로(차폐시에는 △), 좌측은 X로(차폐 시에 는 □) 표시하고 그 사이를 선으로 연결한다. 청력기계로 낸 최대강도의 음을 듣지 못하는 경 우는 각각의 표시에 화살표를 붙여 scale out을 의미하고 이 역치들은 선으로 연결하지 않는다. 골도청력검사에서는 우측은 <로 (차폐를 하는 경우는 ㄷ), 좌측은 >로 (차폐를 하는 경우는 ㅋ) 나타낸다(그림 22).

측정한 청력역치가 정상인의 청력역치보다 높은 경우 청력장애가 있다고 하고 일반적으로 회화음역의 500, 1000, 2000Hz 의 기도청력역치의 산술평균 즉, PTAs (pure tone average)을 사용하며 이것으로 청력장애의 정도를 나타낸다.

기도청력의 저하는 있으나 골도청력 저하가 없는 경우는 외이나 중이의 전음기관의 장애

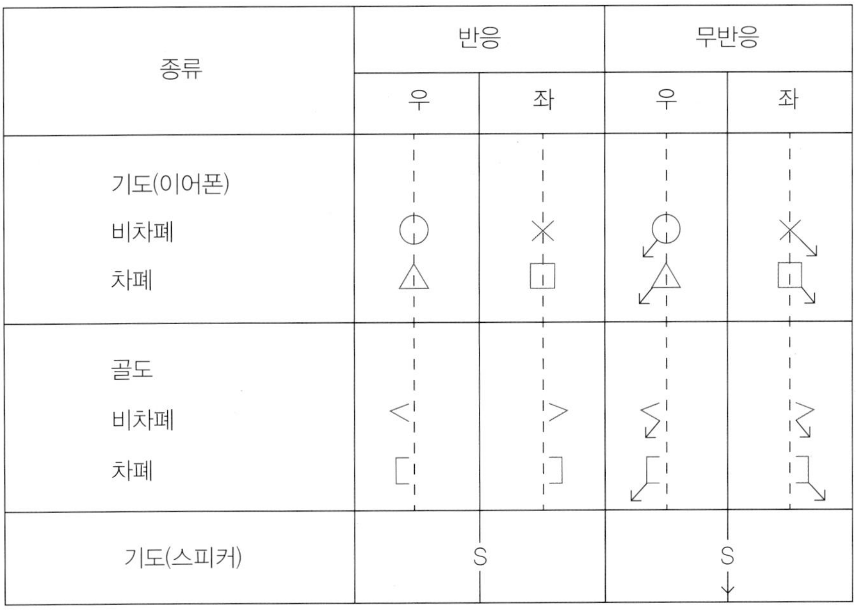

종류	반응		무반응	
	우	좌	우	좌
기도(이어폰) 비차폐 차폐	○ △	X □	○↙ △↙	X↘ □↘
골도 비차폐 차폐	< ㄷ	> ㅋ	<↙ ㄷ↓	>↘ ㅋ↓
기도(스피커)	S		S↓	

그림 22 순음청력도에서 청력역치 표기방법

가 있으며 이를 전음성난청(conductive hearing loss)이라 한다. 고막천공이 있거나 이소골의 결손이 있는 만성중이염, 이소골 고정 등의 경우가 이에 해당된다. 즉, 음을 전달하는 기관인 외이나 중이에 장애가 있는 경우이다(그림 23). 기도청력과 골도청력이 동시에 저하되어 있으면서 기도청력역치가 더 높은 경우는 감음기관 즉, 내이나 청신경 혹은 그보다 중추에 장애가 있는 것으로 이를 감각신경성난청(sensorineural hearing loss)이라 한다. 즉, 이독성 약물의 부작용으로 와우에 병변으로 인한 난청의 경우나 청신경종양 등으로 인한 병변의 경우이다(그림 24).

골도청력도 저하되어 있으나 기도청력은 더 현저하게 저하되어 골도와 기도청력 차이가 있는 경우는 전음성 및 감음성 장애 모두 있음을 의미하며 이를 혼합성난청(mixed hearing loss)이라 한다. 만성중이염이나 이경화증을 오래 앓은 경우 흔히 볼 수 있는 청력소실 형태이다(그림 25).

한편, 난청의 정도는 ISO (International Standard Organization) 1964 또는 ANSI (American National Standards Institute) 1969를 기준으로 하면 10~25dB은 정상범위, 26~40dB은 경도난청, 41~55dB은 중등도난청, 56~70dB은 중등고도난청, 71~90dB은 고도난청, 91dB 이상은 농으로 구분하기도 한다(표 2). 환자가 40dB HL 이하의 청력손실이 있으면 환자 자신은 잘 모를 수

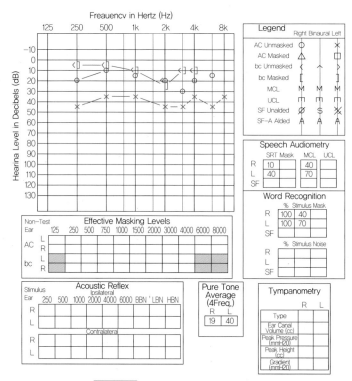

그림 23 전음성난청의 청력검사표(좌측)

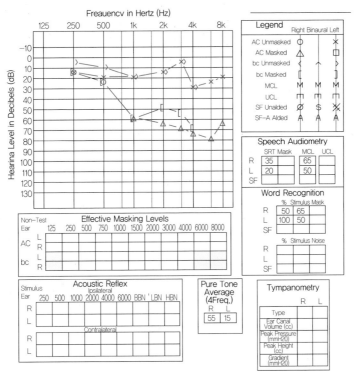

그림 24 감각신경성난청의 청력검사표(우측)

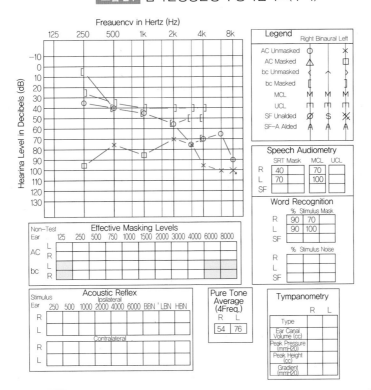

그림 25 혼합성난청의 청력검사(좌측 혼합성난청, 우측 감각신경성난청)

표 2. 청력장애의 정도

1951 ASA 기준	1964 ISO 기준	표현법
15 이하	25 이하	정상
16 – 29	26 – 40	경도 난청
30 – 44	41 – 55	중등도 난청
45 – 59	56 – 70	중등고도난청
60 – 79	71 – 90	고도 난청
80 이상	91 이상	농(심도 난청)

(청력역치 : 500, 1,000, 2,000 Hz의 청력역치의 산술평균치. dB HL)

있으나 주위에 있는 사람들이 가는 귀가 먹었다고 말하여 알게 되며 40dB 이상이 되면 환자 자신도 청력장애를 인식하게 된다. 따라서 40dB을 사회생활에 필요한 최저청력요구치(socially serviceable hearing level)로 하며 취업여부의 경계치로 삼는다.

감각신경성난청의 경우 병변의 부위가 내이에 있는지 아니면 그 상부에 있는지에 따라 전자를 미로성난청(cochlear hearing loss), 후자를 후미로성(retrocochlear hearing loss)난청으로 구분하고 순음청력검사계기로 역치상(域値上)의 강도를 가진 음을 사용하여 감각신경성난청의 장애부위를 구분하기도 한다. 음의 강도를 주기적으로 변화시켜 어느 정도 변화시키면 판별 가능한가를 조사하기도 하며(DL test (difference limen test), SISI test (short increment sensitivity index test)), 양측 귀에서 동일한 크기로 느끼는 자극음의 강도를 찾아서 비교하거나 한쪽 귀에서 서로 다른 주파수 사이에 음크기를 비교하기도 한다(음평형검사). 이러한 검사법들은 미로성난청의 특징인 음누가현상(recruitment)을 검사하는 것으로 자극음의 강도를 일정하게 증가시킬 때 환자가 느끼는 음의 크기가 갑자기 비정상적으로 크게 들리는 것으로 역치상에서 가청음역이 축소되어 나타나는 증상이다. 또, 역치상 강도의 음을 계속 듣게 하여 점차 들리지 않게 되는 현상을 조사하기도 하는데(TTD test (threshold tone decay test), TD test (tone decay test)), 이것은 후미로성난청에서 현저히 나타나는 증상으로 청신경 섬유의 비정상적인 순응(청각피로) 때문이다. 그 외에 음의 강도를 피검자가 버튼을 조작해서 자동적으로 변화시키고 주파수도 경시적으로 변화시키도록 한 기계를 자기청력검사기 또는 Bekesy audiometer라 하고 이를 이용해서 위난청이나 음누가현상 등을 확인할 수 있다.

4) 어음청력검사(Speech audiometry)

어음청력검사라 함은 언어 즉, 말을 구성하는 모음과 자음을 분명히 청취하여 분별할 수 있는 능력을 검사하는 방법으로 난청의 감별진단, 사회적응 능력 평가, 보청기 사용의 지침이 되는 등 많은 중요성을 가진다.

어음청력검사에는 어음청취역치검사와 어음명료도검사가 있으며 주로 단음절(monosyllabic) 이나 이음절(bisyllabic)의 단어가 많이 사용된다. 2음절 단어를 청취시켜 검사어음표의 단어 50%를 정확하게 알아듣는 어음감도를 어음청취역치(speech reception threshold, SRT)라 하며 dB로 표시한다. 보통 어음청취역치와 순음청력역치는 거의 비슷해서 10dB이내의 차이를 보인다. 그러므로 15dB 이상의 차이를 보이는 경우 검사의 신뢰도에 문제가 있거나 위난청인 경우를 생각해 볼 수 있다. 어음명료도검사는 대개 어음청취역치 보다 35~40dB 높은 강도로 음을 주어 피검자가 편안하게 검사어음을 듣게 하면서 검사어음을 얼마나 정확히 이해하는가를 측정하여 이를 백분율로 표시한다. 이를 어음명료도치(speech discrimination score)라 한다.

일반적으로 정상이나 전음성난청에서는 음을 강하게 하면 명료도가 100%가 되나 감음성 난청에서는 음을 강하게 해도 100%가 되지 않는 일이 많다. 즉, 음은 들으나 무엇을 말하고 있는지 알지 못하는 것으로 명료도가 나쁘면 보청기를 사용해도 잘 알아듣기 어렵다는 것을 나타낸다. 청신경종양과 같은 후미로성난청인 경우 어음명료도치가 현저히 떨어지는 것을 확인할 수 있다(그림 26).

5) 유발반응 청력검사(Evoked response audiometry)

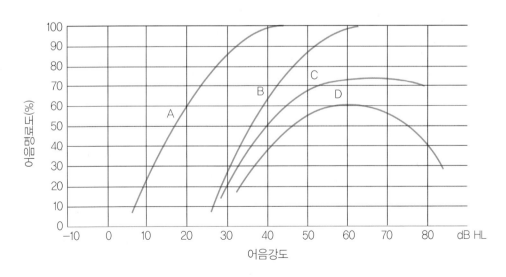

그림 26 난청형에 따른 어음명료도 곡선
A : 정상인, B : 전음성난청, C : 미로성난청, D : 후미로성난청

(1) 청성뇌간반응(uditory brainstem evoked response, ABR)

청성뇌간반응은 음자극에 의한 청신경계의 미세한 전기적인 반응을 표면전극(surface electrode)을 이용하여 측정, 컴퓨터에 의한 평균수법(averaging technique)으로 기록하는 검사로 주로 1~4kHz의 click음(wide band click) 또는 여러 주파수별로 특징적인 자극(frequency specific stimuli)을 준 후 나타나는 전기적인 반응을 10만 배 이상 증폭하여 100~3,000Hz의 pass band로 여과하여 청신경계 각각에서 나타나는 전기적인 반응을 특징적인 파형으로 나타나게 한다. I~V까지 다섯 개의 파형의 모양과 잠복기(latent period)를 측정하여 일반적인 청력검사가 불가능한 유소아나 위난청 환자(malingering)의 청력치의 측정, 청신경종양의 진단, 뇌간질환의 진단에 유용하게 쓰인다. I, II 파는 청신경, III 파는 와우핵, IV 파는 상올리브핵, V 파는 외측 융대(lateral lemniscus)에서 유래한다고 알려져 있다. 역치 수준의 자극에서는 V 파가 제일 먼저 나타나므로 이를 이용해 청력역치를 구할 수 있다. ABR의 역치는 일반적으로 순음청력역치보다 약 10dB 정도 높게 나타난다. 잠복기에 대한 분석은 I, III, V 파를 주로 이용하며 V 파의 잠복기가 증가하거나 양측의 V 파의 잠복기의 차이가 0.4msec 이상이거나 I~V 파까지의 파간 잠복기가 4.4msec 이상이면 청신경종양을 의심한다.

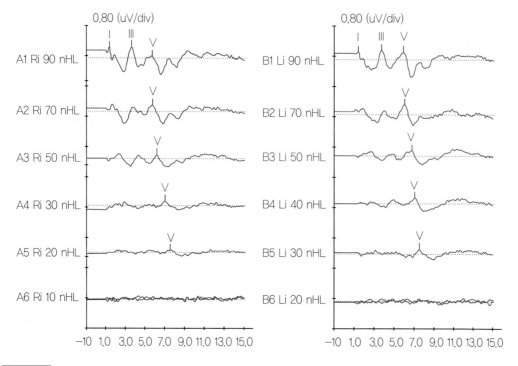

그림 27-1 정상인의 청성뇌간반응검사 결과. V 파형이 우측 20dB, 좌측 30dB에서 관찰됨

그 외에 청력손실의 위험성이 있는 중환자실 환아의 청력선별검사와 수술 중 청신경손상의 위험이 있는 경우의 감시장치로도 사용할 수 있다(그림 27-1, 2, 3).

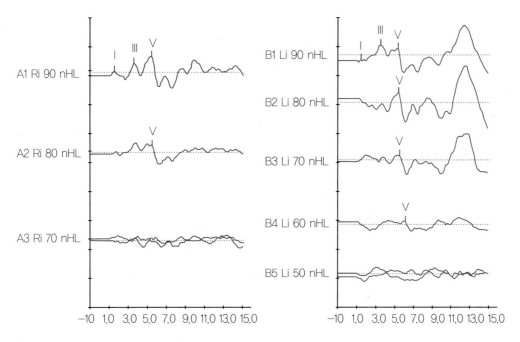

그림 27-2 양측감각신경성난청 환자의 청성뇌간반응검사 결과. V 파형이 우측 80dB, 좌측 60dB에서 관찰됨

	Collection Parameters				Latencies (ms)					Interlatencies (ms)		
Wave	Transducer	Ear	Intensity	Type	Fraquency	I	II	III	IV	V	I–III	III–V	I–V
A1	Insert Earphones	Right	90dB nHL	Click	N/A	1.64		3.58		5.45	1.94	1.88	3.81
A2	Insert Earphones	Right	80dB nHL	Click	N/A					5.51			
A3	Insert Earphones	Right	70dB nHL	Click	N/A								
A4	Insert Earphones	Right	70dB nHL	Click	N/A								
B1	Insert Earphones	Left	90dB nHL	Click	N/A	1.45		3.58		5.39	2.13	1.81	3.94
B2	Insert Earphones	Left	80dB nHL	Click	N/A					5.51			
B3	Insert Earphones	Left	70dB nHL	Click	N/A					5.64			

그림 27-3 양측감각신경성난청 환자(그림 27.2)의 청성뇌간반응검사에서 잠복기 결과

(2) 전기와우도(electrocochleography, ECoG)

전기와우도 검사는 음자극을 받을 때 와우에서 발생하는 유발전위를 측정하는 방법으로 와우 가까이에 위치한 전극을 이용하여 와우의 유모세포에서 나오는 와우음전기전위(cochlear microphonics, CM), 가중전위(summating potential, SP), 청신경 섬유에서 나오는 복합활동전위(compound action potential, CAP)의 세 전위를 측정한다. 전기와우도는 와우 및 청신경에 대한 정보를 얻을 수 있으며, 메니에르병일 때 특징적으로 SP/AP ratio가 증가하므로 진단에 흔히 이용되고 있다.

6) 이음향방사검사

이음향방사는 외유모세포에서 발현되는 전위를 측정하는 검사로 자극음이 없는 상태에서 감지되는 자발이음향방사(spontaneous otoacoustic emission OAE), 음자극으로 발생하는 유발이음향방사(evoked otoacoustic emission)로 나뉜다. 유발이음향방사는 일과성음유발이음향방사(transient evoked OAE)와 변조이음향방사(distortion product OAE)로 나뉘고 정상 청력을 가진 사람에서는 대부분 발현되며 객관적이고 비침습적이며 검사 시간이 짧고 저렴하여 임상적으로 많이 이용되고 있다. 유소아의 선별청력검사, 이독성난청, 소음성난청, 위난청 감별, 술 중 내이기능 감시등에 사용되며 TEOAE는 선별검사로 DPOAE는 와우의 변화를 추적하는데 주로 이용된다.

7) 유소아 청력검사

유소아의 언어발달, 정서적 안정, 인간관계 및 지적 발달에 매우 중요한 영향을 미치는 언어습득은 청력이 정상이어야만 원만하게 이루어질 수 있다. 난청이 있는 유소아는 적절한 치료, 특수교육 및 재활을 조기에 받아 사회생활을 대비해야 하므로 난청을 조기 발견하는 것이 매우 중요하다.

유소아는 연령과 발달상태에 따라 행동관찰청력검사(behavioral observation audiometry), 시각강화청력검사(visual reinforcement audiometry), 유희청력검사(play audiometry, conditioning audiometry) 및 순음청력검사 등을 함께 이용하여 적절하게 시행한다. 또한, 객관적 청력검사인 임피던스청력검사, 전기와우도검사, 청성뇌간반응검사, 유발이음향방사검사, 청성지속반응검사 등을 사용할 수도 있다.

8) 신생아청각선별검사(Newborn Hearing Screening, NHS)

신생아의 난청은 겉으로 드러나지 않아 발견이 어려운데 보통 신생아 1,000명당 4~5명 정도의 발생률을 보인다. 난청이 있으면 언어습득에 지장을 받을 뿐 아니라 정서적 안정, 지적 발달 등에도 큰 영향을 미치기 때문에 가능한 한 빨리 발견하는 것이 중요하다.

2000 Joint Committee on Infant Hearing에서는 원칙적으로 모든 신생아를 대상으로 1개월 이내 청각선별검사를 시행하며, 늦어도 생후 3개월까지는 난청진단을 내려야 하고, 생후 6개월 안에 적절한 청각재활 등의 조치를 시작해야 한다고 권장하고 있다. 특히, 소아기 청력 손실의 가족력, 매독이나 풍진 등의 태생기 감염, 두경부기형, 출생 시 1,500g 이하의 체중, 교환수혈이 필요한 고빌리루빈혈증, 출생 시 심한 질식, 세균성뇌막염, 이독성 약물의 사용 등의 기왕력이 있는 고위험군은 반드시 청력선별검사를 받을 것을 권하고 한다. 우리나라에서도 2007년부터 저소득층을 대상으로 청각선별검사를 시행하고 있으며, 2016년 기준으로 전 신생아의 약 80%가 신생아청각선별검사를 받고 있다.

신생아청각선별검사는 자동화된 청성뇌간반응검사와 (자동화된) 유발이음향방사검사를 이용해서 시행을 하며, 결과는 통과(pass) 또는 재검(refer)으로 나온다. 통과로 결과가 나온 경우 검사 당시의 청력이 정상임을 의미한다. 재검으로 나온 경우, 난청이 있음을 의미하는 것은 아니며, 정확한 청력을 확인하기 위해 진단적 청력검사가 필요함을 의미한다.

경도의 난청, 진행성 혹은 지연성 난청은 신생아청각선별검사에서 발견되지 않을 수도 있기 때문에, 말-언어 발달에 가장 중요한 시기인 만 3세까지 적어도 6개월 간격으로 주기적인 추적관찰이 바람직하다.

■ **청력검사 시 주의할 점**

청력검사를 받는 사람은 난청 환자이므로 난청 환자에 대한 주의가 필요함은 물론이다. 검사상의 주의점을 친절히 알려주어야 한다. 또 시간이 걸리는 검사는 피로하여 주의가 산만해지므로 적당한 휴식으로 기분 전환을 해 주어야 한다.

검사실에 혼자 갇혀 있는 것을 싫어하는 사람이나 기분이 나빠질 가능성이 있는 환자에게는 옆에 같이 있어 도와주어야 한다. 유소아의 청력검사는 서두르지 말고 천천히 친구가 되는 기분으로 하지 않으면 정확한 반응을 얻기 어려울 때도 있다.

6. 현훈환자의 평가(Evaluations of dizziness)

신체의 위치나 운동을 올바르게 판단하고 신속한 변화에 대처할 수 있는 것은 내이 미로, 시각기, 근육과 관절의 심부지각기와 그와 연관된 뇌중추 및 평형반사회로(reflex arc) 등의 평형기능이 정상이기 때문이다. 따라서 어지럼과 평형장애를 일으키는 질환은 말초전정질환, 중추전정질환, 심장질환, 소화기질환, 안과질환, 원인불명의 어지럼 등 수 없이 많다.

내이로부터의 정보전달에 의한 반사로는 전정안구반사(vestibulo-ocular reflex), 전정척수반사(vestibulo-spinal reflex), 전정자율반사(vestibulo-autonomic reflex)의 세 종류가 있으며, 평형기능검사는 이 중 주로 전정안구반사와 전정척수반사를 이용하여 시행하며, 검사의 종류도 다양하고 많다. 검사는 눈을 가려서 시각에 의한 보상작용을 없애기도 하고, 전정기능을 자극하여 시행하기도 한다. 그 검사 결과로써 전정성 혹은 비전정성을 구별하기도 하며, 전정성인 경우는 중추성인지 말초성인지를 구별한다.

1) 문진

모든 질환과 마찬가지로 어지럼을 진단하는데 가장 중요한 것은 문진이다. 정확하고 세심한 문진을 통해서 어느 정도 병인을 추정할 수 있고 필요한 검사를 시행할 수 있다. 어지럼은 일반적으로 회전성과 비회전성으로 구분하는데, 회전성 어지럼은 주로 말초전정계의 장애로 인한 것이 많지만 비회전성 어지럼은 중추전정계의 장애로 인해 발생한다고 하여 어지럼을 감별하는 하나의 요소로 지적되었다. 그러나 첫 어지럼 발작과 그 이후의 어지럼 발작을 조사해보면 회전감에서부터 여러 종류의 비회전성 어지럼으로 이행하는 예가 많기 때문에 2가지를 구별해서 어지럼 병소를 진단하려는 시도는 그다지 의미가 없다.

어지럼 문진에서는 어지럼 양상 외에도, 어지럼 발작이 자발성인가, 유발성인가, 발작성인가, 지속성인가, 진행성인가, 단발성인가 또는 반복성인가 등을 정확하게 물어봐야 하고 동반하는 증상이 있는지 확인하여야 한다. 또한, 두부외상, 중이염의 과거력, 음향외상, 이독성 약물 사용 경험 등이 있는지 확인하는 것이 필요하며, 이 외에도 고혈압, 빈혈, 여성에서 월경의 시기적 관계, 두통 및 멀미의 경험 등을 물어보는 것도 원인 진단에 도움이 된다.

예를 들어 반복되는 현훈과 함께 이명, 난청이 동반되면 메니에르병일 가능성이 있고, 두통, 손발 저림, 연하장애, 언어장애 등이 동반되면 중추신경계의 이상으로 인한 경우가 많다(표 3).

2) 일차적 전정기능 검사

인간이 안정적으로 직립 자세를 취하고 또 운동을 할 수 있는 것은 인간에게는 머리와 몸통을 항상 중력에 대항해서 바른 위치에 직립시키려는 반사적 조절운동 능력이 있기 때문이다. 전정에 이상이 있는 경우에는 전정척수반사의 평형이 무너져 몸통이나 사지 운동에 영향을 미친다. 이런 것을 조사하는 검사가 사지의 편위검사(deviation test)와 직립반사검사(righting reflex test)이다. 이 검사들도 시각 보상작용으로 눈을 뜨고 검사하면 검사결과를 확실히 할 수 없으므로 눈을 가리고 시행한다.

표 3. 문진에 의한 감별진단

말초성 현훈	중추성 현훈
회전성이 많다.	회전성도 있으나 비회전성이 많다.
난청, 이명을 동반한다.	난청, 이명을 동반하지 않는다.
뇌신경 증상을 동반하지 않는다.	뇌신경 증상을 동반한다.
체위, 두위에 따라 현훈이 변동된다.	체위, 두위에 따라 현훈이 변화하지 않는다.
수일에서 수 주 내에 보상되어 호전된다.	지속적이며 잘 보상되지 않는다.
의식장애를 동반하지 않는다.	의식장애를 동반하는 경우가 있다.
자율신경증상은 현훈의 정도와 비례한다.	일치하지 않는다.
보행실조, 자세불안정은 경미하거나 없다.	보행실조, 자세불안정이 있거나 많다.

(1) 직립반사검사

직립반사검사 즉, 바로서기 검사는 양발 끝을 모아 똑바로 서게 하는 Romberg 검사, 한쪽 발 끝을 다른 발의 발꿈치에 대게 하여 양발을 일직선상에 놓고 서 있는 Mann 검사, 한쪽의 대퇴부를 거의 직각이 되도록 올리고 한쪽 발로 서 있는 단각기립검사, 사면대검사 등이 있다. 검사 시에는 눈을 뜨고 시행한 후 다시 눈을 감고 동일한 검사를 시행하여 결과를 비교한다. 말초성 현훈일 경우는 눈을 감는 경우 시각 보상작용이 작용하지 못하기 때문에 편위가 증가되지만 중추성 현훈인 경우는 시각 보상작용이 작기 때문에 눈을 뜨고 감는 경우에 차이가 거의 없다.

(2) 편위검사(deviation test)

편위현상을 보기 위해서는 양팔을 어깨 높이까지 곧바로 올리게 한 다음 좌우편을 비교하기도 하고(지시검사 past point test)(그림 28), 몇 개의 문자를 세로로 쓰게 하여 그 축을 조사하기도 한다(차안서자검사 blind folded vertical writing test)(그림 29). 직립반사와 마찬가지로 눈을 뜨고 시행했을 때와 감고 시행했을 때를 비교한다. 정상인 경우는 차이가 없으며, 양쪽 상지가 동일 방향으로 편위한 경우는 미로성 장애를, 편위의 방향이 일정하지 않을 때는 중추성 장애, 특히, 소뇌장애를 생각할 수 있다 그 외에 일직선상을 걷게 하여 한쪽으로 편위된 것을 보기도 하고(보행검사 gait test), 한 지점에서 눈을 감고 제자리 걷기를 시킨 후 신체의 회전이나 이동을 조사하기도 한다(제자리걸음검사 stepping test).

(3) 안진검사(nystagmus test)

안진은 불수의적이고 율동적인 안구운동이며, 상반되는 2개의 방향으로 규칙적으로 왕복운동하는 것을 의미하며, Frenzel 안경을 써서 자세하게 관찰할 수 있다(그림 30). 안진은 회전이나 온도자극 등에 의해 전정기관이 자극되었을 때 나타나고, 시운동자극에 의해서도 나타날 수 있다. 자발안진(spontaneous nystagmus)은 이러한 외부자극이 없는데도 안진이 나타나는 것을 의미한다.

안진은 빠른 성분의 방향을 안진의 방향으로 정하며, 안진의 방향은 화살표로 나타내고, 화살표의 모양으로 안진의 빈도와 진폭을 기록한다(그림 31).

안진에는 아무 자극도 없는 상태에서 저절로 나타나는 자발안진, 눈앞의 약 50cm 정도 되는 지점에서 좌, 우, 상, 하 등 시선을 일정한 방향에 고정시킨 상태에서 발생하는 주시안진(gaze nystagmus), 정상에서는 안진이 발생하지 않고 두위변화, 압력변화, 소리자극 시에 발생하는 유발안진, 머리를 기울이거나 머리의 위치를 변화시킨 후에 발생하는 두위안진(positional nystagmus) 등이 있다. 자발안진이나 두위안진 등을 확인할 때는 검사자가 육안으로 관찰하기도 하나, Frenzel 안경 및 video frenzel을 착용시키고 시고정이 억제되어 보다 정확한 안진을

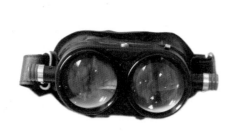

정상 미로기능장애 소뇌기능장애
(병측 : 우) (병측 : 우)

그림 28 지시 검사

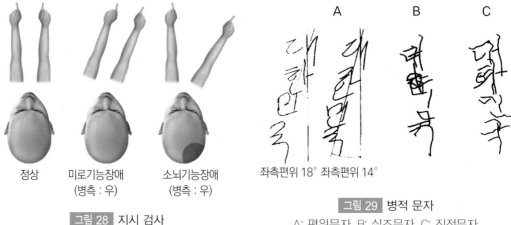

좌측편위 18° 좌측편위 14°

그림 29 병적 문자
A: 편위문자, B: 실조문자, C: 진전문자

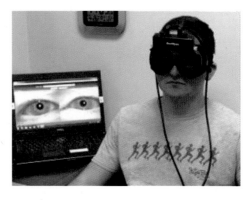

그림 30 Frenzel goggle 및 비디오 frenzel goggle

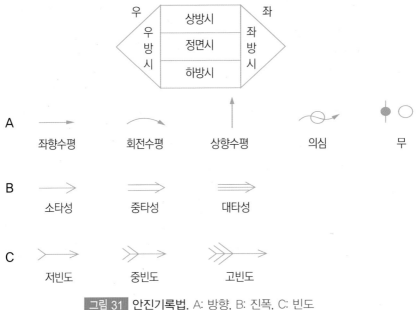

그림 31 안진기록법. A: 방향, B: 진폭, C: 빈도

확인할 수 있다.

자발안진의 특성과 주시안진의 형태(방향, 성상, 지속시간, 진폭 등)를 보면 말초성(미로성) 안진과 중추성 안진을 구별하는데 많은 정보를 제공할 뿐 아니라 다른 검사결과의 판독에도 중요한 영향을 미친다(그림 32).

3) 전기안진기록법을 이용한 각종 유발안진검사

보다 정확하고 객관적인 안진의 정량적 검사를 위해 대부분의 경우 전기안진검사(electrony stagmography, ENG)를 사용하는데 이 기계는 안구 운동 시 나타나는 각막-망막전위차의 변화를 기록하는 장치로 안진의 회수, 속도, 진폭, 방향등을 기록하여 검토할 경우에 편리하지만 수평형 안진 외에 수직형 안진이나 회전성 안진을 기록하기 곤란한 면이 있다. 적외선비디오 전기안진검사장치(infrared/video ENG system)는 안경에 부착된 비디오카메라로 수평, 수직 및 회전성 안진을 모두 기록할 수도 있다(그림 33).

일단 자발안진과 주시안진을 검사하고 눈을 뜨고 일정한 목표를 주시하여 안진이 억제되는 지를 확인하는 시선고정억제현상(fixation suppression)을 확인한다. 말초성 자발안진의 특징은 일정한 방향이 있고, 안진의 방향으로 주시할 때 안진의 크기가 커지며, 시고정시에 안진이 감소하거나 없어지고 머리의 위치를 변화시키면 방향과 진폭이 달라질 수 있다. 시선고정억제가 되지 않는 경우 중추성 병변을 의심할 수 있다.

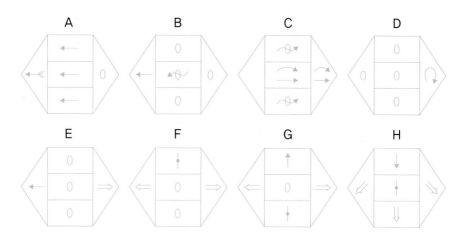

그림 32 주시안진검사의 증례. A~D: 말초성 병변, E~H: 중추성 병변

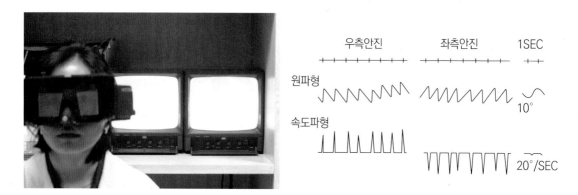

그림 33 Videonystagmography와 안진의 기록

(1) 단속운동검사 및 시추적검사

단속운동검사(saccade test)는 10~20도 정도 간격으로 두 목표물을 빠른 속도로 이동시키며 주시하도록 하고 검사하는 것으로 overshoot, undershoot, hypometria 등의 단속운동의 이상이 나타나는 경우 소뇌나 뇌간의 이상을 의심한다. 그러나 말초 전정질환의 급성기에는 일부 undershoot를 보이는 경우도 있어 판별에 주의를 요한다. 시추적검사(smooth pursuit)는 좌우 일정한 각도로 천천히 움직이는 목표물을 주시하면서 검사한다. 시추적계가 적절히 작용하지 않는 경우 즉, 뇌간, 소뇌, 대뇌피질의 병변, 항경련제나 마약 복용 등의 경우 비정상적인 소견을 보인다.

(2) 시운동성안진검사

기차 여행을 할 때 경치를 옆눈으로 보고 있는 사람의 안구는 기차의 속도에 대응하여 율동적인 움직임 즉, 안구진탕을 나타내는데 이와 같은 원리로 눈앞에 원통에 그어 놓은 선을 차례차례 움직여가면 안진이 생기는데 이를 시선이동성 안진(optokinetic nystagmus, OKN)이라 한다. 시선이동성 자극을 중지시키고 나면 시선이동성 후안진(optokinetic after-nystagmus, OKAN)이 나타나는데 이는 속도저장기전에 의해 나타나는 현상이다.

(3) 온도안진검사

온도안진검사(caloric test)는 양쪽 귀를 독립적으로 검사할 수 있으며 병변이 있는 쪽을 확인할 수 있는 방법으로 수평반고리관의 내림프 대류작용을 이용한 것으로 일반적으로 냉온 교차시험이 실시되며 우선 44℃의 온수를 외이도에 주입하여 반응을 보고 그 후 30℃의 냉수를 넣어 반응을 보아 안진의 진폭, 지속시간, 회수 등을 관찰한다. 체온보다 낮은 온도로 자극하면 반대측으로 향하는 안진이, 체온보다 높은 온도로는 동측으로 향하는 안진이 생긴다. 반규관의 마비(canal paresis)는 정상측에 비해 20~30% 감소를 기준으로 일측의 전정기능이 저하되었다고 판단한다. 일측의 반응저하나 무반응은 청신경종양, 전정신경염, 내이의 순환장애, 측두골골절 후에 볼 수 있지만 주로 수평 반규관의 기능을 나타내는 검사이기 때문에 전정계의 완전 파괴라고 단정지어서는 안된다. 최대 온자극과 냉자극의 합이 12도/sec 이하인 경우는 양측 전정기능 소실로 판정할 수 있으며 이독성 약물투여 후에 볼 수 있다(그림 34, 35).

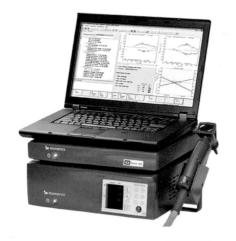
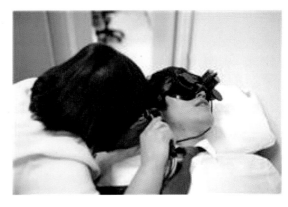

그림 34 온도안진검사 기기 및 검사 실제 모습

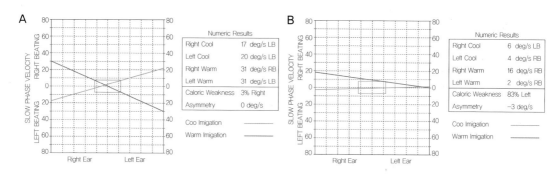

그림 35 A: 정상인에서 온도안진검사 결과, B: 일측성 기능저하

(4) 회전의자검사(rotatory chair test)

회전의자검사는 앉아 있는 의자를 회전시켜서 시행하는 검사로 회전 시 생기는 각가속도에 의해 내림프의 흐름이 유발되어 일어나는 전정안반사를 보는 검사로 우측으로 회전하는 경우 우측 수평반고리관이 자극되어 우측으로 향하는 안진이 발생한다. 회전의자검사는 온도안진 검사보다 높은 주파수의 자극을 통해 전정안반사를 보다 효과적으로 평가할 수 있고 현훈과 오심이 덜하며 회전 시 시자극을 가하여 시각-전정 상호반응을 파악할 수도 있다. 그러나 양측 반고리관을 동시에 자극하기 때문에 어느 한쪽의 정보를 알기는 어렵다.

4) 그 외의 전정기능검사

(1) 전정유발근전위(vestibular evoked myogenic potential)

전정유발근전위는 강한 음자극에 의해 경부근육에서 발생하는 전위로, 구형낭, 하전정신경, 전정신경핵을 포함한 전정척수반사의 적정성을 평가하는 방법이다. 즉, 말초전정질환에서 구형낭과 하전정신경을 평가하는 검사로 기존의 전정기능검사를 보완할 수 있는 방법으로 제시되고 있다.

(2) 두부충동검사(head thrust test)

환자의 얼굴을 잡고 검사자의 코를 주시하게 한 후 빠르게 15도 정도 고개를 돌린다. 전정장애가 있는 방향으로 고개를 돌릴 때 전정안구반사가 적절하지 않기 때문에 목표를 향한 교정성 단속운동이 나타난다(그림 36).

(3) 두진후안진검사(head shaking nystagmus)

환자에게 Frenzel 안경을 착용시켜 시고정효과를 없애고, 10~15초 동안 최소한 2Hz의 빈도

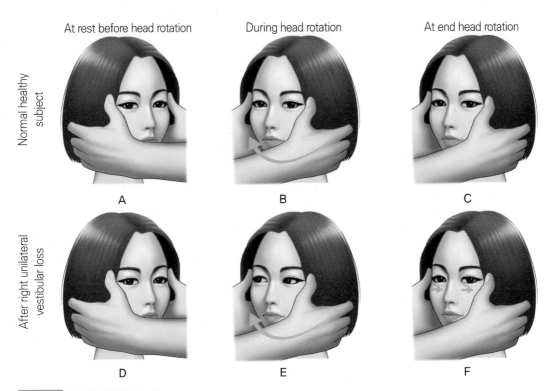

At rest before head rotation   During head rotation   At end head rotation

Normal healthy subject

A   B   C

After right unilateral vestibular loss

D   E   F

그림 36 **두부충동검사의 예**

A–C: 정상 전정안반사를 가지고 있는 정상인에서는 고개를 빠른 속도로 돌렸을 때, 피검사자는 머리 움직임에 관계없이 정면을 주시할 수 있다. D–F: 우측의 전정기능이 소실된 환자에서는 전정안반사가 저하되어 있어 우측으로 머리를 회전시키면 환자의 시선이 머리의 회전방향으로 돌아가고, 의식적으로 목표지점을 주시하기 위해 교정단속운동이 일어나게 된다.

로 20~30회의 머리회전을 시킨 후 나타나는 안진을 관찰한다. 일측성 전정기능저하시 머리회전 후에 정상 쪽을 향하는 안진이 발생하게 된다.

(4) 누공검사(fistula test)

외이도내에 압력을 가하여 생기는 압박안진은 골미로의 골결손을 의미한다. 예를 들어 진주종성중이염으로 내이에 누공이 생겼을 경우에는 외이도에 압력을 가하여 중이강의 압력을 높였다 낮추면 현기증을 호소하며 안진이 나타난다. 이 현상은 수평반고리관 등에 누공이 있음을 나타내는 중요한 현상이며, 내이매독이 있을 때에는 누공이 없어도 나타난다.

■ 평형기능검사 시 주의점

평형기능검사는 내이에 자극을 주어 검사를 하는 경우가 있으므로 환자가 구토증이 생기거나, 식은땀이 나고 쓰러질 수도 있다. 꼭 필요한 검사이므로 가능하면 검사를 계속하도록 설득하는 것이 중요하지만, 환자의 표정이나 태도 등도 주의 깊게 관찰하여 만일의 사태에 즉각 대처하도록 해야 한다.

전기안진검사 시에는 환자의 각성 상태를 유지하지 않으면 전정안반사가 감소하여 정확한 검사결과를 얻을 수 없으므로 환자가 복용한 약물도 파악하고 있어야 하며 검사 중에 환자가 집중하도록 도와주어야 한다.

7. 측두골의 영상학적 소견(Radiologic findings of the temporal bone)

측두골의 단순 방사선 촬영법은 여러 가지가 있으나 일반적으로 사용하고 있는 것은 Law's view, Towne's view 및 Stenver's view 등이 있는데 앞의 두 방법은 주로 측두골중 특히, 유양돌기의 함기화(pneumatization) 정도와 유양동 및 S자상 정맥동판(sigmoid sinus plate)를 파악하는데 많이 이용되며 Stenver's view는 내이 및 측두골의 추체(petrous pyramid)의 병변을 관찰하는데 자주 이용된다. 그 외 transorbital view로 양측 내이도 전장을 비교 확인할 수 있다.

최근에는 측두골단층촬영(temporal bone CT)과 자기공명영상(MRI)이 많이 보편화되고 있다. CT는 최근 중이염 수술에 필수적인 검사로 측두골과 그 내부의 골 구조물을 확인할 수 있으며 측두골골절에서는 가장 정확한 진단법이다. 또한, 외이와 중이의 선천성 기형이나 만성 중이염 같은 염증성 병변, 악성외이도염 및 종양성 병변이 의심될 때 시행할 수 있다. MRI는 측두골의 연부조직이상에 CT보다 탁월한 장점이 있어 막성미로, 추체, 혈관, 청신경이나 안면신경 등의 병변을 진단하는데 이용된다. 그러나 인공와우이식환자나 인공심장기 같은 삽입물을 가진 환자는 제한적인 금기대상이 된다. 혈관성 병변을 위해서는 자기공명혈관조영술(MRA)을 시행하기도 한다(그림 37).

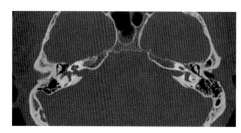 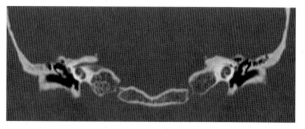

측두골 CT : Axial view   측두골 CT : Coronal view

그림 37 측두골단층촬영

- 이통은 외이, 중이 및 유양돌기의 염증성 병변으로 인해 귀 자체의 통증을 호소하는 내적 원인과 구강, 인후두 등에 분포하는 감각신경의 분지가 자극을 받아서 생기는 연관이통(referred otalgia)인 외적 원인으로 구별할 수 있다. 내적 원인은 급성중이염, 외이도염, 이개연골막염 등이 대표적이며 외적원인은 Bell's palsy, 급성편도선염, 후두종양, 후두결핵, 삼차신경통 등이 있다.

- 이명은 외부의 소리 자극없이 소리를 감지하는 것을 말한다. 완전히 방음된 조용한 방에서 94%의 정상인이 20dB이하의 이명을 느끼지만, 이런 소리는 임상적으로 이명으로 분류하지 않고 환자가 괴로운 증상을 호소할 때 이명이라고 정의한다.

- 성인에서는 외이도가 앞뒤로 S자의 형태를 보이고, 상하로는 inverted U자의 형태로 되어 있어 이개를 후상방으로 당겨야 고막관찰이 가능하며 고실골이 발달되지 않은 유소아에서는 후하방으로 당겨야 외이도가 일직선이 되며 고막이 관찰된다.

- 음파는 압축상과 희박상의 두 교대상을 가지는 진동으로 음의 고저(pitch)는 음파의 단위 시간당 진동수, 즉, 주파수(frequency, Hz)에 따라 달라지며, 음의 강도는 음파의 진폭(amplitude, dB)에 따라 달라진다. 사람이 들을 수 있는 가청음역은 16~20,000Hz이며, 일상회화에서 사용하는 회화음역은 250~4,000Hz이다.

- Rinne 검사는 음차를 이용하여 기도와 골도 청취시간을 비교하는 것으로 기도 청취시간이 긴 경우 Rinne 양성이고, 정상 또는 감각신경성난청이며, 골도가 더 긴 경우는 Rinne 음성으로 전음성난청을 시사한다. Weber 검사는 이마 중앙에 음차를 대고 좌우 어느 쪽이 더 크게 들리는지 검사하는 것으로 전음성난청이면 환측에서 크게 들리고, 감각신경성난청이면 건측에서 크게 들린다. Schwabach 검사는 정상청력 검사자와 피검자의 골도 청취시간을 비교하는 검사로 전음성난청이 있으면 피검자가 길고 감각신경성난청이 있으면 검사자가 길다.

- 순음청력검사는 주파수별로 난청의 심한 정도를 측정하는 검사이고, 순음청력검사표의 표기방법은 그림 22와 같다. 순음청력도에 따라 전음성난청, 감각신경성난청 및 혼합성난청 등 난청의 종류를 구분할 수 있고, 청력역치를 사용하여 정상, 경도난청, 중등도난청, 중등고도난청, 고도난청, 및 심도난청으로 구분할 수 있다. 순음청력평균치는 청력장애의 정도를 수치로 나타내며 측정한 회화음역의 500, 1000, 2000Hz 의 기도청력역치의 산술평균 즉, PTAs (pure tone average)를 사용한다. 환자가 40dB이하의 청력손실이 있으면 환자 자신은 잘 모를 수 있으나 주위의 사람들이 인지를 하게 되며, 40dB의 청력손실이 있으면 환자 자신도 청력장애를 인지하게 되어 40dB을 사회생활에 필요한 최저청력요구치(socially serviceable hearing level)로 정의한다.

하이라이트

- 임피던스청력검사 중 고막운동성계측 검사는 고막의 탄성을 측정하는 검사로, 정상인이나 감각신경성난청의 경우에는 A형, 중이강내에 액체가 있거나 고막의 가동성이 나빠지면 피크는 평탄한 형태인 B형으로 나타난다.

- 신생아 난청은 1,000명 당 4~5명 정도의 높은 발생을 보이므로, 모든 신생아를 대상으로 생후 1개월 이내 청각선별검사를 시행해야 한다. 이상이 있는 경우는 생후 3개월까지 확진검사를 하고, 생후 6개월 내에 청각재활의 조치를 시작해야 한다.

- 어지럼의 진단에서 문진을 통해 회전성 어지럼과 비회전성 어지럼을 구별하는 것이 가장 중요하다. 어지럼 발작이 자발성인가, 유발성인가, 발작성인가, 지속성인가, 진행성인가, 단발성인가 또는 반복성인가의 문진 정보와 두부외상, 중이염의 과거력, 음향외상, 이독성 약물 사용경험 등이 병력과 고혈압, 빈혈, 여성에서 월경의 시기적 관계, 두통 및 멀미에 관한 문진도 도움이 되며 동반증상 조사도 중요하다. 검사는 단계적으로 직립검사, 편위검사, 안진검사 및 유발안진검사를 시행하며 전정유발근전위, 두부충동검사, 두진후안진검사 등도 도움이 된다.

- 안진은 불수의적이고 율동적인 안구운동이며, 상반되는 2개의 방향으로 규칙적으로 왕복 운동하는 것을 의미하며, Frenzel 안경을 쓰면 자세하게 관찰할 수 있다. 안진은 빠른 성분의 방향을 안진의 방향으로 정하고, 안진의 방향은 화살표로 나타내며, 화살표의 모양으로 안진의 빈도와 진폭을 기록한다.

- 냉온교차시험은 44℃의 온수를 외이도에 주입한 후 안진의 진폭과 지속시간 등을 측정하고, 그 후 30℃의 냉수를 넣어 반응을 측정 비교하여 반규관의 마비(canal paresis)를 판정하는 것으로 일반적으로 정상에 비해 20~30% 감소를 전정기능 저하로 정의한다.

- 말초성 현훈은 회전성이 많으며, 난청, 이명 등의 청각증상을 동반할 수 있고, 뇌신경 증상 등은 동반하지 않는다. 또한, 체위나 두위 변화에 따라 현훈이 발생하는 경우가 많으며, 수일에서 수주 내에 보상되어 호전된다. 또한, 말초성 현훈은 의식장애를 동반하지 않고, 보행실조, 자세 불안정은 경미하게 나타나는데, 이와 같은 여러 특징을 이용하여 중추성 현훈과 구분할 수 있다.

III. 외이 질환

학습 목표

1. 전이개누공의 치료 원칙을 설명한다.
2. 이혈종의 호발 부위 및 치료원칙을 설명할 수 있다.
3. 외이도염의 일반적 치료원칙을 설명할 수 있다.
4. 이진균증의 가장 흔한 원인균 및 치료 방법에 대하여 설명할 수 있다.

1. 이개의 질환(Diseases of the auricle)

1) 선천성외이기형

원인 : 귀의 발생 도중에 발육 및 융합부전으로 생기는 선천적 형태이상으로 이개의 모양에 이
상이 있는 이개기형(무이증 anotia, 소이증 microtia, 대이증 macrotia, 부이 accessory
ear, 토이 lop ear, 매몰이 cryptotia 등), 외이도가 폐쇄되어 있는 외이도폐쇄증(aural
atresia), 제1, 2 새궁의 발육부진으로 생긴 기형으로 일측 또는 양측에 이개부착 부위에
누공이나 낭종이 있는 선천성전이개누공 및 낭포(congenital preauricular fistula or cyst)
등이 있으며 이 중 몇 가지씩 같이 나타나는 경우도 있다. 이때 외이와 중이는 발생학적
으로 서로 연관성이 있어 기형이 함께 나타나는 경우가 있으나 발생학적으로 구분되는
내이는 기형이 함께 생기는 경우가 드물다.

증상 : 이개기형 단독으로는 거의 기능장애를 동반하지 않는다. 선천성외이도폐쇄증은 대개
이개에 심한 기형을 동반하며 외이도의 골부가 폐쇄되며(그림 38, 39), 중이강이나 이소
골의 기형을 동반하는 일이 많으나 내이는 정상인 경우가 보통이며, 약 60dB 정도의 고
도의 전음성난청이 많다. 진찰 시 다른 두개안면기형이 있는지 확인해야 한다.

진단 및 치료 : 청력검사는 가능한 일찍 시행하는 것이 좋고 정확한 측두골 상태를 평가하고
수술방법을 결정하기 위해 측두골전산화단층촬영이 유용한데, 이는 약 5세경에 시행
하는 것이 좋다. 단, 양측성 기형이 있고 난청이 심한 경우에는 가급적 빨리 골도 보청
기를 착용시키고 2세경에 CT를 찍고 수술여부를 결정할 수 있고 4~5세에 청력증진을
위한 수술을 고려할 수 있다. 일측성이고 다른 합병증이 없으며 반대편 청력이 정상인
경우에는 이개성형술을 먼저 시행하고 나중에 외이도성형술을 시행하는 것이 원칙이다.

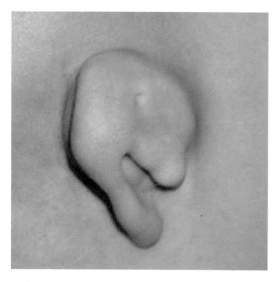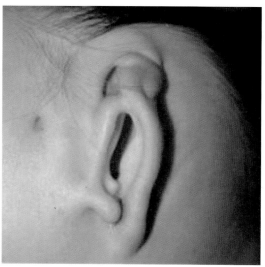

그림 38 선천성외이기형

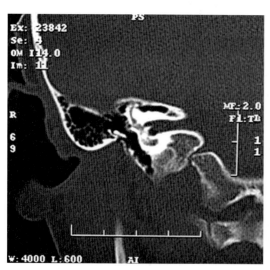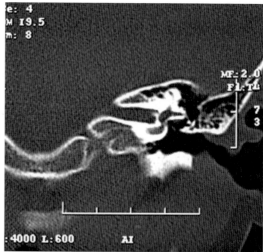

그림 39 우측 선천성외이도폐쇄의 측두골단층촬영 사진

2) 전이개누공, 낭포(Preauricular fistula, cyst)

원인 : 제1, 2 새궁에서 생긴 이개융기들이 서로 융합되지 않고 남아 생긴 기형이다.

증상 : 전이개누공과 낭포는 전혀 증상없이 지나는 수가 많으나, 편평상피로 덮힌 누공로를 통하여 악취가 나는 백색분비물 때문에 신경이 쓰이는 일도 있다. 대부분은 이륜 기시부에 작은 구멍이 보이나 개구부가 다른 부위에 있는 경우도 있다. 누공의 확인은 작은 탐침(stylet)을 넣어서 확인한다. 감염이 생기면 화농성 염증이 되어 발적, 종창되고

통증이 생긴다(그림 40).

치료 : 염증이 생기지 않으면 경과관찰만 해도 되나, 급성염증이 생기면 항생제나 소염제를 투여하여 염증이 소실된 후, 누공로와 낭포를 완전히 적출하여야 한다. 수술 전에 누공로를 methylene blue와 같은 색소로 착색시키면 수술하기 편리하다.

3) 이혈종(Otohematoma)

원인 : 권투선수나 레슬링, 유도선수 등에서 운동 후 혹은 일반인에게서 잠을 잔 후 이개에 가해지는 외부압력으로 인하여 연골막하에 혈액이나 맑은 혈청이 고여 있는 상태로(그림 41) 적절한 치료를 받지 않으면 이개연골의 괴사와 혈종이 섬유화가 되어 꽃양배추귀(cauliflower ear)가 된다.

증상 : 부분적인 부종, 소양감이나 가벼운 동통이 있다.

치료 : 단순히 흡인하는 것은 대부분 효과가 없으며, 반복 천자흡인 해야 할 경우가 많고, 그래도 재발하는 경우 이개에 피부와 연골막에 절개를 하여 혈종을 제거하고 봉합한 후 치과용 면구를 대고 관통 봉합을 하여 압박하고 항생제를 투여한다. 최근에는 흡인 후 동량의 triamcinolone을 관류하여 화학적으로 자극하는 방법을 사용하기도 한다.

4) 외이의 습진(Eczema auris)

원인 : 만성중이염의 분비물에 의한 자극이나 체질 등이 관련되어 발생한다. 귀에만 단독으로 생기기도 하나 머리나 안면의 지루성피부염(seborrheic dermatitis)과 동반해서 발생하기도 한다.

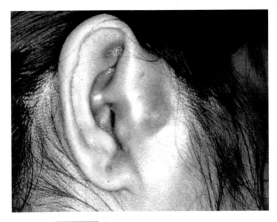

그림 40 감염된 선천성전이개누공

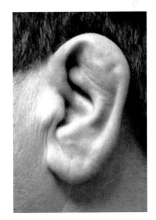

그림 41 이혈종

증상 : 가려움증, 가벼운 통증 및 발열감과 함께 긁을 때 수양성 이루가 나오기도 한다. 귀 이외의 습진이 있는지 조사하고, 원인이 되는 중이염 혹은 이절(otofuruncle) 등이 합병되어 있는지 주의해서 진찰해야 한다.

치료 : 원인이 되는 질환이 있으면 먼저 이를 치료해야 하며 동시에 외이도를 청결하게 하고 자극이 적은 스테로이드 연고 등을 바르고 항히스타민제를 투여한다. 성인에서는 자신의 귀를 후비지 않도록 하며, 어린이는 무의식적으로 귀를 비비거나 후비므로 손가락에 벙어리 장갑을 끼우거나 수건 등으로 손을 싸준다.

2. 외이도의 질환(Diseases of the external auditory canal)

1) 이구전색(Impacted cerumen)

원인 : 이구는 외이도의 이구선(ceruminal gland), 피지선(sebaceous gland) 등의 분비물과 상피세포로부터 탈락한 상피, 털 그리고 먼지 등이 혼합되어 생긴다. 나이가 들면 외이도의 자정작용이 떨어져서 이구가 모여서 외이도를 막을 수 있고(이구전색), 이로 인해 난청 및 이명이 생기기도 한다. 체질에 따라 건조한 것도 있고 습한 것도 있으나 한국인에는 전자가 훨씬 많다.

증상 : 오랜 기간 동안 증상이 없이 지내다가 신체검사 등에서 우연히 발견되거나 물이 들어가 불어서 외이도를 막아서 난청이나 이폐색감, 이명이 나타나는 수도 있다. 이구가 고막 근처에 있어서 머리를 움직일 때마다 잡음이 나는 일도 있다.

치료 : 이구겸자(alligator forceps)로 제거하거나 딱딱하게 굳어서 제거하기 힘든 경우는 이구 용해제나 이점액을 하루에 수 차례 넣어 이구를 연하게 한 후 외이도를 세척하여 제거한다. 외이도 세척에는 등장성 식염수, 2% 초산 등을 사용하기도 하지만, 고막천공이나 중이염이 있으면 외이도 세척을 하면 안되고, 체온과 같은 온도로 가온하여 사용해야 현기증의 발생이 적으며, 세척시 외이도를 다치지 않도록 주의해야 한다.

2) 이절(Otofuruncle)

원인 : 외이도에 염증이 국한되어 있는 경우는 이절(otofuruncle)이라고 한다. 포도상 구균이 원인인 경우가 많으며 귀지 제거 후나, 수영 후 또는 외이도 습진과 합병되어 일어나는 일도 있다. 주로 연골부 외이도에 발생한다.

증상 : 귀의 통증이 주 증상으로 음식을 씹거나 이개를 당길 때 통증이 더욱 심해진다. 외이도 피부의 발적과 종창이 심해지거나 분비물이 외이도를 막으면 난청이나 이폐색감이 생긴다.

치료 : 항생제를 복용하며 통증이 심할 때는 소염제나 진통제를 투여하여야 하고 절개, 배농하면 통증이 소실된다. 배농 후에는 외이도를 청결히 하고 초산액으로 외이도를 산성화하며 항생제 연고를 묻힌 면구로 압박치료를 한다.

3) 범발성외이도염(Diffuse external otitis)

원인 : 외이도의 전반적인 세균감염으로 수영, 외이도의 외상, 잦은 외이도의 자극, 습진 등의 피부질환, 당뇨병 등의 전신질환이 선행인자가 될 수 있다. 대부분의 원인균은 녹농균 이나 포도상구균이다. 당뇨병 환자에서 치료에 반응하지 않는 만성범발성외이도염이 있는 경우 측두골 및 두개저의 골수염을 동반하는 악성외이도염(malignant external otitis) 또는 두개저골수염(skull base osteomyelitis)일 가능성도 있으므로 주의를 요한다.

증상 및 진단 : 초기에는 외이도의 소양증이 주 증상이며 심한 경우 외이도의 통증, 부종, 이루 등이 있을 수 있다. 급성 염증이 있을 때 심하면 외이의 발적과 부종도 심해지고, 때로 는 귀 뒤까지 파급되어 급성유양돌기염과 감별이 어려울 때도 있다. 일반적인 전신상 태, 감염의 유무, 난청의 유무, 분비액의 성상, X-선검사 등을 참고로 하여 감별진단 한 다. 재발이 잦거나 잘 낫지 않는 경우에는 당뇨검사, 세균검사를 해야 하며 악성외이도 염이 의심되는 경우는 측두골단층촬영과 Gallium scan을 시행하기도 한다. 당뇨나 면 역저하가 있는 환자가 만성적인 외이도염이 있으면서 외이도에 지속적으로 육아조직이 있거나 안면신경마비가 생긴 경우 악성외이도염을 의심해 보아야 한다.

치료 : 외이도염의 치료 원칙은 외이도를 깨끗이 세정해 주고 외이도의 산도와 건조상태를 유 지하며 유발인자를 제거하는 것으로 환자 본인이 과도한 자극을 하지 못하도록 하는 것 이다. 항생제와 스테로이드가 포함된 이점액을 사용하며 염증상태가 심하면 경구용 항 생제를 사용한다. 악성외이도염의 경우 경정맥에 혈전증이 생기면 사망할 수도 있으므 로 보다 적극적인 치료가 필요하다.

4) 이성대상포진(Herpes zoster oticus, Ramsay Hunt syndrome)

원인, 증상 : 이개 및 외이도에 작은 수포가 생기면서 심한 통증이 있고, 간혹 안면신경이나 청 신경이 침범되어 동측의 안면신경마비, 난청, 이명 및 현기증 등을 동반할 수 있는 질환 으로 대상포진 바이러스(herpes zoster virus)가 슬상신경절(geniculate ganglion)을 침범 하여 생긴다.

치료 : 외이도염에 준한 외이도 치료와 항바이러스제 Acyclovir를 투여하고 안면신경마비가 있는 경우에는 Bell 마비에 준하여 부신피질호르몬을 경구로 투여한다.

5) 이진균증(Otomycosis)

원인 : Candida나 Aspergillus 균 등 곰팡이가 외이도에 기생하여서 생긴다. 곰팡이 막이 회백색이면 Candida Albicans, 검은색이면 Aspergillus Niger, 갈색이면 Aspergillus Fumigatus를 의심할 수 있다(그림 42).

증상 : 귀의 소양증이 주된 증상으로 곰팡이 막이 외이도나 고막을 덮으면 난청, 이폐색감이 생기기도 한다. 의심이 되면 곰팡이 막을 조금 떼어서 현미경으로 관찰하면 곧 균주를 확인할 수 있다.

치료 : 외이도내의 진균덩어리나 곰팡이막을 가능한 한 모두 제거하여 외이도를 청결히 하고 1~2% salicylate alcohol 용액이나 gentian violet 등으로 외이도를 산성화시키고, 항진균 연고를 정기적으로 수개월간 지속적으로 국소적 도포하면 대부분 치료된다.

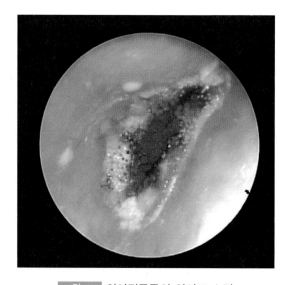

그림 42 외이진균증의 외이도 소견

6) 외이도이물(Foreign body of the external ear)

원인 : 곤충 등 살아있는 유생 이물질과 콩이나 팥, 성냥개비, 종이, 구슬 등의 무생 이물질이 있다.

증상 : 유생 이물질인 경우는 소음과 고통이 아주 심한 때가 많다. 특히, 바퀴벌레 같은 곤충 등은 통증이 아주 심하다. 무생물에서는 일반적으로 증상은 가볍지만, 둥근 모양의 이물은 꺼내려다 속으로 미끄러져 들어가서 외이도나 고막을 압박하여 통증을 호소하기도 한다.

치료 : 작은 무생물은 귀의 세척으로 간단히 제거되고 종이나 성냥개비 등은 forceps로 쉽게 제거되나, 구슬 등 둥근 이물체는 hook을 사용하여 굴려서 꺼내야 한다. 이때 숙련된

의사가 아닌 경우 외이도 내로 더욱 깊숙이 들어갈 수 있으므로 주의해야 한다. 콩이나 팥 등은 외이도 속에서 불어나서 통증이나 이폐색감 등이 더욱 심해지는 수가 많다. 유생 이물은 올리브유, 알콜이나 글리세린 등을 외이도에 넣어 벌레를 죽인 후에 forceps으로 제거한다. 소아에서는 전신마취 후 이물을 제거해야 할 때도 있다.

- 전이개누공은 염증이 생기지 않으면 경과관찰만 해도 문제가 없으나, 일단, 급성염증이 발생하면 항생제나 소염제를 써서 염증이 소실된 후, 누공로와 낭포를 수술적으로 완전히 제거해야 하고, 그렇지 않으면 흔히 재발하는 질환이다.

- 이혈종은 이개에 가해지는 외부 압력으로 인하여 연골막하에 혈액이나 혈청이 고여 있는 상태로 흡입 후 동량의 triamcinolon을 주입하고 관류하여 치료한다.

- 외이도염의 치료 원칙은 첫째, 깨끗이 외이도를 세정해 주고, 둘째, 외이도의 적절한 산도의 환경을 만들고, 셋째, 건조상태를 유지하고, 넷째, 유발인자를 제거하는 것이다.

- 외이도진균증은 곰팡이 막이 회백색이면 Candida Albicans, 검은색이면 Aspergillus Niger, 갈색이면 Aspergillus Fumigatus를 의심할 수 있다. 치료는 진균덩어리나 곰팡이막을 가능한 한 모두 제거하여 외이도를 청결히 하고, 외이도를 산성화한 후에 항진균연고를 사용하여 치료한다.

IV. 중이 질환

학습 목표

1. 외상성고막천공의 이경 소견과 치료 원칙을 설명할 수 있다.
2. 중이염의 종류를 열거할 수 있다.
3. 급성중이염의 병인을 설명하고, 흔한 원인균을 3가지 이상 열거할 수 있다.
4. 유소아가 성인에 비하여 중이염에 잘 걸리는 이유를 설명할 수 있다.
5. 급성중이염의 치료 원칙을 설명할 수 있다.
6. 급성유양돌기염을 의심할만한 증상 및 징후를 열거할 수 있다.
7. 유소아 삼출성중이염의 발생기전과 증상과 진단 방법, 및 치료원칙을 설명할 수 있다.
8. 만성중이염의 증상과 징후를 열거하고, 만성중이염 수술의 목적을 열거할 수 있다.
9. 진주종성중이염의 임상적 중요성을 설명할 수 있다.
10. 만성중이염으로 인한 두개내외 합병증을 열거할 수 있고, 합병증을 의심하는 증상을 3가지 이상 기술할 수 있다.

1. 외상성고막천공(Traumatic tympanic membrane perforation)

원인 : 귀후비개, 성냥개비, 헤어핀 등으로 직접 손상 받는 경우와 급격한 압력의 변화, 즉 손바닥으로 귀를 맞거나 폭발음, 잠수 등으로 간접적으로 고막이 터지는 경우가 있다 (그림 43).

증상 : 이폐색감, 이명, 난청 및 이통 등의 증상이 있으면서 고막천공의 모양은 불규칙한 모양으로 주로 예각을 이루며 천공 주위가 발적되고 선혈 등이 묻어 있는 것이 특징이다. 직접 손상의 경우에는 극심한 이통과 어지럼 증상을 동반하는 경우가 있으며 중이 깊숙히 손상되면 내이손상이 있을 수도 있다. 특히, 고막의 후상방이 손상된 경우에는 내이손상이 있을 가능성을 생각하여야 한다.

치료 : 2차적인 감염의 예방이 중요하여 검사를 실시할 때 가능한 감염의 기회를 최소화해야 하며, 감염이 있는 경우에는 1주일에서 10일간 항생제를 사용한다. 천공된 고막이 안으로 말려 들어가지 않도록 하며, 천공 경계를 맞춰주거나 경우에 따라 패치를 대 주어서 상피세포의 재생을 촉진시키는 것이 권장된다. 3개월이 지나도 완전치유가 되지 않으면, 수술적 방법을 실시한다. 치료 중 주의할 점은 환자 스스로 귓 속을 건드리지 않고,

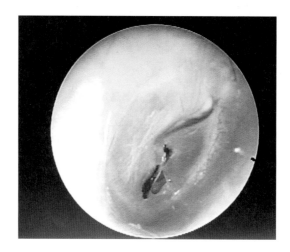

그림 43 고막 전하방의 외상성고막천공 소견(우측)

상처가 낫기 전에는 수영 등을 삼가하며 코를 세게 풀지 않는 등 중이염으로 이환되지 않도록 하는 것이다.

2. 급성중이염(Acute otitis media)과 급성유양돌기염(Acute mastoiditis)

원인 : 중이강에 *Streptococcus pneumoniae, Hemophilus influenza, Moraxella catarrhalis* 등의 감염으로 생긴 염증, 이관의 기능부전, 알레르기, 환경적, 유전적 요소가 이에 관여한다. 계절적으로는 겨울과 초봄사이에 가장 많고 남아에게 더 많고, 담배를 피우는 가족이 있는 경우, 분유를 먹이는 경우, 알레르기 체질인 경우, 어린이집이나 유치원에 다니는 경우에 그렇지 않은 경우보다 발병률이 높다.

병균은 천공된 고막이나 혈액성으로도 중이를 감염시킬 수 있으나 주 감염경로는 이관이다. 상기도염이 수일 후에 중이염을 일으키는 경우가 흔하며, 급성중이염이 있는 환자의 비인강이나 중이삼출액 내에서 바이러스나 세균이 검출되는 경우가 많다.

유소아는 성인에 비하여 이관의 면역기능이 미숙하고 이관이 거의 수평으로 놓여 있고 내경이 짧고 넓을 뿐 아니라 이관 운동에 관여하는 근육들의 발육이 불충분하므로 쉽게 비강이나 상 기도로부터 감염될 수 있으며, 아데노이드의 염증과 부종에 의해서도 중이염이 잘 생긴다.

경과 : 급성화농성중이염의 전형적인 경과는 중이강내 점막의 발적이 생기며 이관이 서서히 막히고 고막이 발적되는 발적기, 점막의 충혈, 부종으로 중이강에 삼출액이 고이며 난청, 이통, 발열이 동반되는 삼출기, 이어서 화농기로 이행되며 이때는 분비물이 화농되

며 압력이 높아지고 조직의 괴사로 극심한 이통과 난청, 발열 등 전신 증상을 수반하며 저절로 천공되거나 절개, 배농하여 삼출액이 나오면 통증과 발열은 없어지나 전음성난청은 더 심해진다. 화농이 계속되면 골막이나 골질이 파괴되어 측두골 내외에 합병증이 생길 수 있는 융해기를 거쳐 뇌막염, 뇌농양, 정맥동혈전, 화농성미로염 등의 합병증기에 이를 수 있다. 상피가 회복되고 육아종도 반흔화하고 새로운 신생골이 생기는 흡수기로 되면 병세가 회복된다. 치료가 성공적으로 시행되면 이상의 어느 시기부터도 즉시 회복되어 흡수기로 이행되어 치유된다.

증상 : 이통, 난청, 발열, 이충만감 등의 증상이 있으며 소아에서는 감기에 걸린 직후 취침 중에 이통을 호소하며 깨어서 울며 잠을 자지 못하는 경우도 많다. 전신증상으로는 발열, 권태감, 두통, 식욕부진을 동반한다. 유아에서는 고열과 함께 구토, 설사 등을 수반하는 수가 있으며 재발하기 쉽다. 이경검사로는 고막의 발적이나 팽창 등이 관찰되고 고막천공이 생겨서 박동성 이루가 보이기도 한다. 이루의 세균검사로 원인균과 항생제 감수성을 조사해야 한다.

유양봉소의 염증이 심하게 되면 작은 봉소간에 골파괴가 생겨서 봉소벽이 흡수되고 융합되어 크고 불규칙한 공동이 생기며 농양이 형성된 후 인접 구조로 농이 퍼지게 된다. 이를 급성유양돌기염(acute mastoiditis)이라 하며 급성화농성중이염에서 가장 흔한 합병증이었으나 최근에는 항생제의 사용으로 급격히 줄어들었다. 이후부의 발적과 종창이 심해지며 이개가 앞으로 돌출되어 보이고 이루도 많아지며 지속적으로 나온다(그림 44). 이경검사를 하면 외이도 후벽이 많이 부어서 고막이 잘 보이지 않으며 이런 경우에는 외이도염과의 감별이 어려울 때도 있다. 의심되는 경우 측두골단층촬영으로 유돌봉소와 외벽의 골염을 확인한다.

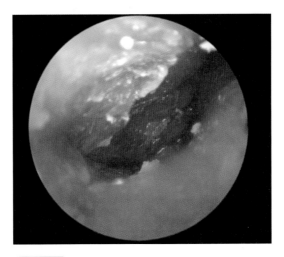

그림 44 급성유양돌기염의 이내시경 사진(우측)

치료 : 먼저 심신의 안정과 충분한 휴식이 필요하며 항생제 및 진통제를 투여한다. 항생제는 통상 10일 정도 투여하며 부적당한 양을 투여하거나 투여기간이 너무 짧은 경우 염증이 남아 삼출성중이염이나 유양돌기염을 일으킬 수 있으므로 주의를 요한다. 국소치료로는 코, 구강, 인두 등을 깨끗이 하며 이루가 있을 때에는 이를 제거하고 고막의 발적 팽륜이 있고 심한 계속적인 이통이나 두통, 고열이 있으면 고막절개를 하여 배농시킴으로써 증상을 급속히 호전시킬 수 있다. 고막절개 후에는 분비액의 배설을 촉진시키고 국소적으로 항생제나 스테로이드제의 이용액을 사용한다. 이관감염을 통해서 발생하는 경우가 많으므로 코나 인두의 치료가 동시에 필요한 경우가 많다. 유양돌기염에서는 혈-뇌 장벽을 통과하는 항생제를 사용하고 보존적 치료로 3~5일 이상 호전되지 않거나 측두골이나 두개내합병증이 의심되는 경우에는 단순유양돌기삭개술(simple mastoidectomy)을 시행한다.

3. 삼출성중이염(Otitis media with effusion)

원인 : 중이강내에 삼출액이 고이는 것으로 이관의 염증성 종창, 비인두 부위의 아데노이드증식증, 비강내 이물이나 종양, 부비동염 등으로 이관이 막히거나 구개열이 있어 이관의 기능장애가 생기면 중이강내의 압력 조절기능의 장애로 중이강이 음압으로 되어 고막이 함몰된다. 이런 상태가 오래 지속되면 중이점막의 부종과 혈관 팽창으로 체액이 고실내로 모여서 생긴다. 급성중이염의 2/3 정도에서 삼출성중이염으로 이행하지만 80% 정도는 3개월 내에 자연치유된다. 관여하는 요인으로는 연령, 남아, 간접흡연, 밀집한 주거환경, 면역결핍, 섬모운동장애, 구개열이나 다운증후군 등의 선천성 해부학적 이상, 알레르기 등이 있다(그림 45).

증상 : 이폐색감, 가벼운 이통, 전음성난청, 이명 등의 증상을 호소한다. 소아에서 잘 이환되는 질환으로서 소아는 이러한 증상을 잘 표현하지 못하고 학교 신체검사에서 난청이 발견되기까지 잘 모르고 지내는 경우도 있다. 대답을 잘 하지 않던가, 주의가 산만하고 텔레비전 볼륨을 크게 하던가, 또는 너무 가까이서 시청하여서 보호자에 의해 병원에 진찰이 의뢰되는 일도 많다.

진단 : 이내시경 소견에서 고막은 함몰되고 누런색이나 호박색 혹은 적색을 띄기도 하며 삼출액이 고여 있으므로 삼출액선(air-fluid level)이 수평으로 보이거나 공기방울의 음영이 보이기도 한다(그림 46). 삼출성 저류액의 점도가 높아지면 풀처럼 되어서(glue ear) 고막이 갈색 또는 청색으로 보이기도 한다. 청력검사상 경도의 전음성난청이며 통기이경 검사상 고막의 움직임이 감소하고 임피던스청력검사에서 type B 또는 C로 나타난다(그림 47).

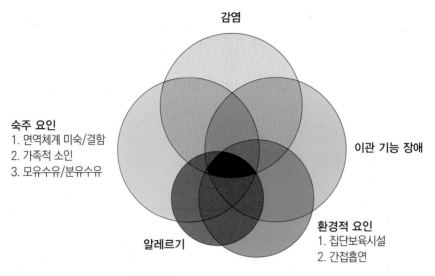

감염

숙주 요인
1. 면역체계 미숙/결함
2. 가족적 소인
3. 모유수유/분유수유

이관 기능 장애

알레르기

환경적 요인
1. 집단보육시설
2. 간접흡연

그림 45 중이염의 발병에 관여하는 요소

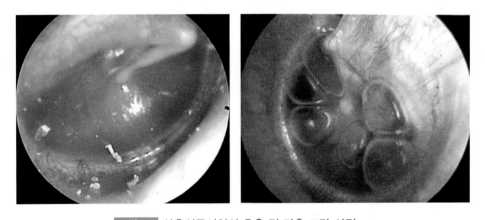

그림 46 삼출성중이염의 우측 및 좌측 고막 사진

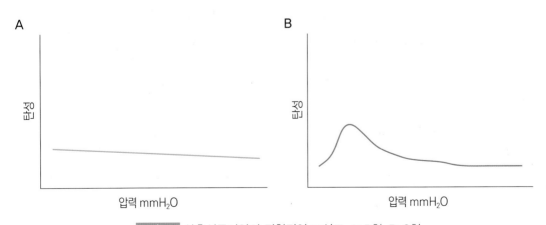

A

B

음량

음량

압력 mmH₂O

압력 mmH₂O

그림 47 삼출성중이염의 전형적인 고실도. A: B형, B: C형

치료 : 치료의 목적은 청력의 회복과 만성화로 인한 합병증 예방에 있다. 첫 내원 시 염증의 정도, 삼출성중이염의 발생빈도, 이환기간, 재발한 경우 이환 사이의 기간, 호발 계절, 항생제 사용 여부, 생활 및 교육에 미치는 영향 정도 등을 포함하여, 여러 위험인자들을 확인하여 내과적, 외과적 치료에 앞서 일차적으로 원인 질환을 철저히 조사하여 조치를 취해야 한다. 이관기능장애를 일으키는 원인적 치료를 먼저 해야 하며, 가능한 유발인자를 제거하고 필요에 따라 항생제, 점막수축제, 항히스타민제 등의 약물요법을 병행한다. 삼출성중이염은 약물요법이나 수술치료를 하지 않아도 치유될 수 있으며, 80~90%의 삼출성중이염은 3개월 내에 자연치유된다. 언어발달이나 학습장애 등을 유발하는 위험인자가 없는 경우에는 특별한 치료 없이 3개월간 추적관찰할 것을 추천하고 있다. 만일 삼출액이 3개월 이상 지속되거나 난청, 언어발달 지연, 학습장애가 존재하거나 의심되는 경우에는 청력검사를 시행한다. 3개월 이상 삼출액이 지속되고 청력검사에서 양측의 청력 손실이 30dB 이상인 경우는 고실내에 환기관을 삽입한다(그림 48). 고막절개는 고실내에 중요한 구조가 있는 후상부는 피하고 이관입구부에 가까운 전하방에 한다. 삽입한 환기관은 대개 6개월 후에는 고실내가 정상으로 치유되면서 자연히 배출된다. 염증이 생기거나 튜브가 조기에 빠지면 치료 후 다시 재삽입하고, 1~2년 이상 자연배출이 안되면 제거할 수 있다.

아데노이드는 물리적인 이유뿐 아니라 중이염을 일으키는 세균들이 잠복하는 장소이기도 하므로 아데노이드비대 등에 의해 이관입구부가 압박을 받아 이관이 막힌 경우나 이전에 환기관을 삽입한 적이 있는 경우, 만 4세 이상의 환자에서는 환기관삽입술을 시행할 때 아데노이드절제술을 동시에 시행하면 도움이 된다.

면역기능이 저하되어 있거나 중이염 성향 소아(otitis prone children)에서는 예방적

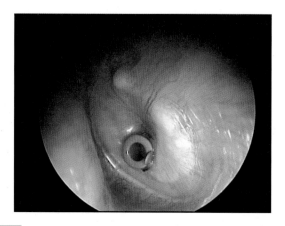

그림 48 환기 튜브(ventilating tube)를 삽입한 후의 고막 소견(좌측)

항생제를 사용하기도 하고 겨울철에 감마글로불린 주사로 수동면역을 시키거나 *H. influenza*나 *S. pneumoniae* 백신으로 능동면역을 시키는 것을 제한적으로 시도하고 있다. 유소아의 경우는 난청으로 인해 언어발달이 지연되거나, 만성중이염으로 이행되는 가능성도 있으므로 주목하여 철저한 치료를 받도록 보호자에게 조언해야 한다.

4. 만성중이염(Chronic otitis media)과 진주종(Cholesteatoma)

원인 : 고막에 천공이 있고 분비물이 나오기도 하며 청력장애를 일으키는 것이 만성중이염의 특징이다. 만성화농성중이염(chronic suppurative otitis media)(그림 49)과 진주종성중이염(cholesteatomatous otitis media)(그림 50)이 대표적인 만성중이염으로 만성으로 경과하는 유사한 점이 있으나 주로 고막의 변연부 혹은 이완부에 천공이 있는 진주종성중이염은 두개내합병증을 일으키는 경우가 많으므로 빠른 시일 내에 수술하지 않으면 안된다. 진주종성중이염은 고막 혹은 외이도의 편평상피가 고실내로 증식, 침입하여 시작되며 각질이 축적되고 주위의 뼈를 파괴하면서 서서히 커져서 이소골과 골미로나 고실 또는 유돌고실개(tegmen tympani)의 골벽을 압박, 파괴시키며, 이런 편평상피 덩어리를 진주종(cholesteatoma)이라 부른다. 진주종은 기원에 따라 선천성 진주종(congenital cholesteatoma), 후천성 진주종(acqiured cholesteatoma)으로 나누며 후천성 일차성 진주종이 가장 흔하다. 이는 이관의 기능 장애로 중이강에 음압이 생겨 고막의 상부나 후상부가 상고실이나 고실의 내측으로 함입되어 내함낭을 형성하고 케라틴이 축적되어 생긴다.

　　만성화농성중이염은 원인균의 독성, 환자의 저항력, 점막의 상태, 부적절한 치료, 코나 비인강의 질환으로 인한 중이염의 만성화 등의 원인으로 중이점막의 염증이 만성적으로 지속되어 발생한다. 이관의 기능장애가 주요 발병원인이다.

증상 : 고막천공, 난청 및 이루가 특징이다. 이루는 거의 보이지 않는 정도부터 외이도로 흘러나오는 경우도 있으며 급성 악화기에는 양이 증가한다. 골파괴를 동반하는 진주종성중이염 때에는 이루 속에 회백색의 크림처럼 보이는 물질도 있고 악취가 심한 것이 특징이며 결핵성일 경우는 무통성의 묽은 이루가 나오기도 한다.

　　만성중이염에서는 일반적으로 통증이 없으나 폴립이나 육아조직 등이 이루의 배출을 막거나 경막염, 정맥동주위염, 뇌농양 등 두개내합병증이 있으면 통증이 생기며 이와 같이 심한 이통, 발열, 오한, 두통, 현기증 등의 위험신호(warning sign)가 생기면 두개내합병증을 반드시 의심해야 한다. 특히, 진주종성중이염의 경우 골미로가 파괴되어 어지러움증이 생기기도 하고 안면신경마비나 뇌막염 혹은 뇌농양 등의 두개내합병증을 일

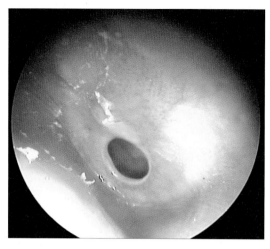
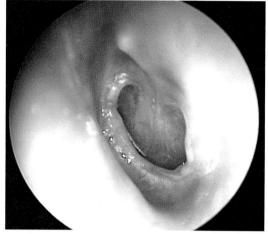

그림 49 만성중이염의 이내시경 사진

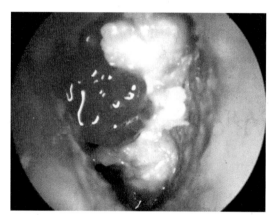
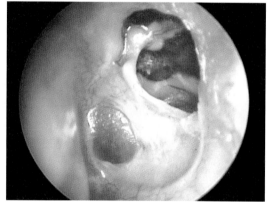

그림 50 진주종성중이염의 이내시경 사진

으키는 수도 있다.

청력장애는 고막, 이소골 및 고실내의 병변에 따라 정도가 결정되지만 대부분은 전음성난청을 보이고 청력검사상 감각신경성난청 혹은 혼합성난청을 나타내는 경우 내이장애도 생각해야 한다. 기타 이명, 두통, 어지러움증 등을 동반하는 경우도 있다. 갑작스러운 청력장애를 호소하는 경우에도 내이의 합병증 가능성을 생각해 보아야 한다.

만성화농성중이염의 고막천공은 대개 고막 긴장부에 있어서 이를 중심성 천공이라 하며 진주종성중이염 때에는 고막 이완부 천공, 고막 변연부 천공 또는 고막의 전결손 등으로 나타나며 천공부위에 육아종이 보이기도 한다. 이러한 육아종은 고실 안쪽의 구조물에 붙어있는 진주종과 연결되어 있는 경우가 많으므로 함부로 잡아당겨서는 안되고 일부만 잘라내어 조직검사를 통해 종양과 감별한다.

치료 : 만성중이염의 치료, 특히, 수술적 치료는 병소를 제거하여 더 이상 진행하지 않게 하며, 재발을 방지하고 청력회복을 도모하며 합병증을 예방하여 가능하면 정상적인 해부학적 구조를 유지하게 해 주는데 그 목적이 있다. 보존적인 치료로 항생제나 소염제를 투여하거나 중이강내 세척 등으로 일시적으로 이루를 없애거나 증상을 완화시킬 수도 있다. 하지만, 질환의 근치를 위해서는 수술적 치료가 필요하다. 수술적 치료는 크게 고실성형술(tympanoplasty)과 유양돌기절제술(mastoidectomy)로 나눌 수 있다.

수술을 시행하기 전에 이관통기법이나 임피던스청력검사에 의한 이관기능검사 등으로 이관의 개통상태나 고막의 유착이 없는지 검사하고 순음청력검사로 기도, 골도검사를 하여 내이기능이 완전한지 확인하고, 이소골 연쇄의 가동상태를 점검해야 한다.

고막성형술만 할 경우 고막천공에다 담배종이 같은 얇은 패치 등을 붙여(인공 고막법, patch test) 기도청력이 10~20 dB 정도 좋아지는 것으로 이소골 연쇄가 건전하면 청력개선을 기대할 수 있다. 기타 비인두 검사를 하여 비강이나 인두에 염증이 있으면 미리 치료해야 하고 알레르기가 있으면 수술 후 치유가 지연되고 재발의 원인이 될 수 있으므로 알레르기검사도 필요하다. 미로누공이 의심될 때는 외이도에 음압과 양압을 가하며 환자가 현기증을 느끼는지 확인하는 누공검사(fistula test)를 시행한다. 중이염이 있는 경우에는 측두골단층촬영을 통해 이소골, 골미로, 고실개(scutum), 안면신경관, S상 정맥동 등의 구조물을 확인하여야 한다.

고실성형술의 원칙은 중이의 병소를 제거함과 동시에 청력회복을 목적으로 하여 정원창으로의 음파의 차폐효과(protection effect)가 이루어지도록 고막을 재건시켜 주고, 또한, 음압(sound pressure)의 전도가 이루어지도록 고막과 가동성이 있는 이소골의 전음연쇄를 재건시켜 음압변환(sound transformation)이 되도록 전음기구를 새로이 만들어 주는 것이다. 고막이식의 재료로는 피부, fascia lata, 측두근막, 정맥, 연골, 연골막, 지방 조직 등이 사용될 수 있으나 측두근막이나 연골막이 손쉽게 같은 수술 시야에서 충분한 양을 얻을 수 있어 가장 널리 사용되고 있다. 고실성형술 시에 병변의 정도에 따라 유양돌기제거술을 함께 시행할 수 있다.

이상과 같은 고실성형술의 적응 예로는 고막천공이 있고 중이가 건조되어 있는 단순만성중이염(외상성고막천공 포함)이나, 만성화농성중이염, 유착성중이염, 근치수술한 귀로서 내이기능이 좋은 경우, 외이도폐쇄증 등이 있다. 청각기능이 전혀 남아 있지 않거나 급성 염증, 합병증이 의심될 때는 시행하지 않는것이 원칙이다.

유양돌기절제술은 병변의 제거를 주된 목적으로 시행하는 수술로써 수술범위에 따라 청력재건은 시행하지 않고 병변 제거를 위해 외이도의 후벽을 제거하고 일부 이소골, 중이점막을 완전 제거하는 근치유양돌기절제술(radical mastoidectomy), 외이도의 후벽을 제거하지만 가능한 원래의 청력을 보존하는 변형근치유양돌기절제술(modified radical mastoidectomy), 그리고 고실과 유양돌기 내의 병변을 제거함과 동시에 고실내의 이소골을 재건하여 청력을 증진시키는 개방동 유양돌기절제술(open cavity tympanomastoidectomy) 및 폐쇄동 유양돌기절제술(closed cavity tympanomastoidectomy) 등으로 구분한다.

만성중이염에서 주의해야 할 점은 코나 인두질환의 치료가 중요함을 이해시키는 일로써 특히, 유소아의 경우는 귀의 보존적 치료와 함께 비인두질환의 치료 및 예방에 유의하지 않으면 안된다. 소아에서는 염증이나 청력손실이 심하지 않고 합병증이 의심되지 않는다면 가능한 이관의 기능이 성인과 비슷해지는 8세 이후부터 수술을 시행하는 것이 적당하다.

5. 중이염의 합병증(Complications)

원인 : 급성중이염으로부터 계속되거나 혹은 진주종성중이염으로부터 합병증을 일으키는 일이 있다. 중이의 염증이 두개내로 침입하는 경로는 1) 급성중이염이나 만성중이염의 급성 악화 때 볼 수 있는 진행성 골정맥염 및 혈전으로 전파되는 경로, 2) 함기화가 양호한 측두골에서 급성중이염이나 진주종성중이염에서 많이 보는 골파괴로 직접 접촉감염을 일으키는 경로, 3) 정원창, 난원창, 내이도, 와우도수관, 전정도수관, 선천성 하고실 골벽 결손 등 정상적으로 존재하는 해부학적 기존 통로에 의한 전파 등으로 분류할 수 있다.

일반 중이염 환자에서 고열, 두통, 이통, 구토, 이루의 갑작스런 증가, 안면마비, 현훈 등의 증상이 보이면 합병증을 의심해야 한다. 이성 안면신경마비(otogenic facial palsy), 내이염, 두개내합병증(otogenic intracranial complications) 등이 그 원인일 수 있다.

안면신경마비는 중이염에서 동반하는 골파괴로 생기는 것으로써 안면신경관의 뼈가 가장 얇은 슬상신경절(geniculate ganglion)과 고삭신경 분지부와의 사이에 가장 많이 생기며 혀의 반측의 미각장애와 편측의 말초성 안면마비를 일으킨다. 미로염은 중이염에 의한 골파괴로 미로누공이 발생해서 생길 수도 있고 기존의 경로를 통해 생길 수도 있다. 미로누공은 수평반고리관에 가장 많이 발생한다.

두개내합병증의 예로는 경막외농양(extradural abscess)이 가장 많고, 정맥동혈전증(thrombophlebitis), 화농성수막염(suppurative meningitis), 뇌농양(brain abscess) 등이 있으며 이들 중 몇 증상이 동시에 생기는 수도 있다. 혈전정맥염은 혈관벽의 혈전을 형성하고 이로 인해 측정맥동의 폐쇄, 뇌척수액 순환의 장애 등을 유발하여 이성수두증(otitic hydrocephalus)을 초래할 수도 있고 원격 장기에 색전증을 유발할 수도 있다. 두개내합병증은 항생제 사용 후 많이 감소한 추세이지만 적절한 치료시기를 놓치면 유병률과 사망률이 증가하므로 조기 증상과 소견에 대한 정확한 이해가 필요하다.

증상 : 안면신경마비의 경우는 병소와 같은 쪽에 안면마비가 오며 눈을 감을 수 없고 이마에 주름을 만들 수 없으며 구각(mouth angle)이 처지고 침을 흘리며 구음장애가 심하다. 미각장애는 스스로 느끼지 못하는 경우도 있다. 안면신경마비는 중이염의 합병증 이외에도 측두골골절, Bell 마비, Ramsay-Hunt 증후군으로도 올 수 있으므로 감별진단해야 한다. 골막하 농양이나 유양돌기염이 발생하면 이통, 이후부 동통, 발열, 이개의 외측 전하방 전위 등을 보이므로 측두골 CT 촬영을 통해 확인하여야 한다.

두개내합병증에서는 경막외농양 단독인 경우에는 특이한 증상은 적으나 다른 합병증이 병발하면 발열, 심한 두통, 경부 강직, 구토, 건반사 증가, 병적 반사의 출현, 의식 장애 등의 증상을 볼 수 있다. 이러한 증상들이 있고 합병증의 위험이 있는 경우는 이경검사나 영상학적 검사(CT, MRI) 등 검사를 진행하여야 한다.

치료 : 원인이 되는 질환인 중이염에 대해서는 중이근치수술을 시행하여 병소를 철저하게 제거해야 한다. 또, 안면신경마비의 경우는 급성중이염의 발병 2주 안에 발생한 불완전 마비인 경우는 보존적 치료를 하는 경우가 많고, 2주가 지나서 발생한 완전 마비의 경우에는 고막절개, 환기관 삽입과 항생제 치료를 하고, 예후가 불량할 것으로 예측되는 진행성, 완전마비인 경우는 유양돌기절제술을 통해 안면신경감압술을 시행하지만 보통 신경막은 열지 않는다. 측정맥동혈전정맥염에는 항생제 투여와 유양돌기절제술을 시행하고 정맥동벽을 천자흡입 해 보아서 혈액이 나오지 않는 경우는 정맥동을 개방하여 적절한 치료를 한다. 경막외농양에서는 육아조직을 제거하고 농양의 절개와 배농을 해

표 4. 중이염 합병증의 분류

두개외 합병증(extracranial complication)	두개내합병증(intracranial complication)
측두골외 합병증(extratemporal complication)	측정맥동 혈전정맥염(lateral sinus thrombophlebitis)
후이개 농양(postauricular abscess)	뇌수막염(meninigitis)
Bezold 농양(Bezold's abscess)	경막외농양(extradural abscess)
협골 농양(zygomatic abscess)	경막하 농양(subdural abscess)
측두골내 합병증(intratemporal complication)	뇌농양(brain abscess)
융합성 유양돌기염(coalescent mastoiditis)	이성수두증(otitic hydrocephalus)
안면신경마비(facial nerve paralysis)	
내이염(labyrinthitis)	
추체염(petrositis)	

주어야 한다. 전신적으로 충분한 항생제, 소염제의 투여, 수분 및 전해질의 교정도 필요하다.

합병증이 일어나기 전에 수술하는 것이 이상적이지만 불행하게도 합병증을 초래한 경우에는 환자의 상태가 위독하다는 것을 충분히 설명하고 수술을 받도록 해야 한다. 근치적 수술과 강력한 항생제의 투여로 대부분에서는 치유되지만 그렇지 않은 경우도 있으므로 전신상태의 관찰, 뇌증상의 출현과 그 경과 관찰에 유의해야 한다.

- 외상성고막천공은 천공 부위가 불규칙하고, 날카로운 모양을 띄며 천공 주위에 발적이 있고, 선혈이나 그 흔적이 관찰되는 것이 특징적이다. 치료 원칙은 2차 감염을 예방하고, 천공된 고막이 안으로 말려들어가지 않도록 해서 상피가 재생되는 것을 기다리며 경과 관찰하는 것이다. 3개월이 지나도 완전치유가 되지 않으면, 수술적 방법을 실시할 수 있다.

- 중이염은 크게 급성중이염, 삼출성중이염 및 진주종성중이염을 포함하는 만성중이염으로 분류할 수 있다.

- 급성중이염의 병인에는 중이강의 감염으로 생긴 염증, 이관의 기능부전, 알레르기, 환경적, 유전적 요소가 관여하고, 급성중이염의 흔한 원인균은 *Streptococcus pneumoniae*, *Hemophilus influenza*, *Moraxella catarrhalis* 이다.

- 유소아는 성인에 비하여 이관의 면역기능이 미숙하고 이관이 거의 수평으로 놓여 있고 내경이 짧고 넓을 뿐 아니라 이관 운동에 관여하는 근육들의 발육이 불충분하므로 쉽게 비강이나 상기도로부터 감염될 수 있으며, 아데노이드의 염증과 부종에 의해서도 중이염이 잘 생긴다.

- 급성중이염에서 항생제와 진통제를 투여하며, 항생제를 사용하는 경우에는 부적당한 양을 투여하거나 투여기간이 너무 짧은 경우 염증이 남아 삼출성중이염이나 유양돌기염을 일으킬 수 있으므로 주의를 요한다.

- 급성유양돌기염에서는 발열과 동통 외에 귀 뒷쪽의 발적과 종창이 더 심해지고, 이개가 앞으로 돌출되어 보이며 이루도 많아지고, 지속적으로 나오는 증상과 징후를 보인다.

- 삼출성중이염의 발생기전은 염증이나 주변 구조물로 인해 이관의 환기가 나빠지면 중이내가 음압으로 되어 고막이 함몰되고, 중이내 삼출액이 고이는 것으로 설명한다. 증상은 이폐색감과 난청이 흔하며 소아에서는 주의가 산만하고 텔레비전 볼륨을 크게 하던가 학교 신체검사에서 난청이 발견되는 경우가 많다. 진단은 진찰소견에서 고막이 함몰되고 누런색이나 호박색 혹은 적색을 띄기도 하며 삼출액선(air-fluid level)이나 공기방울의 음영을 보이기도 한다. 임피던스청력검사에서 type B 또는 C로 나타난다. 치료원칙은 위험인자가 없는 경우에는 특별한 치료 없이 3개월간 관찰할 것을 권하며, 삼출액이 3개월 이상 지속되거나 난청, 언어발달 지연, 학습장애가 존재하거나 의심되는 경우에는 환기관 삽입술을 시행한다.

- 만성중이염에서는 반복적인 이루, 난청 및 고막천공이 특징적 증상 징후이고, 이루는 간헐적이며 급성기에 심해지는 소견을 보인다. 골파괴 동반 진주종성중이염에서는 회백색 각질이 나오고 악취가 심한 것이 특징이며 결핵성일 경우는 무통성의 묽은 이루가 나오기도 한다. 청력장애는 대부분 전음성난청이고, 감각신경성 혹은 혼합성난청의 경우 내이장애를 생각해야 한다. 고

막천공은 대개 고막 긴장부에 있어서 이를 중심성 천공이라 하며 진주종성중이염에서는 고막 이완부 천공, 고막 변연부 천공 또는 고막의 전결손 등을 보이고, 천공부위에 육아종이 관찰되기도 한다. 그 외에 이명, 두통, 어지러움증 등을 동반하는 경우도 있다. 만성중이염 수술의 목적은 합병증을 예방하고, 병소를 제거하여 더 이상 질환이 진행하지 않게 하며, 청력을 회복할 수 있도록 하는 것이다.

- 진주종성중이염은 주위 골조직 파괴를 일으킬 수 있기 때문에 내이미로, 안면신경관 및 두개저의 골부가 파괴되면 각각 어지럼증, 안면신경마비 그리고, 뇌수막염 혹은 뇌농양 등의 두개내합병증을 초래될 수 있으므로 임상적인 주의를 필요로 한다.

- 만성중이염에서 두개내외 합병증은 고열, 두통, 이통, 구토, 이루의 갑작스런 증가, 안면마비, 현훈 등의 증상을 보이면 합병증을 의심해야 한다. 대표적인 두개외합병증은 후이개농양, 안면마비, 내이염 등이고, 두개내합병증은 측정맥동 혈전정맥염, 뇌수막염, 뇌농양 등이다.

V. 내이질환

학습 목표

1. 바이러스성 내이염을 일으킬 수 있는 질환을 3가지 이상 열거할 수 있다.
2. 측두골골절을 방향에 따라 분류하고 각각의 특징적 증상을 감별할 수 있다.
3. 노인성난청의 청력검사상 특징을 설명할 수 있다.
4. 소음성난청의 특징적인 청력검사 소견 및 예방법을 설명할 수 있다.
5. 이독성을 일으킬 수 있는 약물의 종류를 열거하고 예방법을 설명할 수 있다.
6. 돌발성난청을 정의하고, 예후를 설명할 수 있다.
7. 메니에르병(Meniere's disease)의 특징적 증상을 열거할 수 있다.
8. Bell 마비의 원인, 치료원칙 및 예후를 설명하고, 이성대상포진(Ramsay-Hunt syndrome, Herpes zoster oticus)의 특성을 설명할 수 있다
9. 중추성과 말초성 안면신경마비의 감별법을 기술할 수 있다.

1. 내이염(Labyrinthitis)

내이염은 난청(와우증상), 평형장애(전정증상) 중 하나 또는 두 가지 증상을 나타낸다. 난청은 감각신경성난청으로써 누가현상의 유, 무로써 미로성인지, 후미로성인지를 판정할 수 있다. 평형장애도 적절한 신경기능검사와 전정기능검사로써 말초성과 중추성을 감별하는 것이 중요하다.

원인 : 감염경로는 중이염으로부터 일어나는 것이 제일 많고 기타 수막염이나 혈행성으로 속발하는 경우도 있다. 수막염이나 혈행성 원인일 경우는 선행원인질환을 치료하느라 나중에야 내이염이 병발한 것을 알게 되는 일도 있다. 만성중이염에서는 진주종이나 육아종에 의한 골미로의 누공(fistula)이 가장 흔한 원인이며 중이종양, 고실유양동수술, 내이개창술, 등골수술이나 선천성매독 등도 미로누공의 원인이 된다. 누공에 의한 결손은 보통은 골미로와 골내막에만 국한되고 막미로는 유지되지만 심하면 막미로도 손상되어 화농성내이염을 유발한다.

장액성미로염은 내이에 세균의 침입없이 염증 부산물인 독성물질에 대한 반응으로 대부분 가역성 손상을 보이고 영구적인 내이 기능상실은 유발하지 않는 경우가 많다.

화농성미로염은 세균이 직접 내이에 침입하여 일어나고 선행원인이 중이염인 경우는 일측성, 뇌막염이 원인인 경우는 양측성으로 오는 경우가 많다. 화농성미로염은 급격한 내이증상을 가지며 전정 증상과 청력의 급격한 소실이 있다. 뇌막염에 의한 수막성 미로염은 고실성 미로염에 비해 발생빈도가 높고 소아난청의 20%를 차지한다.

또한, 이하선염 바이러스, 홍역, 풍진, 수두, 대상포진 바이러스에 의한 내이염은 전신 증상이 없이도 출현하며 간혹 돌발성난청을 초래하기도 한다. 이들은 혈관대를 통하여 내림프액을 침범하여 내림프내이염을 일으킨다.

증상 : 청각기능과 평형기능의 장애로 인한 증상이 생긴다. 와우에 염증이 일어나면 이명 및 감각신경성난청이 생기고 심한 경우는 농(deaf)이 되기도 한다. 전정부에 염증이 미치면 현기증, 안진, 평형장애 및 오심, 구토 등의 자율신경증상도 동반된다. 장액성 미로염인 경우는 부분적인 청력 소실이 있으나, 화농성인 경우는 완전한 청력손실을 가져오는 경우가 많고 전정 증상은 회복되어도 와우의 기능이 회복되지 않는다. 화농성내이염에서는 심한 돌발성 감각신경성난청, 현기증, 안진의 증상이 특징이며 수막염, 뇌농양 등의 두개내합병증을 병발하기 쉽다. 미로염에서 안진은 병변쪽으로 나타나는 것이 보통이지만 내이가 파괴되면 건측으로 향한다. 따라서 병변의 반대쪽으로 바뀌면 화농성으로 진행된 것인지 의심하여 적극적인 치료를 해야한다.

온도안진검사에서 전정 반응의 감소나 소실이 나타난다. 내이염이 의심되면 누공검사, 청력검사, 전정기능검사, 측두골단층촬영, 뇌척수액검사, 뇌신경검사 등을 시행하여 진단한다. 누공검사(fistula test)는 골미로 누공이 의심될 때 외이도를 가압하여 현기증과 환측으로 향하는 안진이 나타나면 양성이다.

치료 : 전신적으로 항생제, 소염제, 진통제 및 스테로이드 등을 투여한다. 급성중이염에 의한 경우 조기에 고막절개를 하여 삼출액을 배농시키고 만성중이염에 의한 경우는 조기에 유양돌기절제술을 시행한다. 가능한 빨리 원인이 되는 중이염에 대한 적극적인 치료를 시행하여 염증의 진행을 막아 귀의 기능이 손상되지 않도록 해야 한다.

2. 이경화증(Otosclerosis)

원인 : 난원창의 앞쪽에 위치한 전창소열(fissula ante fenestrum)에 주로 나타나며 병변부위의 골이 흡수되고 신생골을 형성하여 등골을 고정시켜 전음성난청을 일으키는 병이다. 따라서 등골의 고정정도에 따라 점차 난청의 정도가 심해진다. 상염색체 우성으로 유전되며 여성이 전체 환자의 2/3를 차지한다.

증상 : 별다른 과거력 없이 서서히 진행된 청력소실을 호소하며 70% 정도에서 양측성으로

나타난다. 고막소견은 대부분 정상이나 간혹 와우의 갑각부나 난원창의 전방부에 고막을 통해 발적이 보이기도 한다. 청력검사 소견은 초기에는 특징적으로 2kHz에서 골도청력의 저하로 골도-기도 청력차가 적어지는 Carhart 절을 보인다(그림 51).

치료 : 등골절개술(stapedotomy)을 시행하면 우수한 청력개선이 있으나 수술받기에 적당하지 않은 경우 보청기의 사용으로도 어느 정도 만족할 만한 결과를 얻을 수는 있다.

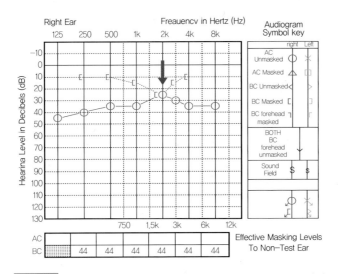

그림 51 우측 이경화증의 순음청력검사소견. Carhart notch (↓)

3. 측두골골절(Temporal bone fracture)

원인 : 두부외상이 있을 때 흔하게 손상받는 부위로 교통사고로 인한 것이 가장 많은 원인이고 탄광사고, 둔기에 의한 뇌상, 높은 곳에서 떨어지거나, 운동 중 사고 등이 원인이다. 남자에서 더 많고 성인보다 소아에서 더 많다.

편의상 추체축(petrosal pyramid)과 이루는 방향에 따라 종골절(longitudinal fracture)과 횡골절(transverse fracture)로 나누며 때로는 혼합골절(mixed fracture)도 볼 수 있다. 종골절은 추체축과 평행한 골절로 전체 측두골골절의 약 70~90% 정도를 차지하며 주로 측두골이나 두정부에 타격을 받아 발생한다(그림 52). 횡골절은 추체축과 골절선이 직각을 이루며 후두골이나 전두골에 타격을 받아 발생한다(그림 53). 최근에는 진단방법의 발달로 혼합골절의 빈도가 증가하는 추세이다.

증상 : 주로 나타나는 증상은 이출혈, 혈고실, 난청이며 안면신경마비, 현훈, 뇌척수액 유출 등이 함께 나타날 수 있다. 증상은 골절의 종류에 따라 지나가는 구조물이 다르기 때문에 상이하게 나타난다. 종골절은 골절선이 외이도 후상방, 중이의 천장, 경동맥공, 이관을

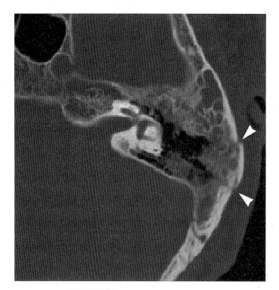
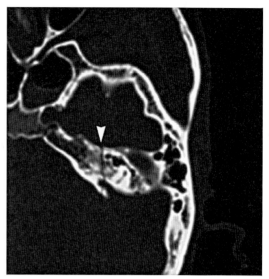

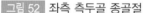 좌측 측두골 종골절   그림 53 좌측 측두골 횡골절

지나므로 중이증상이 주로 나타난다. 외이도 피부와 고막파열로 인한 외이 출혈과 전음성난청 등의 증상이 발생하며, 안면마비는 약 20%에서 온다. 횡골절은 내이증상 및 안면마비가 주 증상으로 골절선이 외이도를 통과하지 않기 때문에 고막의 파열은 보이지 않는 경우가 많다. 자발안진을 동반하는 현기증, 감각신경성난청, 고막파열이 없는 혈고실이 나타나고 50%에서 안면신경마비가 온다.

난청은 측두골골절에서 나타나는 주 증상 중 하나로 종골절에서는 이소골골절이나 혈고실, 고막파열에 의한 전음성난청이 주로 나타나고, 횡골절에서는 내이의 직접적 손상으로 인한 감각신경성난청이 생길 수 있다. 그 외 종골절에서도 내이진탕에 의해 혼합성난청이 나타날 수 있다.

진단 및 치료 : 의식상태의 파악 및 신경과적 진찰 후에 이개, 외이, 고막, 안면신경마비 여부, 뇌척수액 유출 등을 조사하고 측두골 CT, 청력검사, 전정기능검사로 진단한다. 절대안정이 필요하고 외이나 중이를 무균적으로 치료하여 감염의 예방에 주의해야 한다. 청력개선을 위한 수술은 와우기능이 남아 있을 때 이소골재건술이나 시험적고실개방술을 시행하며 안면신경마비가 있는 경우 마비가 지연성 불완전마비이거나 신경흥분 검사상 10일 이상 반응이 유지되는 경우, 3주 이내에 안면기능 회복의 기미가 보이는 경우는 보존적 치료를 시행하며 측두골 CT상 안면신경손상을 일으킬만한 골편이 있거나 즉시성 완전마비인 경우는 신경전도검사를 시행하고 수술 여부를 가능한 빨리 결정하여야 한다.

4. 유전성난청(Genetic hearing loss)

일반적으로 감각신경성난청의 50%는 유전적 요인에 의해 발생하는 것으로 알려져 있다. 선천적으로 혹은 출생 후부터 서서히 진행하는 양상으로 나타날 수 있으며 전음성, 감각신경성, 혼합성난청의 다양한 형태의 난청을 보인다. Waardenburg 증후군, Branchiootorenal 증후군, Treacher-Collins 증후군, 신경섬유종증(neurofibromatosis), 이경화증, Usher 증후군, Alport 증후군 등이 유전성난청을 유발하므로 다른 부분에 이상을 동반하는 증후군을 갖는 소아에서 난청의 가능성을 염두에 두고 정확한 문진과 이학적 검사, 청력검사 등이 필요하다.

5. 비유전성난청(Non-genetic hearing loss)

1) 노인성난청(Presbycusis)

원인 : 나이를 먹으면서 청력이 나빠지는 것으로써 내이나 청각기관의 노화현상 때문에 생긴다. 와우와 나선신경절의 병변, glutamate에 의한 Corti 기관의 손상, 청력에 관여하는 중추의 기능저하, 고막과 이소골의 퇴화, 혈류의 감소 등이 원인으로 추정되고 있으며 식습관, 환경인자와 가족력 등이 관여한다. 노화의 정도에는 개인 차이가 있으며 노령화 될수록 차이가 크게 난다.

증상 : 40대에 시작하여 70대에서 현저하게 되며 감각신경성난청으로 양측성으로 오며 초기에는 고주파 영역에서 더 떨어지는 하강형이 많고 시간이 지날수록 저주파 영역도 떨어지며 대개 어음명료도도 나빠진다. 남자가 여자보다 더 빨리 시작되고 이명을 동반하는 경우도 있다.

　노령화에 따른 각 연대별 청력 역치는 40세 5dB, 50세 10dB, 60세 15dB, 70세 20dB, 80세 25dB로 5dB 간격으로 저하되며 이 이상의 청력레벨이 되면 청기의 노화가 평균보다 빠르다고 생각하면 된다.

치료 : 이독성 약물, 주위 소음 등 일반적인 난청의 위험인자를 피해 예방하는 것이 필요하며, 약물요법은 효과를 기대하기는 어렵다. 난청을 조기에 발견하여 가능한 한 빨리 보청기를 착용하면 일상생활에 좀더 잘 적응할 수 있다.

2) 음향외상 및 소음성난청(Acoustic trauma, Noise induced hearing loss)

원인 : 1회의 강한 음향으로도 내이 유모세포의 장애에 의한 난청을 일으킬 수 있다. 또한, 듣는 음이 그리 크지 않더라도 오랜 기간 소음 중에서 작업하게 되면 난청이 일어나며 이를

소음성난청, 또는 직업성난청이라고 한다.

증상 : 난청과 이명이 주 증상이다. 난청은 감각신경성으로 4,000Hz의 음으로부터 시작되는 수가 많아 C5 dip이라고 부르고 소음성난청의 특징이다. 이 시기에는 자각적으로 난청을 느끼지 못하고, 난청이 회화영역으로 (500~2,000Hz) 파급되면 난청을 처음으로 인지하게 되는 일이 많다.

치료 : 비타민, 대사촉진제, 혈관 확장제 등을 사용하나 효과를 기대하기는 어렵다. 소음하의 작업에 종사하는 사람은 이전(ear plug)을 착용하거나 차음 레시버를 착용하여 예방하고 정기적인 청력검사를 실시하여 조기발견과 예방을 도모해야 하고 산업재해방지 대책이 강구되어야 한다.

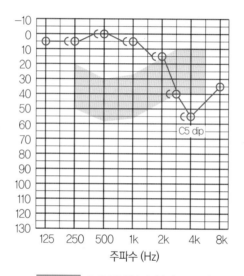

그림 54 소음성난청의 청력도 소견

3) 이독성난청

원인 : 질병의 치료를 위한 여러 종류의 약물들 중에 일부는 부작용으로 내이의 구조물에 치명적인 손상을 일으킨다. 이 중에는 이뇨제인 furosemide, 아스피린, cisplatin이나 carboplatin 같은 항암제, aminoglycoside 계열의 항생제, 말라리아 치료제, 국소 점이액, 살균제 등이 포함된다. 이 중 이뇨제나 아스피린은 가역적 손상을 일으키지만 그 외 대부분은 영구적 손상을 유발한다. Aminoglycoside 항생제는 streptomycin이나 gentamicin 처럼 전정기관에 주로 손상을 주기도 하고, kanamycin, neomycin, amikacin, tobramycin 처럼 주로 와우 독성을 주로 유발하는 약제도 있다. 이독성의 증상은 내이 유모세포의 병변이 주로 고음역에 영향을 주는 와우의 기저회전으로부터 생겨 점차 윗쪽으로 진행하며

평형반의 감각상피에도 변화가 일어난다. 약물의 사용량이 많거나 주사 간격이 짧을수록 난청이 생기기 쉬우나 개인차가 크다. 환자의 연령, 같이 투여하는 약제, 과거에 이독성 약물의 사용여부, 과거에 소음 노출여부, 신기능이나 간기능의 이상이 이독성난청의 발현에 중요한 인자이다.

증상 : 난청, 이명 이외에 구역질, 현기증, 두중감 등을 호소한다. 난청은 감각신경성으로 8,000Hz 부근의 급격한 하강형으로 시작하는 일이 많고 좌우 대칭성의 난청이 대부분이며 점차 저음역으로 파급된다. 처음에는 이명만 생기는 일이 많고 난청은 약물사용을 중단해도 진행하는 일이 있다.

치료 : 비타민, 대사촉진제, 혈관확장제 등을 사용하나 효과를 기대하기 어렵다. 처음에는 고음역의 난청으로 시작하므로 스스로 자각을 못하나 환자가 난청을 자각하기 시작할 즈음은 저음역까지 난청이 진행된 단계이다. 따라서 청력장애를 일으킬 수 있는 약물을 사용할 때에는 사용하기 전에도 청력검사를 하고 정기적인 청력검사를 하여 초기에 발견하여 예방하는 것이 중요하다. 흔히 이명이 난청보다 먼저 출현하므로 이때 사용 중지하면 약물에 의한 내이손상을 예방할 수도 있다. 청력 증상이 나타났을 때 약물투여를 중지하면 더 이상의 진행을 방지할 수도 있으므로 불가피하게 이러한 약물을 사용할 때는 고주파 청력검사계기를 이용하여 손상여부를 조기에 발견하는 것이 중요하다.

이독성 약물투여 이전에 필요한 검사에는 청력검사, 신장검사, 전정기능검사가 있다. 약물투여시 청력검사는 매주 1회씩 확인하고, 약물투여가 끝나고 나서도 수 주 또는 수개월 후에도 청력검사를 주기적으로 확인하여 추적관찰하는 것이 좋다. 약물투여 시 안진의 여부 확인 및 전정기능검사도 시행해서 전정기능저하를 확인해야 하다.

또, 난청의 출현에는 여러 요인이 관계하므로 가족 중에 난청자가 있는 경우에는 유의해야 한다. 가족력, 환자의 과거력 등을 잘 문진하는 것이 필요하다.

4) 감염성 질환에 의한 난청

거대세포 바이러스(cytomegalovirus), 풍진, 홍역, 유행성이하선염, 대상포진, Hemophilus influenza B, 뇌막염 등의 감염 후유증이나 AIDS, 매독 같은 감염의 후유증으로 감각신경성난청이 발생할 수 있다. 따라서 이러한 질환을 가질 사람에서는 적절한 항바이러스제와 항생제의 치료 뿐 아니라 청력검사를 시행하여 난청의 정도를 파악해야 하며 임신 중 산모가 이러한 감염을 갖고 있는 경우 신생아 조기 청력선별검사가 필수적이다.

6. 돌발성난청(Sudden sensorineural hearing loss)

원인 : 이과 질환 중 응급처치를 요하는 질환의 하나로 3일 내에 갑작스럽게 진행된 난청을 특징으로 한다. 대부분의 경우 원인을 찾지 못하나 혈관계의 장애, 바이러스 감염, 와우막 파열, 자가면역성질환, 청신경종양, 외림프누공 등이 원인으로 생각되고 있다. 환자의 일부에서 이전에 바이러스에 감염되었던 경력이 있거나 발병 당시에 상기도감염증이 있는 경우가 있다.

증상 : 순음청력검사에서 3개 이상의 연속된 주파수에서 30dB 이상의 감각신경성난청이 3일 이내에 발생한 경우를 말한다. 이명 및 현기증을 동반하기도 하며 일반적으로 일측성이나 드물게 양측성인 경우도 있다.

치료 : 조기에 치료하지 않으면 치유가 어렵다. 발병 수일내에 치료를 시작하면 비교적 양호하나 2~3주 경과 후에 치료를 시작하면 치유가 어렵다. 일반적으로 환자의 약 1/3 에서는 완치되며 1/3은 많이 호전되고 1/3은 그대로이거나 더 악화된다. 난청이 심할수록 예후는 좋지 않으며 소아나 노인이 상대적으로 회복이 잘 되지 않는다. 어음명료도가 떨어지거나 초기에 현기증이 동반된 경우도 치료에 반응이 적은 편이다. 입원치료를 원칙으로 하며 절대 안정을 취하고 스테로이드 전신적 투여, 고실내 스테로이드 투여, 혈액순환 개선제, Heparin, 혈관확장제, 항바이러스제, triiodobenzoic acid 유도체, 성상신경절 차단술 등을 치료에 사용하며 매일 순음청력검사를 시행하여 경과를 관찰한다. 가능한 한 조기에 치료를 시작하는 것이 청력회복의 관건이 된다.

7. 측두골의 양성종양(Benign tumors of the temporal bone)

1) 청신경종양(Acoustic neuroma)

원인 : 제8 뇌신경의 양성 신경초종으로 두개내 종양의 8~10%를 차지한다. 신경초세포(Schwann cell)에서 발생하므로 주로 내이도에 많이 생기며 전정신경초종(vestibular schwannoma)이라고도 한다. 주로 전정신경의 하분지에서 발생하며 종양이 커질수록 주변의 골조직을 괴사시키고 주위 신경 혈관구조를 압박해서 증상을 유발한다. 대부분 1년에 0.2~0.3mm 정도로 느리게 성장하지만 개인차가 있다.

증상 : 가장 흔한 증상은 감각신경성난청이며 그 외 이명, 평형장애, 안면 감각장애 등을 주 증상으로 한다. 때로는 회복 가능한 돌발성난청으로 나타나기도 하고 순음청력 역치에 비해 어음판별역치나 어음명료도가 현저히 떨어지는 것이 특징이다. 병이 진행하면서 삼차신경통, 안면신경마비, 뇌압항진이나 뇌의 압박증상으로 두통, 구토, 평형실조가 초래되며

말기에는 혼수상태로 되며 연수마비로 사망할 수도 있다. 청력검사 특히, 순음청력검사와 청성뇌간유발반응검사(ABR), 평형기능검사, X-선검사, MRI(그림 55) 등으로 진단한다.

치료 : 치료에는 환자의 나이, 청력상태, 종양의 크기와 위치, 환자의 증상 등에 따라 치료 방법을 결정하여야 하며 환자의 청력이 양호하며 종양이 크지 않고 나이가 많아 수술이 어려운 경우 등은 주기적으로 추적, 관찰하는 경우가 많으며, 종양이 커서 남아있는 청력이 거의 없고 뇌간을 압박하는 경우는 수술적 치료를 하는 것이 좋다. 최근에는 감마나이프(gamma knife radiotherapy)를 사용하기도 한다. 수술방법은 중두개와 접근법, 경미로 접근법, 후두개하 접근법 등이 있고 종양의 크기, 위치, 잔여 청력에 따라 환자의 기능을 최대한 보존하는 방법으로 결정한다.

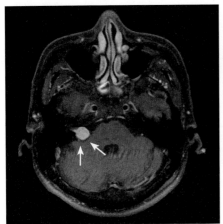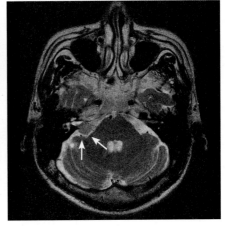

그림 55 우측 청신경종양의 MRI 사진

2) 원발성진주종(Primary cholesteatoma)

고막의 병변없이 측두골이나 소뇌교각에 생기는 진주종으로 중이진주종과 같은 조직학적 특성을 갖는다. 서서히 자라며 주변 구조물을 압박하며 증상을 유발하고 청력소실, 진행성 안면마비, 보행실조, 제5, 6 뇌신경 마비 등의 증상이 나타날 수 있다. 발생부위에 따라 적절한 수술적 접근방법으로 완전히 제거해야 한다.

3) 안면신경초종(Facial nerve schwannoma)

안면신경의 신경초세포에서 발생하는 종양으로 중이에서 발생하면 전음성난청, 내이도에 발생하면 난청, 이명, 전정 증상 등을 나타내며 안면신경 증상은 종양이 아주 커진 후에 나타나는 경우가 많다.

4) 콜레스테롤육아종(Cholesterol granuloma)

측두골의 함기화장애로 일어나는 질환으로 점막의 비후와 조직의 저산소증으로 조직의 괴사가 생기면서 콜레스테롤, 혈철소(hemosiderin), 섬유소, 지방 등이 생성된다. 대부분은 중이와 유양동에 생기나 간혹 추체첨부에 발생하기도 한다. CT상에서는 조영증강이 되지 않고 MRI에서도 조영증강은 되지 않으나 T1, T2에서 고신호 강도를 보여 감별할 수 있다. 치료는 수술로 제거하고 환기시키는 것이다.

5) 기타 종양

수막종(meningioma), 사구종(glomus tumor), 혈관종(hemangioma) 등이 발생할 수 있으며 그 위치와 크기에 따라 다양한 증상을 유발한다. 치료는 대부분 수술적 제거가 요구되며 종양의 위치와 잔존 청력에 따라 수술방법이나 접근 경로가 결정된다.

8. 측두골의 악성종양(Malignant tumors of the temporal bone)

두경부 영역에서 발생하는 다양한 악성종양이 측두골에서도 발견되며 가장 많은 종양은 편평세포암이다. 측두골에 생기는 종양은 주로 깊이 위치하고 임상적으로 이학적 검사에서 보이지 않는 경우가 많아 초기에 진단하기가 쉽지 않다(그림 56).

초기 증상은 화농성 중이염과 유사하게 소양감과 이루만을 나타내는 경우가 많아 치료에 반응하지 않는 지속적인 이통과 이루, 외이도내의 의심스런 종물이 있는 경우 조직 생검을 해서 확인하는 것이 필요하다. CT와 MRI 촬영을 하여 병변의 범위와 전이 여부를 확인하고 수술적 치료를 하는 것이 원칙이다(그림 57).

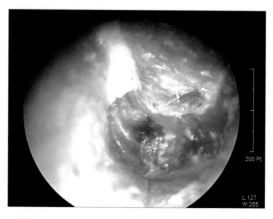

그림 56 측두골 악성종양의 이내시경 사진(좌측)

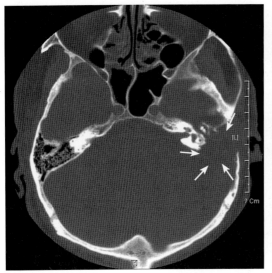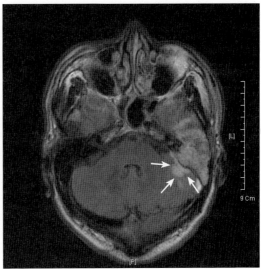

그림 57 측두골 악성종양의 CT와 MRI 소견

9. 전정질환(Vestibular disorders)

1) 전정신경염(Vestibular neuritis; vestibular neuronitis)

원인 : 전정신경염의 원인을 명확히 지적하기는 곤란하며, 바이러스 감염에 의한 일차적 구심성 신경 및 전정신경절의 변성, 전방 전정동맥(anterior vestibular artery)의 허혈 및 잠복 바이러스의 재활성화에 의한 이차적 면역반응에 의한 신경 변성 등의 가능성이 제시됐다. 전정신경염은 어느 쪽이든 유사한 비율로 생기며, 남녀간 발병의 차이는 없고, 다른 질환에 비해 비교적 젊은 연령대인 30~50대에서 생긴다. 겨울, 봄 또는 초여름처럼 기온 변화가 심한 계절에 상기도감염과 함께 산발적 또는 유행성으로 발병한다고 알려져 있다.

증상 : 대개 상기도감염이거나 감염이 선행된 후, 환자는 구역, 구토와 불안정감을 동반하는 급성 자발성 현기증상을 호소한다. 회전성의 어지럼은 갑작스럽게 발생하거나 수 시간에 걸쳐 서서히 심해져서 첫날 최대치에 이른다. 환자는 빙빙 돌아가는 증상을 호소하고, 머리 움직임에 따라 증상이 악화하기에 머리를 움직이지 않으려 한다. 환자는 주로 눈을 감고 정상 쪽으로 누워 있는 자세를 취하게 되며, 대부분 환자가 구역과 구토를 호소한다. 심한 회전성 어지럼은 1~2일 이내에 완화된다.

급성기에는 병변의 반대쪽으로 향하고 시고정이 잘 되는 자발안진을 볼 수 있다. 상전정신경을 침범한 경우 온도안진검사에서 병변측의 반고리관마비와 병변 반대방향으로 향하는 안진의 방향우위를 관찰할 수 있다. 하전정신경이 관여하는 전정신경염에서는 경부전정유발근전위검사의 반응은 병변측에서 감소한다. 와우증상이나 다른 중추신경계의 장애증상은 호소하지 않으며, 메니에르질환, 전정편두통, 소뇌경색, 추골기저동맥순환부전 등의 질환과 감별해야 한다.

치료 : 급성기에는 구토 억제제나 진정제, 항히스타민제, atropine을 사용하고 탈수 방지를 위해 수분과 전해질을 보충해 준다. 그러나 발병 수일 후 자발안진이 없어지기 시작하면서 오심, 구토가 사라지면 진정 작용을 하는 약물은 되도록 피하면서 보상과정을 도와주는 전정운동을 시작하는 것이 회복을 빠르게 한다.

2) 양성발작성체위변환성현훈(Benign paroxysmal positional vertigo, BPPV)

원인 : 특징적으로 머리의 위치를 바꿀 때 현훈이 나타나는 질환으로 가장 흔한 말초성 현훈의 원인이다. 대부분 후반고리관에서 생기며, 팽대부릉정에 호염기성 침전물이 침착되는 팽대부릉정 결석설(cupulolithiasis)과 반고리관 내에서 결석조각이 이동하는 반고리관 결석설(canalolithiasis)의 두 가지 가설로 설명하고 있다(그림 58). 원인 미상이 많지만 두부외상, 전정신경염, 귀수술 등이 원인이 될 수 있다. 전형적인 후반고리관 BPPV의 안진을 보이지 않는 경우 전정안 반사에 의해 나타나는 안진의 양상에 따라 외반고리관이나 상반고리관의 병변으로 진단되기도 한다.

증상 : 여자에게 빈번하고 주로 아침에 자리에서 일어날 때 혹은 앉은 자리에서 누울 때 심한 회전감 있는 현기증을 느끼며 고개를 심하게 움직일 때 많이 나타난다. 주로 1분 이내로 짧게 지속되며 가만히 있으면 소실된다. 어지럼이 심한 경우, 구역 또는 구토가 동반되기도 하며, 일반적으로 특정 유발 자세를 취하지 않는 경우에는 어지럼이 생기지 않는

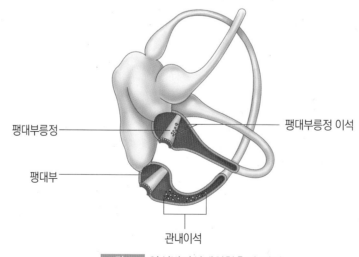

팽대부릉정 ——— ——— 팽대부릉정 이석

팽대부 ———

관내이석

그림 58 양성발작성체위현훈의 기전

다. 또한, 청각증상이나 신경학적 증상을 동반하지 않는다

진단 : Dix-Hallpike test : 후반고리관 BPPV를 진단하기 위한 검사이다. 환자를 앉은 위치에서 머리를 45도 환측으로 돌리고 환자를 눕히며 머리를 검사대 끝보다 뒤로 젖히면 안진의 빠른 성분의 방향이 병변쪽 아래로 향하는 향지성(geotropic), 회전성 안진이 나타난다. 안진은 30초 이내로 나타나며 여러 번 반복하면 점점 안진이 약해지는 피로현상이 나타난다(그림 59).

치료 : 후반고리관 BPPV인 경우는 외래에서 쉽게 시행할 수 있는 변형된 Epley 방법(modified Epley maneuver)이나 Semont 방법으로 반고리관을 떠다니는 부유물을 전정으로 이동시키는 방법을 사용하여 70~90% 정도의 효과를 보고하고 있다. 이는 환자의 머리를

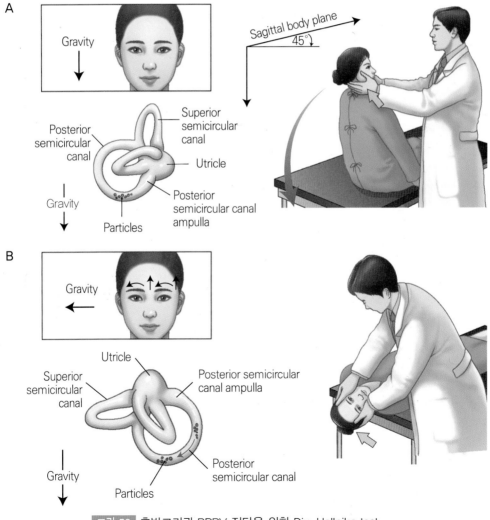

그림 59 후반고리관 BPPV 진단을 위한 Dix-Hallpike test

병변쪽으로 45도 돌린 자세로 천천히 눕혀서 머리를 몸체보다 아래로 위치시킨 자세를
1~2분 유지시켜 안진이 사라지는 것을 확인한 후 환자의 머리를 반대편으로 90도 돌리
고 머리와 몸의 각도를 유지한 상태로 몸체를 서서히 건측으로 돌려 측와위를 취하고
1~2분 유지하고 서서히 환자를 일으켜서 처음의 앉은 자세를 취하게 하는 것으로 외래
에서 손쉽게 시행할 수 있는 방법이다. 치료 후 48시간 정도 똑바로 앉아 있는 것이 좋
으나 현실적으로 어려운 점이 많아 절대안정만을 시키기도 한다(그림 60). 외측반고리

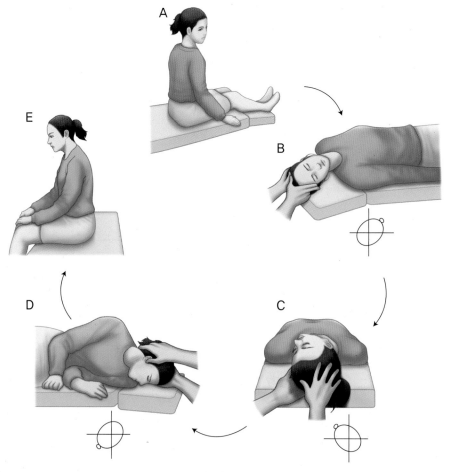

그림 60 Modified Epley Maneuver법

A: 초기 자세. 환자의 머리를 환측(본 그림에서는 오른쪽)으로 45° 돌린 자세이다.
B: 첫 번째 자세(Hallpike 위치). 초기 자세에서 천천히 Hallpike 위치로 환자 자세를 바꾸고, 안진이
   사라진 후 1~2분 정도 더 유지한다.
C: 두 번째 자세. 환자의 머리를 건측으로 서서히 90° 회전시킨다.
D: 체부를 서서히 회전시켜 건측(본 그림에서는 왼쪽) 측와위(lateral decubitus) 자세를 취하게
   한다. 이때 머리를 앙와위 머리 중심 supine head center에서 건측으로 135°를 이루게 한다. 이
   자세에서 1~2분 정도 유지한다.
E: 세 번째 자세. 서서히 환자를 일으켜 초기의 앉은 자세로 전환한다. 이때 환자가 현기증으로 인
   하여 균형을 잃고 쓰러지지 않도록 환자를 부축한다.

관 BPPV인 경우는 누운 상태에서 병변측으로 고개를 돌리고 90도씩 건강한 귀측으로 체위 변환을 시작하여 바베큐식으로 360도 돌리는 방법을 사용한다.

3) 메니에르병(Meniere's disease)

원인 : 아직 정확한 병리기전이 밝혀지지 않은 병으로 내림프수종(endolymphatic hydrops)으로 생기는 것으로 알려져 있다. 미로의 내림프수종이 생기는 원인은 림프액의 과생성, 외림프와 내림프액의 기능장애, 내림프의 흡수 장애 등으로 추정되고 유병률이 연령에 따라 증가하고 시간에 따라 진행하며 정상인보다 면역복합체가 많이 발현되어 자가면역 질환 또한, 내림프수종의 기전으로 생각되기도 한다. 여성에서 호발하며 30~50대에 많이 나타난다.

증상 : 발작적인 현기증, 난청, 이충만감 및 이명이 전형적인 증상으로 와우의 증상과 전정 증상이 동시에 발현되지 않는 비전형적 메니에르병의 형태도 있다. 초기에는 저주파수 영역의 감각신경성난청이 현훈이 나타날 때만 생기는 변동성 난청형태로 나타나고, 고주파수 영역에서는 변동성이 없는 난청이 있어 2kHz에서 가장 청력이 좋은 텐트형 청력을 나타낸다. 하지만, 질병이 진행하면 저음역의 난청도 지속성이 되어 점차 수평형이 된다. 진행된 예에서는 약 20~50%에서 양측성 병변으로 나타난다. 회전감이 있는 현훈은 가장 특징적인 격렬한 증상이며 구역과 구토를 동반하고 난청, 이충만감과 이명이 현훈이 나타나기 전에 출현하기도 한다. 돌발적으로 발생하여 20~30분 내지 수 시간 지속되고 현훈발작이 있으면 초기에는 병변쪽으로의 자극성 안진이 나타나다가 차츰 마비성 안진이 나타난다. 현훈 발작이 일어나면서 심해졌던 난청과 이명은 현훈이 가라앉으면 어느 정도 회복된다. 그러나 발작이 반복되면서 점차 심해지는 것이 보통이다. 발작의 지속이나 간격은 환자에 따라 조금씩 다르다.

　진단에 가장 도움이 되는 검사는 특징적인 병력조사이며 청력검사, 전기와우도검사, 전정기능검사, 탈수검사 등을 시행한다. 청력검사 결과는 위에서 언급한 바와 같으며 전정기능검사 소견은 자발안진이 나타나는 것 외에는 특별한 변화가 나타나지 않는 경우가 많다. 전기와우도검사는 내림프수종으로 와우의 기저막이 왜곡되면 SP/AP의 값이 이상 증가 할 수 있다. 탈수검사는 furosemide와 glycerol을 이용하여 내림프의 압력을 감소시켜 청력의 호전을 확인하는 방법으로 투여 전과 투여 3시간 후의 250~4,000Hz 사이의 청력이 적어도 한 주파수에서 15dB 이상의 호전이 있거나, 어음명료도치가 12% 이상 증가되면 양성반응으로 메니에르병의 60%에서 나타난다. 그러나 아직 확진할 수 있는 방법은 없다.

치료 : 발작 시에는 환자의 안정을 제일로 하여 diazepam 등의 전정억제제와 dimenhydrinate, meclizine 등의 구토 억제제를 이용하고 환자에게는 안정을 취하고 편안한 자세를 갖게 하여 현기증을 가라앉혀야 한다. 또 주위를 조용하게 하고 방의 밝기를 조절하여 불필요한 자극을 주지 않게 한다. 오심(구역질)이 강하고 수분 섭취가 곤란한 경우에는 적당량의 수액주사가 필요하므로 오심, 구토, 식사 및 수분 섭취량 등을 주의 깊게 관찰해야 한다.

급성발작이 가라앉은 경우에는 메니에르병 자체가 생명을 위협하는 병이 아니라는 것을 인식시키고 재발 가능성에 대해 설명하며 현훈의 재발을 방지하기 위해 식이요법과 회피요법 및 약물요법을 이용한다. 회피요법은 발작을 유발할 수 있는 스트레스, 과로, 불면, 피로 등을 피하도록 하며 술, 담배, 커피 등을 삼가도록 한다. 식이요법은 저염식으로 1일 5gm 이하 정도의 염분섭취를 권장하고 있다. 그 외에 병의 진행의 예방에 도움을 주기 위해 진정제, 혈류 개선제, 부신피질호르몬, 이뇨제 및 성상신경차단술 (stellate ganglion block) 등을 사용하지만 아직까지 현훈 발작의 예방에 일반적으로 효과가 있다고 인정되는 것은 저염식과 betahistidine, 이뇨제 정도이다.

이러한 경우에도 재발이 반복되면 반복 정도와 청력에 근거하여 고실내 스테로이드 주입술을 시행해 볼 수 있다. 고실내 스테로이드주입술이나 경구 스테로이드 투여는 갑작스러운 청력저하에도 역시 사용할 수 있다. 이에도 반응이 없는 경우에는 청력이 양호한 경우에는 기능적 수술인 내림프낭감압술을 시행할 수 있으며, 청력이 나쁜 경우에는 고실내 젠타마이신 주입술을 시행할 수 있다. 여기에서도 반응이 없는 경우 가장 침습적인 방법인 미로절제술이나 전정신경절제술를 시행할 수 있다. 전정신경절제술은 와우신경은 수술 시 보존하므로 청력을 보존할 수 있는 술식으로 환자의 청력이 양호한 경우에 시행하면 더 도움이 된다.

10. 안면신경질환(Disorders of the facial nerve)

1) 특발성 안면신경마비(Idiopathic facial nerve paralysis, Bell's palsy)

원인 : 안면신경마비 중 가장 많은 형태로 아직 정확히 알려져 있지 않지만 바이러스 감염, 허혈성 혈관질환, 자가 면역성 질환 등이 원인이 될 것으로 추정하고 있다. 이러한 원인에 의한 안면신경의 부종이나 안면신경관내의 국소적 허혈에 의해 특히, 미로 분절에서 가장 많은 손상을 받는 것으로 알려져 있다.

증상 : 중추성 안면신경마비인 경우 병소의 반대측에 안면신경마비를 나타내며 이마에 주름을 만들 수도 있고 눈도 감을 수 있지만 특발성안면신경마비와 같이 말초성 마비인 경우에

는 병소와 같은 쪽에 안면근의 이완형 마비가 오며 눈을 감을 수 없고 이마에 주름도
잡을 수 없다. 또 같은 쪽의 구각(입의 가장자리)은 처지고 여러 표정을 만들 수 없고,
침을 흘리며 구음장애가 나타날 수 있다. 병소위치에 따라 눈물의 양이 감소될 수 있으
며 청각과민이나 미각소실, 눈물이나 타액량의 감소를 유발할 수 있다. 수주에서 수개
월이내에 80% 이상 회복된다.

진단 : 먼저 마비의 원인, 다음으로 마비의 부위 및 정도를 알아야 한다. 신체검사 및 영상검사
에 의하여 여러 가지 원인이 될 만한 질환을 찾을 수 없는 안면신경마비가 갑자기 발생
한 경우에 특발성안면신경마비로 진단한다. 안면마비의 정도를 객관적으로 표시하는
등급 시스템을 이용하여 병의 경과를 추적관찰할 수 있다(표 5). 마비의 부위 및 정도를
알기 위하여 누액분비검사, 등골반사검사, 미각검사, 타액분비검사, 신경흥분성검사,

표 **5.** House-Brackmann 안면신경마비 평가 기준(1985)

단계	정도	특징
I	정상	정상
II	경도 마비	얼굴 외관 : 좌우대칭 정상, 긴장도 정상
		정지 시 : 좌우대칭 정상, 긴장도 정상
		운동 시 :이마 –양호
		눈 –작은 노력으로 잘 감김
		입 –미세한 비대칭
III	중등도 마비	얼굴 외관 : 약함, 일그러짐
		정지 시 : 좌우대칭 정상, 긴장도 정상
		운동 시 :이마 –양호 또는 약함
		눈 –보통 노력으로 잘 감김
		입– 최대 운동 시 약간 비대칭
IV	중등고도 마비	얼굴 외관 : 이상함, 일그러짐 또는 일그러지지 않음
		정지 시 : 좌우대칭 정상, 긴장도 정상
		운동 시 :이마 –불가능
		눈– 감을수 없음
		입 –최대 운동 시 비대칭
V	고도 마비	얼굴 외관: 미세한 정도의 움직임
		정지 시 : 비대칭
		운동 시 :이마 –불가능
		눈– 감을수 없음
		입– 약한 움직임
VI	완전 마비	완전 마비

신경자극검사, 신경전도검사, 근전도검사 등을 시행하게 된다. 그 외 순음청력검사 등을 시행한다.

치료 : 일반적으로 치료는 보존요법과 수술요법으로 크게 나누어지며 보존요법은 부신피질호르몬, 비타민, dextran, acyclovir, 혈관확장제 등으로 안면신경의 부종감소 및 혈액공급을 도모하기 위해서 사용하나 아직까지는 부신피질호르몬을 제외하고는 논란의 여지가 많다. 부신피질호르몬의 용법은 다양하나 대체로 60mg/day 정도로 시작하여 2~4주에 걸쳐 서서히 감량하며 사용한다. 이상의 보존요법에도 불구하고 임상적으로 완전 안면신경마비가 있는 경우, 신경전도검사상 정상측과 비교하여 기능이 10% 미만일 때 수술적 요법을 고려하기도 한다.

일반적으로 특발성안면신경마비인 경우 환자의 70~90%는 완전회복이 가능하며, 불완전마비의 경우가 완전마비의 경우보다 회복 가능성이 높고 완전 마비의 경우 70% 정도에서 완전 회복을 기대할 수 있다. 따라서 조기 진단 및 치료가 안면신경마비 환자의 예후에 중요한 인자라 하겠다.

2) 외상성 안면신경마비

원인 : 특발성 다음으로 많은 안면신경마비의 원인으로 외상에 의한 측두골의 골절이나 중이, 이하선의 수술 중에 발생할 수 있다. 측두골골절의 경우 종골절의 20%, 횡골절의 50%에서 발생한다.

진단 : 수술 중에 발생하는 경우에는 대부분 즉각적으로 알 수 있으며 수술 후에 오는 경우는 수술 중 견인에 의한 것이거나 수술 후 부종에 의한 것인 경우가 많다. 외상 후에 온 경우에는 측두골단층촬영, 순음청력검사, 등골반사검사, 신경전도성검사 등을 시행하여 손상된 부위를 찾는다.

치료 : 수술 중 발생하는 경우에는 즉시 신경문합술이나 이식술을 시행하며 수술 후 오는 경우에는 완전마비가 있어 수술 중 손상이 의심되거나 술 후 5일째에도 안면신경 전기자극에 반응이 없는 경우 재수술을 시행한다. 불완전마비인 경우에는 대부분 경과를 관찰하며 기다려 본다. 측두골골절에 의한 경우는 신경전도검사상 6일 이내에 운동섬유의 90% 이상 변성이 있거나 4개월 이상 안면신경마비가 지속되는 경우 안면신경감압술을 시행한다.

3) Ramsay-Hunt 증후군

원인 : 대상포진 바이러스 감염에 의한 것으로 환자에게 있던 잠재성 바이러스가 재활성화되어 생기는 것으로 면역기능이 저하된 노인이나 면역기능이 저하된 다른 질환 환자에서

많이 발생한다.

증상 : 외이와 외이도, 고막까지 수포성 발진이 있으면서 안면신경마비가 동반된다. 이통이 심하며 감각신경성난청, 이명, 현기증을 동반하기도 한다.

치료 : 부신피질호르몬과 Acyclovir를 함께 투여한 경우 비교적 양호한 회복을 보이나 특발성 안면신경마비에 비해서는 예후가 불량하여 완전 회복률은 20% 정도이며, 완전 마비의 경우에는 약 10%, 불완전마비 시에는 66% 정도만이 완전 회복된다.

11. 내이의 면역질환(Immunologic diseases of the Inner ear)

기관 특이적 자가면역질환으로 내이 기관에 대한 세포성 면역과 체액성 면역에 의한 것으로 갑작스러운 양측성 난청이 있는 경우, 또는 갑작스러운 난청과 함께 현훈이 있는 경우 내이의 면역질환의 가능성을 생각해 볼 수 있다. 임상양상으로는 보통 중년의 여자에게 많이 발생하며, 원인을 알 수 없는 비대칭적 양측성 난청이 수일에서 수주에 걸쳐 진행되며 고막 소견은 정상인 경우가 많다. 동반되는 전신면역 질환을 갖는 경우도 있다. 돌발성난청, Meniere 병, 이경화증 등이 이와 연관이 있는 것으로 알려져 있다. 진단은 임상증상, 면역학적 검사소견, 치료에 대한 반응으로 가능하며 치료는 부신피질호르몬과 cyclophosphamide, methotrexate 등의 면역억제요법과 혈장반출(plasmapheresis)을 시도할 수 있으며 치료 후 순음청력검사상 3음역 사이에서 평균 15dB 이상 개선되고 어음명료도가 20% 이상 증가된 경우를 치료에 반응이 있는 것으로 판단한다.

하이라이트

- 바이러스성내이염으로 가장 흔한 원인바이러스는 이하선염, 홍역, 풍진, 수두, 그리고,대상포진 바이러스 등이고, 이 질환은 전신증상이 없이도 출현하며 간혹 돌발성난청을 초래하기도 한다.

- 측두골골절은 추체축(petrosal pyramid)과 이루는 방향에 따라 종골절(longitudinal fracture) 과 횡골절(transverse fracture)로 나누며 때로는 혼합골절(mixed fracture)도 볼 수 있다. 종 골절에서는 외이 출혈과 전음성난청 등의 증상이 발생하며, 안면마비는 약 20%에서 온다. 횡골 절에서는 내이증상 및 안면마비가 50%에서 나타나고 자발안진을 동반하는 현기증, 감각신경 성난청, 고막파열이 없는 혈고실 등이 나타난다.

- 노인성난청은 감각신경성난청으로, 양측성으로 발생하고, 청력검사상 고주파 영역에서 더 떨어 지는 하강형 청력도를 보이다가 시간이 지날수록 저주파 영역도 떨어지며, 보통 어음명료도는 좋지 않다.

- 소음성난청은 큰 소리의 강한 음향에 노출이 되거나, 오랜 기간 소음 중에서 작업하게 되면 내이의 유모세포의 변성으로 인하여 발생할 수 있다. 난청은 양측성 감각신경성으로 초기에 4KHz를 중심으로(C5-dip) 고주파수에서 떨어지는 순음청력도를 보이다가 인근 주파수도 나빠 지게 된다. 소음하 작업에 종사하는 사람은 귀보호장구(ear plug)나 차음 리시버를 착용하여 예 방하고 정기적인 청력검사를 실시하여 조기발견과 예방을 도모해야 한다.

- 이독성을 일으키는 약물로는 이뇨제인 furosemide, 아스피린, 시스플라틴 및 카보플라틴 등의 항암제, 아미노글리코시드 계열의 항생제 등이 있으며, 대부분은 영구적인 손상을 유발한다. 예방법으로써 이독성 약물투여 이전에 필요한 검사에는 청력검사, 신장검사, 전정기능검사를 시행하고, 약물투여시 청력검사는 매주 1회씩 확인하고, 약물투여 후 수주 또는 수개월 후에도 청력검사를 주기적으로 확인하여 추적 관찰하는 것이 필요하다.

- 돌발성난청의 정의는 갑작스럽게 난청이 진행하여 순음청력검사에서 3개 이상의 연속된 주파 수에서 30dB 이상의 감각신경성난청이 3일 이내에 발생한 경우로 한다. 돌발성난청은 응급처 치를 요하는 질환의 하나로 조기에 치료하는 것이 원칙이며, 예후는 일반적으로 환자의 약 1/3 에서는 완치, 1/3은 부분 회복, 그리고 1/3은 그대로이거나 더 악화된다.

- 메니에르병의 특징적 증상은 발작적인 현기증, 변동성 난청, 이충만감 및 이명이다.

- Bell 마비는 바이러스 감염, 허혈성 혈관질환, 자가 면역성 질환 등이 원인이 될 것으로 추정하 고 있으며, 치료는 일반적으로 전신적 부신피질호르몬을 사용한다. 일반적으로 Bell 마비인 경 우 70~90%에서 완전회복이 가능하다. 이성대상포진은 환자의 잠재성 대상포진 바이러스가 재활성화되어 생기는 것으로 면역기능이 저하된 환자에서 많이 발생한다. 증상은 외이도의

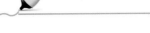

수포성 발진이 있으면서 안면신경마비가 동반되고, 이통, 감각신경성난청, 이명, 현기증을 동반하기도 한다. 회복률은 10%~ 66% 정도로 특발성안면신경마비에 비해서 예후가 불량하다.

- 중추성 안면신경마비인 경우 병소의 반대측에 안면신경마비를 나타내며 이마에 주름을 만들 수도 있고 눈도 감을 수 있지만, 말초성 안면마비인 경우에는 병소와 같은 쪽에 안면근의 이완형 마비가 오며 눈을 감을 수 없고 이마에 주름도 잡을 수 없다.

VI. 청각재활

1. 난청 정도에 맞는 청각재활법을 설명할 수 있다.
2. 보청기사용의 적응증과 흔한 문제점을 설명할 수 있다.
3. 인공와우이식의 적응증을 설명할 수 있다
4. 보청기사용이나 인공와우이식수술 후 청각재활의 중요성을 설명할 수 있다.

어느 정도 이상의 난청(40dB 이상)에서는 사회에서의 의사소통에도 많은 장애가 따르며 난청이 심해질수록 장애의 정도 또한, 커질 수밖에 없다. 특히, 최근에는 유소아에서의 난청은 조기 발견, 조기 치료가 향후 언어발달이나 인성발달에 미치는 영향이 커서 그 중요성이 강조되고 있고 노인 인구의 증가로 노인성난청 환자도 증가하고 있다. 난청 환자에게 적절한 음자극을 주어 주변 사람들과의 정상적인 의사소통을 도와주는 방법으로는 크게 보청기와 인공와우를 들 수 있다. 가령, 난청의 정도로 중등도 내지 중등고도 난청(40~70dB)에서는 보청기를 통한 청각재활을 하고, 고도 이상 난청(70dB~)에서는 인공와우이식술을 통한 청각재활을 하게 된다. 그러나 단순히 기계의 착용뿐 아니라 그 이후의 교육과 보정과정이 환자의 만족도 증가와 지속적 사용뿐만 아니라 사회적 응력 향상을 위해 필수적이다.

1. 보청기(Hearing aids)

1) 보청기의 구성

보청기는 기본적으로 소리를 증폭시켜 내이로 전달되는 소리자극을 크게 하는 것으로 여러 가지 형태의 보청기가 있지만 기본적으로 다음과 같은 구조를 갖는다. 음파를 수집하는 마이크로폰(microphone), 수집된 소리를 더 크게 증폭시키는 증폭기(amplifier), 소리를 귀에 전파시키는 수화기(receiver)와 외이에 장착하는 귀몰드(ear mold)로 구성되어 있다.

2) 보청기의 종류

보청기는 모양과 크기에 따라 귀걸이형(Behind-the-Ear: BTE), 귓바퀴형(In-the-Ear: ITE), 외이도형(In-the-Canal: ITC), 초소형 귓속형 또는 고막형(Completely-in-the-Canal: CIC) 등으로 분류한다(그림 61). 이외에도 수술로 착용하는 골전도 보청기와 같은 특수 형태의 보청기도 있다(그림 62). 귀걸이형 보청기는 주로 소아나 고출력의 보청기를 원하는 경우 즉, 고도난청 환자에 사용하며 FM (frequency modulation) 방식의 보청기로 사용할 수도 있다. 귓바퀴형은 귓바

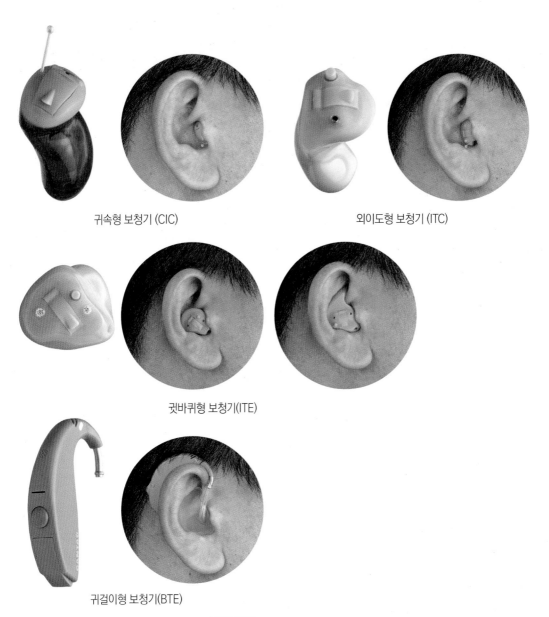

귀속형 보청기 (CIC) 외이도형 보청기 (ITC)

귓바퀴형 보청기(ITE)

귀걸이형 보청기(BTE)

그림 61 보청기의 종류

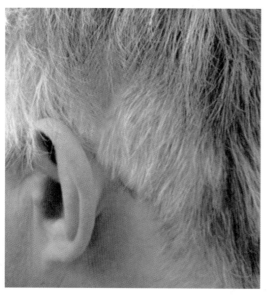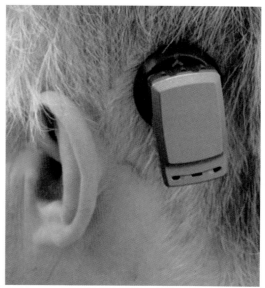

그림 62 골전도 보청기

퀴와 귓속 부분에 삽입되는 형태이고 고막형인 경우는 거의 전부분이 외이도 내에만 삽입된다.

또한, 보청기는 그 성능에 따라 선형 증폭형(linear amplification), 비선형 증폭형(non-linear amplification)으로 나눌 수 있고, 음성신호처리 방식에 따라 아날로그 방식과 프로그램형 (programmable), 디지털형(digital type)으로 나눈다. 프로그램형 보청기는 음성신호처리 방식은 아날로그 방식이지만 디지털 형식으로 보청기의 특성을 조정하는 형태이다. 그 외에 특수한 기능을 가진 보청기로는 아주 나쁜 쪽의 음정보를 받아서 반대편의 좋은 쪽으로 전달하는 CROS (contralateral routing of signals), 통상 사용되는 보청기를 사용하는데 문제가 있는 경우 골전도를 이용하는 골전도 보청기(bone conduction hearing aid) 등이 있다. 이러한 여러 종류의 보청기는 그 모양에 관계없이 최근에는 디지털화되어 있다.

3) 보청기 사용의 대상

양측 40dB에서 70dB 사이의 전음성난청뿐 아니라 다양한 정도의 감각신경성난청도 보청기의 사용을 통해서 많은 도움을 받을 수 있다. 일반적으로 보청기 사용을 결정하는 경우는 크게 본인이 일상생활에 많은 장애가 있어 필요한 경우와 주변 사람들이나 가족들이 환자와의 생활에 불편을 느껴 환자가 착용하길 원하는 경우이다. 보청기 처방전에 기본적인 청력검사 외에 환자의 보청기 재활에 대한 동기와 경제적 수준, 보청기 사용 환경 등에 대한 고려가 필요하다.

4) 보청기의 선택

보청기의 모양을 선택하는데 있어서는 환자의 선호도가 가장 중요하고 대부분의 환자에서 미용적인 이유로 고막형을 선호하지만 환자의 청력상태가 고도 난청인 경우는 출력을 크게 해야 하므로 귀걸이형이 유리하고 유소아의 경우처럼 외이도가 계속 성장하는 경우, 환자가 작은 보청기를 적절히 다루지 못하는 경우, 지속적으로 이루가 나오는 경우 등에도 귀걸이형이 유리하다. 그 외에 외이의 형태, 환자의 재정상태, 환자의 연령 등을 고려해야 한다.

보청기를 착용하는 귀를 선택하는 경우는 양측에 난청이 있을 때 양측의 차이가 12~15dB 이내의 차이인 경우는 가능하면 양측에 착용할 것을 권한다. 그 이유로는 양측 귀로 듣는 경우 한쪽 귀로 듣는 것보다 청력이 향상되는 효과가 있으며 소리 방향을 감지하는데 유리하고, 머리가림 효과(head shadow effect)를 제거 할 수 있으며 소음환경에서 소리의 감별력이 증가하기 때문이다. 그러나 양측의 차이가 30dB 이상의 비대칭이 있는 경우에는 양측에 착용하는 것이 크게 이득을 주지 못하는 것으로 알려져 있다. 만약 한쪽 귀에만 착용할 경우에는 양측 청력이 55dB보다 좋은 경우에는 청력이 나쁜 쪽에 착용하고 양측 청력이 55dB보다 나쁜 경우에는 청력이 좋은 쪽에 사용하는 것이 결과가 좋다. 또한, 같은 조건이면 언어감별력이 좋고 가청범위(dynamic range)가 넓은 쪽을 선택하는 것이 좋다.

5) 보청기의 처방

기본적으로 순음청력 역치를 기준으로 하지만 적절한 보청기의 처방은 보청기를 사용하였을 때 증폭된 음의 크기가 환자의 불쾌음압수준(uncomfortable level)을 넘지 말아야하며 회화의 명료도가 좋고 환자의 남은 청력을 손상시키지 않아야 한다. 기본적으로 보통 회화음은 최적음압수준(most comfortable level)까지 증폭해주는 것이 좋다. 환자의 난청 유형이나 정도에 따라 편안하게 들을 수 있는 소리의 범위가 달라지므로 환자의 주파수별 청력역치를 이용해서 증폭의 정도를 결정하는 공식에 따라 주파수별로 증폭의 정도를 달리한다. 이러한 공식은 여러 가지가 있으나 최근에는 여러 가지 프로그램의 보급으로 환자의 청력만 입력하면 환자에게 필요한 증폭 수준이 자동으로 계산되어 보청기의 처방이 많이 간편해졌다. 그러나 보청기에 대한 적응기간이 필요하므로 한 번에 올리지 않고 환자를 정기적으로 상담하면서 서서히 증폭 수준을 올린다.

보청기를 처방한 후 실제 증폭 목표만큼 이득이 있는지를 확인해야 한다. 이를 측정하는 방법으로는 주관적인 방법으로 보청기를 착용시킨 환자의 착용 전후의 청력 역치를 비교하는 기능적 이득(functional gain)과 객관적으로 컴퓨터화된 마이크로폰 장비로 실제 귓속 측정(real ear measurement, REM)에 의해 외이도내의 물리적 소리의 양을 측정하는 삽입이득(insertion gain)이 있다.

6) 보청기의 문제점

보청기를 처음 사용한 사람은 대부분 일정 정도 불편함을 호소한다. 소리의 되울림이나 폐쇄감, 동굴에서 듣는 것 같은 소리의 변형, 주위의 자극적 소음, 보청기 착용의 불편감, 외이도 자극 증상 등이 그것이다. 귀몰드내의 튜브 길이나 넓이를 변형시키나 음향배출공의 모양을 변화시키면 보청기의 주파수별 반응을 변화시킬 수 있고 보청기에 기공(vent)을 설치하면 소리가 울려 들리는 폐쇄효과를 줄일 수 있다. 음특성 완충기와 필터를 이용해서 외이도에서 생기는 공명현상을 완화시킬 수도 있다.

그 외에 난청의 형태에 따라 각 주파수에 따른 손실을 보정해야 하는데 이는 보청기에 달려 있는 조절기(potentiometer)를 이용해 이득, 고음 및 저음의 증감, 최고 출력, 압축률 등을 조절한다. 그러나 최근의 디지털 보청기는 외부에 조절기가 부착되어 있지 않고 보청기와 컴퓨터를 연결하여 이들을 조절할 수 있고 여러 독립적인 주파수 채널을 갖고 주파수 특성조정이 용이하여 저음은 정상이고 고음역만 급격히 떨어지는 노인성난청의 경우 고음역만 조절할 수 있어 유용하다.

보청기는 소리의 근원지에서 멀어질수록 신호/잡음 대비가 나빠져서 잘 도움이 안 될 때가 있다. 따라서 개인 FM 보청기방식이 교실 내 청취같은 집단 대화 시에 사용되기도 한다.

이와 같이 최근에는 보청기에 관계된 많은 프로그램 개발로 보청기의 처방이 쉬워졌으나 성공적으로 보청기 재활이 이루어지려면 보청기 착용 후에 안경과는 달리 수 주에서 수개월의 적응기간과 조정기간이 필요하며 유소아의 경우에는 위와 같은 보청기의 처방과 조절뿐 아니라 적절한 청능훈련, 언어치료, 인지훈련 등이 병행되어야 한다(그림 63).

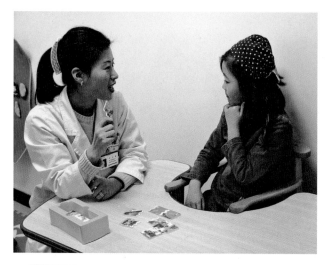

그림 63 보청기를 착용한 아동의 청능, 언어 치료 장면

2. 인공와우이식(Cochlear implantation)

인공와우이식은 일반적으로 양측 귀에 고도의 감각신경성난청을 가진 환자가 적절한 기간 동안 보청기를 사용해도 청력재활에 효과가 없을 경우에 와우내로 인공와우이식기의 전극을 삽입하여 남아 있는 청신경에 전기자극을 함으로써 음을 감지할 수 있게 하는 수술이다. 특히, 고도난청을 가진 유소아에서는 시기 적절한 음자극이 대뇌의 발달에 필수적이라는 점에서 매우 중요하다. 인공와우이식은 수술 후 재활과정이 청각재활의 성공 여부를 결정하므로 수술 전 청각사, 언어 치료사, 이비인후과 의사, 정신과 의사, 언어병리학자, 사회사업가 등의 전문가로 구성된 인공와우이식팀이 수술 전 평가과정에서부터 긴밀히 협조해야 할 필요가 있다.

1) 인공와우이식술의 적응증

인공와우이식은 점차 그 범위와 적응증이 넓어져서 12개월 이상의 영아에게 사용가능하며, 12개월~24개월 유아에서는 양측 귀의 심도 이상의(>90dB) 감각신경성일 경우, 보청기를 3개월 이상 사용해도 청능발달의 진전이 없는 경우 수술 대상이다. 2세 이상 15세 미만에서는 양측 고도(>70dB) 감각신경성난청이며 보청기를 3개월 이상 사용해도 청능발달의 호전이 없는 경우 수술 대상이다. 15세 이상에서는 양측 고도(>70dB) 감각신경성난청으로 문장 언어평가가 50% 이하인 경우 수술 대상이 된다. 또한, 수술 이후에도 지속적인 치료가 필요하므로, 환자와 보호자가 강한 동기를 갖고 있으며 수술에 금기가 될 만한 문제가 없어야 하고, CT나 MRI 상에서 내이에 심한 이상이 없어야 한다. 청신경손상이나 뇌병변에 의한 청력 장애와 중이에 염증이 있거나 와우의 심한 기형으로 전극을 삽입할 수 없는 경우, 심각한 전신질환, 정신병, 정신지체가 동반된 경우는 제외된다. 최근에는 어느 정도 잔청이 남아 있어도 더 나은 청력을 위해 와우이식을 하기도 하며, 청신경 병변이 의심되는 경우에도 시행해서 좋은 결과를 얻기도 한다.

2) 수술 전 평가

난청에 영향을 줄 수 있는 약물복용이나 감염 등의 과거력과 가족력, 동반된 기형이나 당뇨, 고혈압 등의 병력에 대한 자세한 문진이 필요하며 순음청력검사, 청성뇌간반응검사, 청성지속반응검사(auditory steady state response) 등의 청력검사와 언어평가, 전정기능검사 및 측두골 CT, MRI 등의 영상학적 검사가 필요하다.

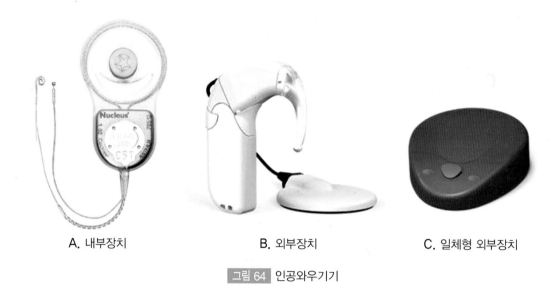

A. 내부장치   B. 외부장치   C. 일체형 외부장치

그림 64 인공와우기기

3) 인공와우이식기

인공와우이식기는 체내 이식기와 외부장치로 이루어져 있다. 체내 이식기는 귀 뒤의 뼛속에 이식되며 인공와우의 몸체와 이를 연결한 전극선으로 이루어져 있고(그림 64A), 외부장치는 언어처리기(speech processor)와 머리장치(head set)로 구성된다(그림 64B). 외부장치 중에는 언어처리기와 머리장치가 일체형으로 된 것도 있다(그림 64C). 소리 자극은 귀 뒤에 걸리는 머리장치에 설치된 작은 지향성 송화기(microphone)에 의해 감지되며, 전달된 소리는 연결선을 따라 언어처리기로 전달되어 소리를 거르고 분석하여 부호화된 신호로 처리하게 된다. 부호화된 신호는 어음처리기로부터 전송코일로 보내지고 여기에서 무선데이터 신호로서 체내 이식기로 보내면 인공와우이식기는 적절한 전기적 신호를 와우에 삽입된 전극으로 전달한다. 전극이 와우내의 청신경 섬유를 자극하고 이 전기신호를 뇌에서 소리로 인지한다(그림 65).

4) 인공와우이식 수술 후 조율 및 재활

수술 후 약 4주가 지나면 각 전극의 위치와 기능 및 특성을 검사하고 언어처리기에 조율(mapping)을 해 주는 것이 필요하다. 조율이란 각 전극이 적절한 음자극을 공급하게 하기 위해 변수를 조절하여 각 전극별 역치와 가청범위를 결정하는 것으로 개인차가 있지만 보통 1개월 정도 걸린다. 조율이 끝나면 언어 재활치료를 병행하게 되는데 그 때도 정기적인 검사를 시행하여 최소가청역치와 최적가청역치를 재조정하여야 한다. 언어치료는 환자 개개인의 필요와

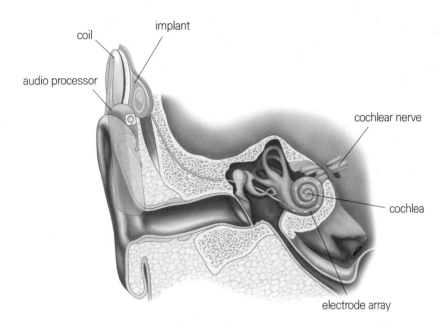

그림 65 인공와우의 작동 모습

능력에 따라 주 1-2회 시행하고 아동의 경우 부모의 참여를 적극적으로 유도한다. 언어능력은 수술 전과 수술 후 3개월, 6개월, 1년마다 평가받는다.

인공와우이식의 결과는 주로 환자의 술전 상태에 많이 좌우된다. 수술결과를 예측할 수 있는 인자로는 청력 상실시의 나이와 수술 시의 나이, 즉, 청력상실의 기간이 짧을수록 결과가 좋고 언어를 습득한 이후에 청력을 상실한 경우가 습득하기 전 청력을 상실한 경우보다 더 결과가 좋다. 수술 시기가 청력소실 후 빠를수록 특히, 선천성난청에서는 수술 시의 나이가 어릴수록 더 좋은 결과를 얻는다. 그 외에도 잔청의 유무, 지적수준, 교육수준, 보호자의 지지, 청력상실의 원인 등 복합적인 요소가 결과에 영향을 주기 때문에 개개인에 따라 다양한 결과를 갖는다.

보청기나 인공와우이식기를 통해 소리를 처음 들으면 이전의 소리와는 많이 다르게 들리는 데 특히, 난청기간이 오래 되었거나 언어습득 전 수술을 받은 경우는 더 심하다. 청각재활은 청각언어 훈련을 통해 익숙하지 않은 소리에 쉽게 적응을 하고, 언어발달이 되도록 도와주는 방법이다. 최근 들어 보청기 사용이 많이 늘었으나 성공적으로 보청기재활이 이루어지기 위해 서는 안경 착용과는 달리 수 주에서 수개월의 적응기간과 조절기간이 필요하다. 인공와우이식 술 후에도 술후 재활이 수술의 성공 여부를 결정하므로 이비인후과의사, 청각사, 언어 치료사, 사회사업가 등 전문가로 구성된 인공와우이식팀이 술전 계획 수립뿐 아니라 술후 재활과정에 서도 긴밀히 협조해야 할 필요가 있고, 특히, 유소아의 경우에는 술후 매핑 뿐 아니라 적절한 청능훈련, 언어치료, 인지훈련이 반드시 병행되어야 한다.

하이라이트

- 난청의 정도로 중등도 내지 중등고도 난청(40~70dB)에서는 보청기를 통한 청각재활을 하고, 고도이상 난청(70dB~)에서는 인공와우이식술을 통한 청각재활을 하게 된다.

- 보청기사용의 적응은 양측 40dB에서 70dB 사이의 전음성난청뿐 아니라 다양한 정도의 감각 신경성난청을 포함하고, 실제로는 환자 자신이 일상생활에 듣는 어려움이 있어 필요한 경우나 주변사람들이나 가족들이 불편을 느껴 환자가 착용하길 원하는 경우가 많다. 보청기사용시 흔한 문제점은. 소리의 되울림이나 귀 폐쇄감, 동굴에서 듣는 것 같은 소리 변형, 보청기 착용의 불편감과 외이도 자극 증상 등이 있다.

- 국민건강보험 기준에 따르면 인공와우이식의 적응증은 2세 이하의 영유아에서 90dB 이상의 양측 심도 감각신경성난청이 있을 때이고, 2세 이상의 환자에서는 70dB 이상의 고도 감각신경 성난청이 있고, 보청기로서 도움이 되지 않는 경우에 준한다.

- 보청기나 인공와우이식기를 통해 소리를 처음 들으면 이전의 소리와는 많이 다르게 들리는데 특히, 난청기간이 오래 되었거나 언어습득 전 수술을 받은 경우는 더 심하다. 청각재활은 청각 언어 훈련을 통해 익숙하지 않은 소리에 쉽게 적응을 하고, 언어발달이 되도록 도와주는 방법 이다. 최근 들어 보청기 사용이 많이 늘었으나 성공적으로 보청기재활이 이루어지기 위해서는 안경 착용과는 달리 수 주에서 수개월의 적응기간과 조절기간이 필요하다. 인공와우이식술 후 에도 술후 재활이 수술의 성공 여부를 결정하므로 이비인후과의사, 청각사, 언어 치료사, 사회 사업가 등 전문가로 구성된 인공와우이식팀이 술전 계획 수립뿐 아니라 술후 재활과정에서도 긴밀히 협조해야 할 필요가 있고, 특히, 유소아의 경우에는 술후 매핑 뿐 아니라 적절한 청능훈 련, 언어치료, 인지훈련이 반드시 병행되어야 한다.

코

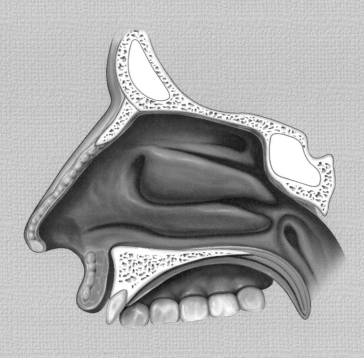

CHAPTER 2

코

I. 형태와 기능

코는 크게 외비(external nose), 비강(nasal cavity), 부비동(paranasal sinus)으로 구성되어 있다.

1. 외비(External nose)

외비는 안면의 중앙부에 위치하며, 이마에서 시작해서 비근(nasal root), 비배(nasal dorsum), 비첨(nasal tip)으로 이어지며, 아래로 비주(nasal columella)와 연결된다. 외비는 골부와 연골부로 구성되어 있다. 골부는 전두골의 비골돌기, 상악골의 전두돌기, 비골로 구성되어 있고, 연골부는 주로 측비연골(upper lateral cartilage), 비중격(nasal septum), 비익연골(lower lateral cartilage)로 구성되어 있다. 외비에는 좌우로 두 개의 외비공이 있어 외부공기가 코 안으로 들어가는 통로가 된다(그림 1).

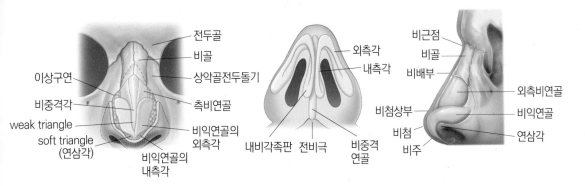

그림 1 코의 구조 및 골격

2. 비강(Nasal cavity)

비강은 비중격에 의해 좌우로 분리된다. 비강 앞쪽의 입구를 전비공(anterior nares), 비강 뒤쪽으로 비인두로 통하는 개구부를 후비공(choana, posterior nares)이라고 한다.

1) 비중격

비중격은 비강을 좌우로 나누고, 비주와 비첨의 지지를 하는 연골과 골부로 구성된 격벽이다. 비중격의 앞부분은 주로 연골로 구성되어 있으며 전비극(anterior nasal spine)과 상악릉(maxillary crest)과 연결되어 지지되고 있으며, 비중격의 후상방은 사골 수직판(perpendicular plate of ethmoid), 후하방은 서골(vomer)로 구성되어 있다. 비중격의 전하방 부근의 점막에는 혈관망이 발달되어 출혈하기 쉬운 장소로 이 부분을 Kiesselbach 부위 또는 Little's 부위라고 부른다. 비중격이 좌우 비강 중 한쪽으로 돌출되어 있거나 휘어져 있으면 코막힘을 유발하기 쉬우며, 이를 비중격만곡증이라고 부른다(그림 2).

2) 비강 측벽

비강의 측벽은 상, 중, 하의 세 개의 융기가 있어 이들을 각각 하비갑개(inferior turbinate), 중비갑개(middle turbinate), 상비갑개(superior turbinate)라고 부르며 비갑개의 아랫쪽의 움푹 들어간 공간을 각각 상, 중, 하비도(meatus)라 한다. 각 비도에는 부비동의 자연개구부 등이 존재하여 임상적으로 중요한 의미를 지니고 있다. 상비도에는 접형동, 후사골동이 개구하고 있으며, 중비도에는 전두동과 상악동 및 전사골동이 개구하고 있고, 하비도에는 비루관(nasolacrimal duct)이 개구하고 있다(그림 2).

3) 비강 상벽

전하방은 비골과 전두골 비부의 내면으로 형성되며, 중앙부는 사골(ethmoid bone)의 사판(cribriform plate), 후하방은 접형동의 전벽과 서골(Vomer), 구개골(palatine bone), 접형골 등으로 구성된다. 비갑개와 비중격사이를 비도(nasal airway)라 하는데 비도의 상부를 후열이라 하며 후각세포가 분포되어 있다. 후각신경은 뇌저로부터 분지되어 비강천개의 사판(cribriform plate)의 작은 구멍을 통하여 후각세포에 분지되어 후각의 종말기관을 형성하고 있다(그림 2).

비강은 전부 점막으로 덮여 있으며, 점막은 후각부(olfactory area)와 호흡부(respiratory area)로 나뉜다. 전자는 후각상피(olfactory epithelium), 후자는 섬모상피(respiratory epithelium)로 되어 있다. 후각부는 상비갑개, 비중격 상부, 부비동 상벽에 국한된 점막으로 덮힌 부위로, 후각신경(olfactory nerve)이 사판의 사골공을 통하여 분포하며 후각을 담당한다. 호흡부는 비강 점막의 대부분을 차지하며 위중층섬모원주상피(pseudostratified columnar epithelium)로 덮여

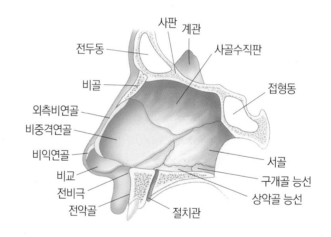

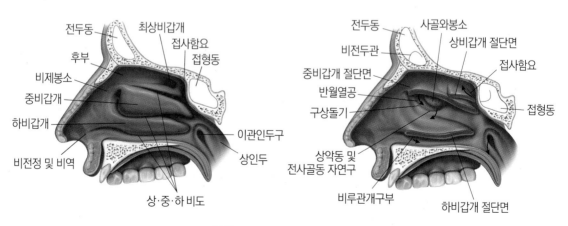

그림 2 비중격 및 비강측벽

있다. 코의 점막은 표층에는 점막액이 있어 흡기 중의 먼지나 세균은 이 얇은 점막액에 붙어서 섬모운동에 의해 비인강 쪽으로 이동된다. 비갑개의 점막하에는 특히, 혈관이 풍부하여 비갑개 해면총을 이루며 혈류상태에 따라서 수축과 종창이 단시간 내에 일어나 비강의 통기에 관여한다.

비강은 여러 개의 동맥으로부터 혈액을 공급받는다. 내경동맥(internal carotid artery)의 분지인 안동맥(ophthalmic artery)은 안와 내에서 전후사골동맥(anterior and posterior ethmoid artery)으로 나뉘게 된다. 전사골 동맥은 주로 비강측벽의 앞 1/3 부위와 그 곳과 가까운 비중격부위에 분포한다. 후사골동맥은 주로 상비갑개와 그 인접한 비중격부위에 분포한다. 외경동맥(external carotid artery)의 분지인 내악동맥(internal maxillary artery)은 접형구개동맥(sphenopalatine artery)으로 분지하여 비강측벽과 비중격의 점막에 분포하게 된다. 내악동맥은 하행구개동맥(descending palatine artery)을 분지하고, 하행구개동맥은 대구개동맥(Greater palatine artery)과 소구개동맥(lesser palatine artery)으로 나누어지게 된다. 대구개동맥은 절치관(incisive foramen)을 통해 비강내로 들어와 비강저부 및 비중격에 분포한다. 비강의 앞부위는 안면동맥(facial artery)의 분지인 상순동맥(superior labial artery)에서 혈액을 공급받는다. 비중격의 전하부는 상순동맥과 대구개동맥, 전사골동맥, 접형구개동맥의 비중격분지와 문합하게 되는데 이를 Kiesselbach 혈관총이라고 부르며, 비출혈이 자주 일어나는 부위이다(그림 3).

비강의 신경지배는 감각신경, 자율신경(부교감 및 교감)으로 나누어지고, 감각신경 중 후각신경은 비강 천장부위, 비중격, 상비갑개의 내측면에 위치하고 있다. 일반 감각은 삼차신경의 분지인 안신경(ophthalmic nerve)과 상악신경(maxillary nerve)이 담당한다. 비강의 중간 및 뒷부분에는 상악신경의 가지들이 분포하며, 비강의 앞부분에는 안신경에서 나온 비모양체신경(nasociliary nerve)의 분지가 분포한다. 비모양체신경은 전사골신경(anterior ethmoid nerve)으로 분지하여 비강에 분포한다. 비강의 자율신경 중 부교감신경은 대천추체신경(greater super-

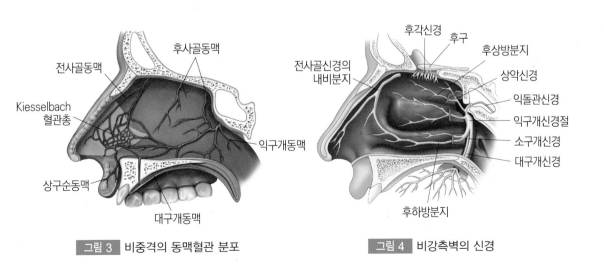

그림 3 비중격의 동맥혈관 분포   그림 4 비강측벽의 신경

ficial petrosal nerve)을 통해 익구개와에 들어와 익구개신경절을 형성하고 연접한다. 교감신경은 척수에서 기원하여 상경신경절(superior cervical ganglion)에서 연접한 다음 심부추체신경을 따라 주행한 뒤, 대천추체신경과 합쳐져 익돌관 신경을 형성한 후 비강내에 분포한다(그림 4).

3. 부비동(Paranasal sinus)

부비동은 비강과 교통하고 있는 공동으로 상악동(maxillary sinus), 사골동(ethmoid sinus), 전두동(frontal sinus), 접형동(sphenoid sinus)이 있고 거의 좌우 대칭으로 되어 있다. 사골동은 여러 개의 작은 공동이 모여서 이루어진 것으로, 사골봉소라고도 하며, 중비갑개의 기판을 중심으로 전사골동과 후사골동으로 나눈다. 부비동과 비강 사이의 교통로인 자연배출구(natural ostium)는 상악동, 전사골동은 중비도에 있고 후사골동과 접형동은 상비도에 있다. 부비동은 태생기에 발생하며, 12~14세가 되면 성인과 비슷한 모양과 크기가 된다. 부비동의 발육은 개인 차이가 크고, 전두동이 특히, 심하다.

특히, 중비도에서 부비동개구연합(ostiomeatal unit, OMU)의 중요성이 강조되고 있는데 이것은 비강내, 구상돌기(uncinate process), 사골포(ethmoid bulla), 중비갑개로 이루어지는 협부(infundibulum)를 말하며 이 부위에 병변이 있으면 부비동의 환기를 저해하고 분비물이 저류되어 부비동 점막의 섬모운동이 저하되고 또한, 이차감염으로 부비동염이 악화되어 만성화를 초래하게 되는 주요한 병변 부위이다(그림 5).

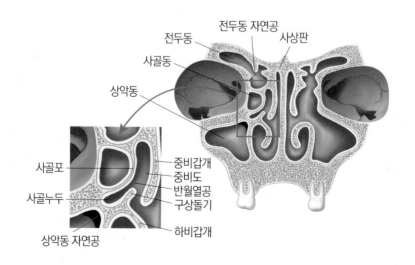

그림 5 OMU (ostiomeatal unit)의 해부학적 구조

4. 코의 기능(Function of the Nose)

코의 기능과 주로 관계있는 것은 고유비강으로 호흡기도로서의 역할뿐만 아니라 온도 및 습도 조절 기능, 섬모운동에 의한 물리적 여과 기능과 점액에 의한 방어 기능, 구음 기능 등을 가지고 있다. 또한, 인체의 중요한 감각기로서 후각 기능을 가지고 있다. 호흡 시에는 외부공기가 기도로 들어가는 첫 단계로서 흡기를 가온, 가습하고, 습기 중의 먼지나 세균을 제거하여 하기도를 보호한다. 후각은 공기 중에 포함되어 있는 냄새입자가 비강점막의 후부(olfactory area)에 도달하여 감각상피인 후세포를 흥분시켜 후각신경계를 통해 후중추에 전달되어 냄새를 맡게 된다. 구음 기능으로는 발음 시 비강, 부비동, 비인두의 공명작용에 의해 음질의 변화를 초래하는데 이 기능이 원활하지 못하게 되면 비음이 된다.

1) 호흡기도

(1) 비강내 호흡 기류

비강내 호흡기류는 주로 하비갑개와 상비갑개 사이를 지나게 된다. 중심부 층의 속도가 가장 빠르고 비강 벽에 가까운 변연부 층류의 속도는 느리며 특히, 비강 벽에 근접한 부위는 속도가 최소가 된다. 또한, 호기 시에는 흡기 시에 비하여 더 심한 와류를 형성한다. 이러한 호기류의 특성은 비점막의 온도를 따뜻하게 하며, 습기를 공급하도록 한다.

(2) 기도 저항

기도 저항이란 호흡기도 내의 공기의 흐름이 저항하는 정도를 지칭하는 말로 전체 호흡기도 저항 중에서 절반 정도의 저항을 비강이 제공한다. 전체 비강내에서 가장 저항이 큰 부위가 비밸브(nasal valve)이며, 이는 외비의 외측 연골과 하비갑개 전단부, 내측의 비중격으로 이루어진 삼차원적 구조의 비강내 기도를 말한다.

(3) 비주기

비주기란 양쪽 비강 점막이 번갈아 가며 수축과 팽창이 교대로 순환적으로 일어나는 현상이다. 평균 4~12시간을 주기로 반복되며, 전체 성인의 80% 정도에서 나타난다. 여러 가지 요소들이 비주기에 영향을 미칠 수 있는데, 자율신경계에 영향을 미치는 약물, 주변 기온, 자세에 따라서 비주기가 영향을 받는다. 정상 성인의 경우는 비주기를 주관적으로 느끼지 못하는 경우가 많으나, 비중격만곡증 등의 비강내 구조적 이상이 있으면 교대성 비폐색 증상을 느낄 수 있다.

2) 흡기 조절 기능

(1) 온도 조절 기능

비강내 공기는 외부 공기의 온도와 상관없이 약 35℃의 일정한 온도를 유지하는데 이는 공기가 비강을 지나는 동안 공기와 동맥혈 간에 열에너지 교환이 일어나기 때문이다.

(2) 습도 조절 기능

흡입되는 공기는 대략 75~95%의 상대습도로 가습된다. 흡기의 습도 조절을 위해 점막 고유 층의 모세혈관에서의 수분 증발이나 점막하 분비선에서의 직접 분비 등이 일어나며 이외에도 비루관, 구강 등이 흡기 습도 조절을 위해 수분을 공급하는 기관이 될 수 있다.

3) 방어기능

(1) 비강의 물리적 여과 기능

비강의 분비작용은 비강의 방어 작용에서 중요한 부분을 차지한다. 점액은 비강내로 들어오 는 작은 이물들을 포획하거나 용해시켜 체외로 배출시키며, 이러한 분비액이 비강이나 부비동 에 저류되지 않고 점액섬모운동을 거쳐 이동하는 과정은 중요한 방어기능이다.

4) 감각기로서의 비강 및 부비동

(1) 후각

후각은 후각점막의 점액에 용해된 화학성분을 인지하는 감각이다. 후각부는 상비갑개, 비중 격 상부, 부비동 상벽에 국한된 점막으로 덮인 부위로 후각신경이 사판의 사골공을 통하여 분 포하며 후각을 담당하는 부위이다. 비강 상층부에 위치한 후각부 신경분포부위를 지나는 공기 층이 전체 흡기량의 5~10% 정도가 되며 냄새를 맡을 때에는 15~20%까지도 통과한다.

(2) 반사작용

비반사(nasal reflex)에는 비강점막이 자극을 받았을 때 나타나는 반사와 비강이 아닌 다른 부분이 자극을 받았을 때 나타나는 반사가 있다. 비점막에서 유발되는 반사로는 축삭반사, 재채기 반사, 비폐반사(nasopulmonary reflex) 등을 들 수 있으며 외부 자극에 의한 반사로는 피부 온도 자극에 의한 반사, 호흡에 의한 반사, 중추조절에 의한 반사 등을 들 수 있다.

- 비중격의 구조는 그림 2 참고

- 비강측벽의 구조는 그림 2 참고

- 부비동은 비강과 교통하고 있는 공동으로 상악동, 사골동, 전두동, 접형동으로 구성되어 있다. 상악동과 전사골동은 중비도에 자연개구부가 열려 있고, 후사골동과 접형동은 상비도에 열려 있다. 중비도에서 부비동개구연합(osteomeatal unit)은 비강내 구상돌기, 사골포, 중비갑개로 이루어지는 협부를 말하며 부비동의 환기를 저해하고 부비동염을 악화시킬 수 있는 부위이다.

- 비강의 혈관분포는 그림 3, 신경분포는 그림 4 참고.

- Kiesselbach 혈관총은 상순동맥, 대구개동맥, 전사골동맥, 접형구개동맥의 비중격분지와 문합되는 부위이며, 비출혈이 흔히 발생한다.

- 코는 호흡기도로의 역할, 온도 조절기능, 점액에 의한 방어기능, 구음기능, 후각기능 등 다양한 역할을 담당하고 있다.

- 후각부는 상비갑개, 비중격 상부, 부비동 상벽에 국한된 점막으로 덮힌 부위로 후각신경이 사판의 사골공을 통하여 분포하며 후각을 담당하는 부위이다.

II. 중요한 증상, 진찰과 검사법

학습 목표

1. 비폐색의 원인을 열거할 수 있다.
2. 비루의 양상에 따라 질환을 감별할 수 있다.
3. 후각장애의 종류와 원인을 설명할 수 있다.
4. 전비경 검사에서 보이는 구조물을 설명할 수 있다.
5. 부비동의 단순방사선검사법의 종류와 소견을 설명할 수 있다.
6. 부비동 전산화단층촬영에서 각 부비동을 구별할 수 있다.

1. 비폐색(Nasal obstruction)

비폐색은 흔히 코가 막혀서 코로 숨을 쉬기 어려운 상태를 말한다. 정도의 차이는 있으나 거의 모든 비강 질환에서 나타나는 증상이다. 호흡기능 장애의 증상으로 외비공폐쇄와 같은 외비기형이 원인이 되는 경우도 있으나 대개는 비강의 변화로 생긴다. 비점막은 혈관이 풍부하므로 혈류량이 변화하면 용적도 변화하고 공기의 통과량과 기류도 변화한다.

비폐색은 원인은 여러 가지로 나눌 수 있다. 첫 번째는 해부학적 구조에 의한 이상으로 비중격만곡증, 비갑개비후, 비중격천공, 후비공 폐쇄, 비밸브 허탈 등의 질환에서 나타나고, 둘째로는 아데노이드증식증, 비용종증, 양성 및 악성종양과 같은 과다 증식에 의해 비폐색이 발생한다. 그 외에도 부비동염이나 비중격혈종 및 농양, 비강내 이물 등과 같은 다양한 질환에서도 코막힘이 발생할 수 있다.

이러한 비폐색을 호소하는 환자에서는 비폐색이 발생한 시기, 증상의 기간, 일측성인지 양측성인지. 지속적인지 간헐적인지를 물어보아야 하며, 콧물의 유무, 비출혈의 유무, 피가 섞인 분비물이나 눈과 관련된 증상, 약물 사용 유무 등도 반드시 확인해봐야 한다.

비폐색이 일측성으로 나타나는 경우, 비강내 이물, 후비공 폐쇄, 비강과 부비동의 양성 혹은 악성종양, 진균성부비동염, 치성부비동염 등을 생각해 보아야 한다. 소아의 경우는 아데노이드증식증에 의한 양측 비폐색이 원인이 되어 구호흡이 발생하고, 코골이 및 수면무호흡이 발생하는 경우도 있다. 소아에서 구호흡이 지속되면 상악골의 발육장애로 인해 아데노이드 얼굴(adenoid face)이 되기도 한다.

2. 비루(Rhinorrhea)

비강이나 부비동은 고유점막으로 덮여 있고 비점막은 생리적으로 소량의 장액성 분비물을 내고 있으나 병적인 경우는 그 성상이 변화한다. 생리적으로 비강이나 부비동의 점막의 섬모 운동은 후비강을 향하여 운동하고 있다. 후비강을 통하여 인두로 유출되는 것을 후비루(post-nasal drip)라고 한다.

비루를 호소하는 환자에게서 병력을 청취할 때에는 비루의 성상, 비루의 색깔, 악취 동반 유무, 양측성 여부, 비루가 나오는 방향(코 앞쪽인지 목 뒤쪽인지)에 대한 정보가 중요하다. 이러한 병력 청취를 하고 전비경검사를 포함하는 신체검진을 시행하여, 코 안의 상태를 파악하고, 원인질환을 감별해 가야 한다.

신체검사, 특히, 비강내시경소견 혹은 전비경검사에서 급성비염, 알레르기비염, 비알레르기 비염(음식유발성비염)은 수양성 비루를 볼 수 있고, 만성비염이나 만성부비동염에서는 점액성 또는 점액 농성, 치성상악동염이나 비내 이물에서는 악취를 동반하는 농성 비루가 보인다. 악성종양의 경우에는 일측성으로 악취가 나는 혈성 농성 분비물을 볼 수 있다. 또한, 일측성 농성 비루는 비강내 이물에서도 볼 수 있다. 알레르기비염의 경우는 신체검사에서 알러지 빛, 알러지 경례, 알러지 주름 등을 확인할 수 있다. 알레르기비염의 경우 알레르기비염에 대한 병력 파악 후, 비내시경검사, 피부반응검사, 총 IgE, MAST 검사 등 다양한 검사들을 통해 알레르기 비염을 진단 후 비강내 국소스테로이드제제나 항히스타민제 등으로 치료할 수 있다(III. 코의 염증성 질환 중 알레르기비염 참조). 급성비부비동염에서는 신체검사상 미간 또는 광대뼈 부위에 압통이 나타날 수 있고, 비내시경상 점액성, 점액농성 비루를 확인할 수 있고, 구인두 쪽으로 내려가는 후비루가 관찰되기도 한다(III. 코의 염증성 질환 중 부비동염 참조). 악성비 강내 종양에서는 일측성으로 혈성-농성 분비물을 볼 수도 있으나, 비강내 종괴만 관찰되기도 한다. 병력을 청취하여 코의 불편감이 언제 시작되었는지를 파악하고, 체중감소 등 신체 다른 부위의 이상소견을 확인하고, 목부위의 림프절 종대도 있을 수 있으므로 목 부위의 촉진도 필요하다. 진단 후 악성종양이 의심되는 경우 비내시경검사와 영상의학적검사(CT, MRI 등)를 통해 종괴의 성상을 파악한 뒤에 조직검사로 확진한다. 악성종양으로 확진 시에는 수술적 치료 나 방사선 치료 등 비강내 악성종양의 특성에 맞게 치료한다.

비강이물(foreign body)은 어린이 특히, 2~3세 어린이에서 많고 단추, 건전지, 구슬, 플라스틱 제품 등 무기물과 종이, 솜, 풀잎 등의 유기물 등 다양한 이물이 존재한다. 성인에서는 정신 이상자가 이물을 넣을 수 있고 비강 치료 중 넣어 둔 솜이나 거즈가 남아 있는 수도 있다. 대개 한쪽 비강에서 악취가 나는 혈성, 농성 분비물이 있으면 의심하고 방사선촬영을 시행하고, 비경검사로 확인한 후 제거한다.

뇌척수액비루(cerebrospinal fluid rhinorrhea)는 사고나 수술에 의한 외상성원인이 뇌척수액비루의 대부분의 원인이 된다. 사판(cribriform plate)의 손상, 병변이 가장 흔한 부위이고 그 외에 전두동, 사골동, 접형동 등의 손상이 원인이 된다. 때로는 유양동이나 고실내의 손상 부위로부터 이관을 통해 수양성 비루의 형태로 나타나는 수도 있다. 이 비루는 뚝뚝 떨어지고 당(glucose)이 증명되며 손수건에 받아보면 응집하지 않고 마른다. 뇌척수액비루가 의심되는 경우는 CT를 통해 두개저의 손상이 있는지를 확인해 볼 수 있다. 뇌척수액이 비루가 맞다면 손상부위에 대한 수술적인 치료가 필요할 수 있다.

3. 비통(Nasal pain), 안면통(Facial pain)

외상에 의한 코뼈의 골절, 코의 종기, 부비동염의 경우에 통증을 호소한다. 질환에 따라 통증의 부위는 다소 달라진다. 부비동염으로 인한 통증은 부비동의 부위에 따라 안면부와 두부의 특정부위에 국한되어 나타날 수 있다. 상악동염의 경우 볼 부위, 사골동염의 경우 비근점 주위, 안구 후방, 접형동염의 경우 안구 후방에 통증이 있으면서 측두부나 두정부로 통증이 방사될 수 있다. 전두동염의 경우는 보통 이마에 통증이 국한되며, 두정부까지 방사될 수 있다.

4. 후각장애(Smelling disorder)

후각장애의 종류에는 후각소실(anosmia), 후각감퇴(hyposmia), 존재하는 냄새를 다른 냄새로 느끼는 착후각(parosmia), 냄새나는 물질이 없는데도 냄새를 느끼는 환후각(phantosmia), 후각자극에 과민반응을 보이는 후각과민(hyperosmia) 등이 있다.

발생기전에 따라 전도성 후각장애와 감각신경성 후각장애로 나누기도 한다. 비염이나 부비동염에서 보이는 전도성 후각장애는 후각점막이나 신경은 정상이나 기류의 차단으로 후각점막에 후각물질이 전달되지 못해서 발생하는 경우를 말하며 원인질환의 치료로 회복될 가능성이 있지만, 감각신경성 후각장애는 후각 점막의 손상이나 후각 신경계의 이상으로 발생하는 경우로 대개 치유를 기대하기 어려운 경우가 많다.

5. 비출혈(Nasal bleeding, Epistaxis)

비강, 부비동, 상인두에 출혈 부위가 있어 외비공으로부터 출혈하는 경우, 혹은 후비공으로부터 인두로 피가 흐르는 경우를 비출혈이라 한다. 비출혈은 출혈성 전신질환이 있어서 일어나기도 하고, 국소에 외상이나 종양 같은 확실한 원인이 있어서 생기는 경우도 있으나 원인 불명인 특발성 비출혈인 경우도 많다.

비점막은 염증, 외상, 가스 자극 등이 원인이 되어 어느 부위에서나 출혈할 수 있으나 비중격 전단부인 Kiesselbach 부위가 가장 흔한 출혈부이다. 이곳은 전비공 가까이로 외상을 받기가 쉬울뿐더러 점막이 얇고 혈관이 풍부하므로 출혈하기 쉬운 곳으로 비출혈 중 90% 이상이 이곳에서 발생한다. 비강의 후방부에서 나오는 출혈은 하비갑개의 후방에 위치한 Woodruff 영역에서 발생한다. 후방부 출혈은 동맥경화 혹은 고혈압을 가진 고연령층에서 많이 발생한다.

6. 재채기(Sneezing)

비강내의 이물을 배출하기 위한 방어 반사기구로써 기도에 이물제거를 위한 기침과 같은 의미를 가지며 생리적으로도 발생하나 발작적이고 연속적으로 일어나면 병적이라 할 수 있다. 즉, 재채기는 비점막의 과민성을 나타내는 중요한 증상으로, 알레르기비염에서 흔하게 동반되지만, 비알레르기비염이나 혈관운동성비염에서도 흔하게 나타날 수 있고, 이물이나 찬 공기, 온도자극, 화학적 자극에 의해서도 발생할 수 있다.

7. 비성(Rhinolalia)

공명기능의 장애로 일어나는 음성 변화이다. 어떤 원인으로 인해 비강으로 배출되는 공기가 과다하게 많아지면 개방성 비음(rhinolalia aperta)이 생기고, 비강으로 나가는 공기가 적어 공명이 잘 안될 경우 폐쇄성 비음(rhinolalia clausa)이 발생하게 된다.

8. 두통(Headache)

비성 두통은 전체 두통의 약 10% 정도를 차지하며, 급성 및 만성부비동염 환자에서 흔히 관찰된다. 또한, 비성 두통은 어느 특정 부위의 통증보다는 머리 전체에서 중압감을 느끼는 경우가 대부분이다.

하지만 부비동염에 의한 두통은 특정 부위의 통증과 연관이 있는 경우가 많으며, 접형동 및 후사골동 병변 시에는 양 측두골 및 두정부에 통증이 있고, 전사골동 혹은 전두동에 병변이 있을 때에는 미간이나 내안각에 통증이 잘 동반된다.

9. 비경검사(Rhinoscopy)

비강내를 관찰하는 방법에는 전비경검사와 후비경검사가 있다.

1) 전비경검사

전비경검사는 비경을 사용하여 전방으로 비강내를 관찰하는 방법이다. 전비경검사는 보통 비경을 왼손에 잡고 비전정부에 삽입하여 비익부를 벌려서 반사경의 빛을 비강내로 들어가게 한다. 오른손은 다른 조작을 하게 한다. 이때 비경을 너무 세게 벌리면 환자가 얼굴을 찡그리거나 입술을 움직여서 검사하기에 불편하므로 가볍게 비경을 벌리고 환자는 입을 약간 벌리고 있게 하는 편이 좋다(그림 6). 비경은 여러 형태의 것이 사용되고 있으나 선단이 상하로 열리고 닫히게 되어 있어서 이 부분을 외비공으로 넣어서 비전정을 확장시켜서 콧속을 관찰한다. 비경은 상하로 넓으므로 한 번에 전부 관찰할 수가 없다.

비경을 삽입한 후 처음에는 환자의 머리를 수직으로 하여 광선을 수평으로 비치면 코털, 하비도, 하비갑개, 비중격의 하부 등이 보이며 더 깊이까지 잘 관찰하면 비인강이나 이관 융기부 등도 볼 수 있다(그림 7).

다음에는 환자의 머리를 30℃ 뒤로 젖히고 광선을 콧등과 평행하게 콧속으로 넣으면 중비도, 중비갑개, 후열 및 비중격의 상부 등을 볼 수 있다. 비중격이나 비갑개의 모양에 따라 머리를 좌우로 돌려서 관찰하지 않으면 안 되는 일도 있으므로 이런 때에 환자는 의사의 지시에 따라 머리를 움직이도록 협조해야 한다.

전비경검사에서는 비갑개, 비도, 비중격 등의 상태, 분비물의 성상이나 배출 또는 부착부위, 비강내의 신생물의 유무 등을 관찰한다. 비밸브 부분은 비경조작 시 변형될 우려가 있으므로

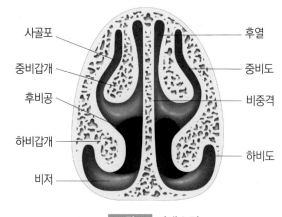

그림 6 비내소견

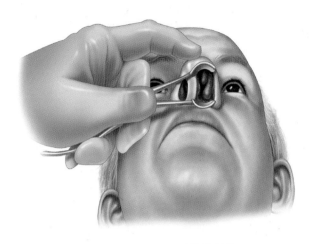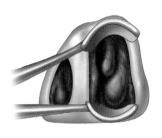

그림 7 전비경검사

비경보다는 내시경을 이용해서 관찰하는 것이 좋다. 전비경검사는 외비공을 넓게 하여 콧속을 들여다 보면서 여러 종류의 치료도 동시에 시행할 수 있다.

2) 후비경검사

후비경검사에는 후두경과 설압자가 필요하다. 후두경은 직경 1~1.5cm의 원형 평면경으로 손잡이에 달려있다. 알콜램프나 더운 물에 구강점막이 화상입지 않거나 또는 뜨거워서 놀라지 않을 정도의 온도로 약간 데워서 검사할 때 김이 서리지 않게 한다. 환자의 머리는 수직으로 한 채 입을 벌리게 하고 왼손에 든 설압자로 혀의 전 2/3 정도를 가볍게 하방으로 누른 채 환자에게 조용히 코로 숨을 쉬게 하면 구개수(uvula)가 올라가고 비인강이 넓어지게 된다. 이때 후두경의 거울면을 위로 향하게 하여 입가로부터 인두에 넣어서 관찰한다. 후비경검사 시 환자가 긴장하여 구역반사가 일어나거나 연구개가 거상된 상태로는 검사가 불가능하므로 환자에게 단지 거울로 잠깐 보기만 하면 된다고 설명하여 긴장을 풀게 하고 연구개를 거상시키지 않도록 하기 위해 입을 벌린 채로 코로 조용히 호흡하도록 가르치면 단시간 내에 시행할 수 있다(그림 8).

후비경검사로는 하비도와 중비도의 뒤쪽, 하비갑개와 중비갑개의 후단, 상비갑개, 비중격후단, 아데노이드, 이관융기 등의 거울상을 볼 수 있다. 비경검사 때는 필요하면 비루를 흡입 세척하거나 또는 비점막에 4% lidocaine이나 1:50000 epinephrine을 분무하여 점막을 수축시킨 후 관찰하기도 한다.

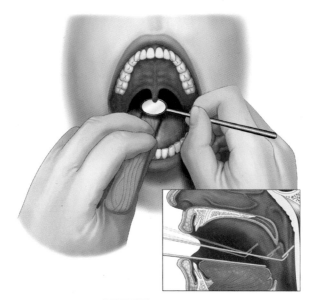

그림 8 후비경검사법

3) 비내시경검사

요즈음은 각종 경성(rigid) 혹은 연성(flexible) 내시경이 발달하여서 비강내를 아주 자세히 관찰할 수 있고, 수술과 각종 처치도 시행하며, 사진이나 비디오 등의 자료를 자유로이 얻어서 영구 보관이 가능할 뿐만 아니라 TV monitor에 연결하여 교육에도 이용하고 있다. 따라서 전통적인 후비경검사는 점점 잘 시행하지 않고 내시경을 주로 사용한다. 굴곡형 내시경은 비인강과 인후부까지 동시에 관찰 가능하고(그림 9), 경성 비내시경은 해상도가 좋고, 다른 기구와 동시에 삽입하여 조작을 할 수 있는 장점이 있다.

경성 비내시경은 0도, 30도, 70도 등이 있으며 성인용(4mm)과 소아용(2.7mm)으로 구분된다. 비점막의 상태나 비강내 관찰 시 혹은 수술 시 비과 영역에 있어서 꼭 필요한 도구이다(그림 10). 내시경을 이용한 비강 관찰은 보통 세 경로를 통해 체계적으로 시행한다. 첫 번째는 비강저를 따라서 전반적인 비강내 구조, 분비물의 성질, 점막의 상태를 관찰하고 하비도에서는 비루관 입구를, 이관과 비인두를 확인한다. 두 번째는 내시경을 중비갑개의 아래쪽을 따라 전진하면서 중비도 앞부분, 상악동의 부공(accessory ostium), 천문(fontanelle)을 관찰한다. 내시경을 중비갑개보다 내측으로 이동하여 상비갑개, 접형사골함요(sphenoethmoidal recess), 접형동 자연공 등을 확인한다. 세 번째로 중비도 후방에 내시경을 전방으로 빼면서 비강 측벽 등을 관찰하는 과정이다. 부비동염에서 내시경을 이용한 진단의 경우 녹화 등으로 검사 및 수술 자료를 객관적으로 관리할 수 있어 협진이나 교육 목적으로 우수하다.

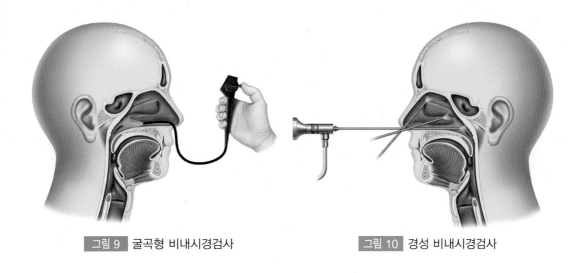

| 그림 9 | 굴곡형 비내시경검사 | | 그림 10 | 경성 비내시경검사 |

10. 영상의학검사(Radiologic tests)

단순방사선검사는 보통 Waters', Caldwell 및 lateral의 세 가지를 촬영한다(그림 11). 각 부비동의 발육상태를 알 수 있고, 부비동 내의 점막의 종창, 분비물의 저류, 종양 등이 있으면 그 부위에 음영이 생긴다.

Waters' view는 상악동의 전상부(antero-superior portion) 및 전사골 동부와 전두동의 전부가 잘 보인다. Caldwell view로는 상악동의 외벽과 하벽 그리고 사골동 전체의 음영을 아는 데 좋다. Lateral view로는 전두동의 크기와 깊이, 터키안장(sella turcica), 사골동상벽, 상악동상벽, 접형동, 상인두부를 잘 관찰할 수 있다. 안와 및 협골상태도 동시에 알 수 있으므로 악안면 골절에서도 많이 이용되고 있다. 암 등으로 동벽이 파괴되면 정상에서 보이던 뼈의 음영이 소실된다. 이런 경우에는 전산화단층촬영(CTscan)이나 자기공명영상(MRI)을 많이 이용하고 있다(그림 12). 단순 방사선검사(X선검사)는 간편하고 전두동, 상악동, 접형동에 차 있는 기수위(air-fluid level)를 관찰하는 데는 비교적 정확하나, 부비동의 만성 염증 정도는 과소평가하기가 쉽다는 단점이 있다.

최근에는 각종 부비동수술에 기능적내시경수술(functional endoscopic sinus surgery, FESS)을 많이 시행하고 있으며 이때에는 각동의 자연 배출구 및 그 주위의 상태를 잘 알아야 하므로 Paranasal sinus CT (PNS CT) scan은 필수적이다.

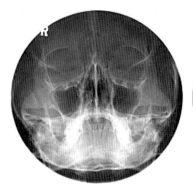 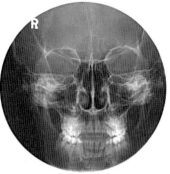 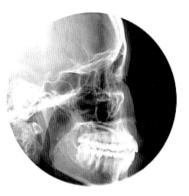

그림 11-1 정상 Waters'view   그림 11-2 정상 Caldwell view   그림 11-3 정상 Lateral view

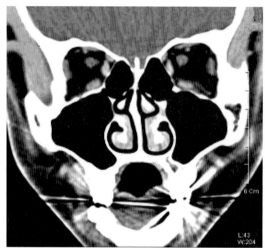 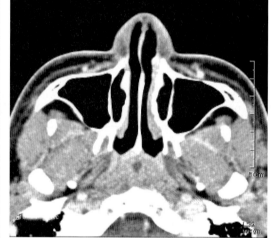

그림 12 정상 부비동 CT (좌:coronal view, 우: axial view)

11. 부비동검사(Paranasal sinus tests)

부비동은 고유비강과 달리 비경검사로는 실제로 내부의 변화를 보기 어렵다. 부비동 내의 변화는 비강에 나타난 변화, 예를 들면 비루가 있는 또는 나오는 부위라던가, 비강내 점막의 부종이 있을 때 부비동염을 추측할 수 있고 상악동의 천자 및 세척, X-선, 내시경검사 등으로 조사할 수 있다.

1) 비경검사에 의한 판단

부비동과 고유비강과는 자연구(배설구)를 통하여 교통하고 있으므로 동내에 염증 등이 있어서 분비액의 배설이 있으면 비강내의 분비물 배설상태를 보고 어느 부비동이 이환되었는지 추정할 수 있다.

중비도에 자연구가 있는 전두동, 전사골동, 상악동에 변화가 있으면 중비도에 농이 부착되거나 중비도나 중비갑개의 점막부종의 소견이 보이고 때로는 폴립이 동반되기도 한다. 접형동이나 후사골동의 변화에는 전비경검사로는 알 수 없으며 후비경검사로는 상비도에 변화가 보인다.

동내에 종양이나 낭포성 병변이 있어서 주위를 압박하면 협부종창, 전두부종창, 안구돌출 등이 나타나고 비경소견으로도 비강 측벽이 밀려나오거나 하비도가 좁아지는 등의 소견이 보일 수 있다.

2) 시험천자법

시험천자는 주로 상악동에서 행하며 동내의 농의 확인, 세균검사, 자연개구부의 개통성(patency) 유무검사 및 농의 세척과 약제 주입 등의 진단 및 치료로 이용한다. 상악동 내측벽은 비강에서 보면 비강측벽에 해당하며 하비도에 해당하는 부위는 골벽이 얇아서 이곳을 천자하는 것은 비교적 용이하며 진단적 가치가 높을 뿐더러 위험성도 거의 없다(그림 13).

국소마취로써 우선 환자의 하비도에 0.02% epinephrine을 섞은 2%~4% xylocaine을 적신 거즈를 수분간 넣어 둔 후 술자의 오른손에 든 17~18G의 굵은 주삿바늘을 비경을 통해 하비도에 넣고 주삿바늘의 선단이 하비도 측벽의 중앙부 즉, 골벽이 얇은 부위로부터 상악동 내로

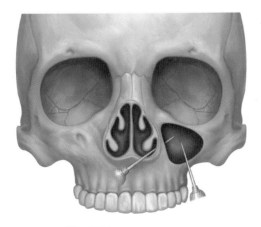

그림 13 상악동 시험천자

향하도록 외안각을 향하게 한 후 왼손으로 환자의 머리를 고정한 후 주삿바늘을 힘주어 밀면 상악동에 들어간다. 농을 빼내기도 하고 동내를 세척하기도 한다. 세척액은 체온 정도로 따듯하게 덥힌 생리식염수를 사용하며, 세척하기 전에 얻은 내용물로 여러 검사를 할 수 있고, 또 자연배출구의 폐쇄 정도도 알 수 있다. 세척 후에는 천자관을 통해서 조영제를 주입하기도 하고 치료용 약제를 주입하기도 한다.

■ **시험천자 때 주의할 점**

검사는 진료의자에 앉아서 시행하며 환자에 따라서 검사에 대한 두려움이나 공포감 때문에 얼굴이 창백해지고, 식은땀이 나며 졸도하는 일도 있으며 검사 후 출혈이 있을 수도 있으므로 일반상태나 안색을 주의 깊게 관찰해야 한다. 출혈에 대비하여 잠시 안정시키고 검사 당일에는 목욕이나 운동을 삼가게 한다. 드물게 공기색전이나 안구돌출 등의 합병증을 일으킨 보고도 있으므로 주의할 필요가 있다.

12. 비강통기도검사(Rhinomanometry)

코막힘 정도를 객관적으로 측정하는 데 유용한 검사이다. 이 검사는 비강을 통한 기류의 양과 그 기류를 발생시키는 비인강과 대기 사이의 압력차를 정량적으로 분석함으로써 비강기도의 저항을 측정하는 것으로 해부학적 이상을 확인하거나 비폐색수술 전후 평가 시, 비염 감별진단을 위한 비점막유발검사, 비강점막에 대한 환경학적, 직업적 영향 평가, 법의학적인 목적, 약물요법과 면역요법의 효과 판정 및 구개폐쇄부전에 대한 치료 결과에 따른 연구개 폐쇄능의 추적 시 이용된다.

하지만 아직 측정 방식과 결과를 표시하는 방법이 완전히 표준화되어 있지는 않다. 일반적으로 결과지에서 곡선이 압력 측에 가까울수록 더욱 심한 비폐색을 의미한다. 비강 압력을 측정하는 기구의 위치에 따라 전방법, 경구후방법, 경비후방법 등으로 분류된다(그림 14, 15).

13. 음향비강통기도검사(Acoustic rhinometry)

반사되는 음파를 이용하여 비강내 단면적을 구하는 검사로 현재 기초와 임상 연구에 가장 널리 이용되고 있다. 비갑개비후의 진단, 비중격이나 비갑개수술 후의 비강개존도의 변동 평가, 비염의 감별진단을 위한 비점막유발검사, 약물치료의 경과 파악, 비인강의 체적 평가에 이용된다(그림 16).

A
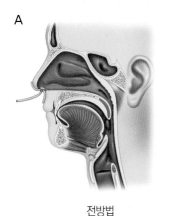
전방법

B
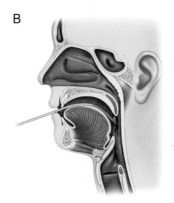
경구후방법

C
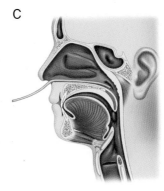
경비후방법

그림 14 비강통기도검사

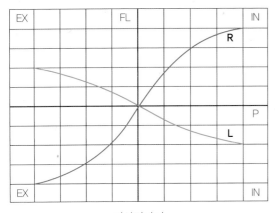
검사결과지

비강통기도검사
결과는 압력차(P)에 대한 공기흐름의 변화(FL)로 나타나며 좌, 우측 비강(R, L)의 흡기(IN)와 호기(EX)를 각각 측정할 수 있다. 그림에서 흡기와 호기 모두 우측 비강에 비해 좌측 비강의 저항이 큰 것을 알 수 있다.

그림 15 비강통기도검사 결과지

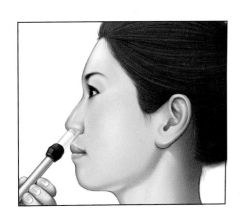
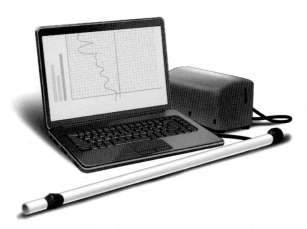

그림 16 음향비강통기도검사 방법

하지만, nose piece의 방향과 각도, 외비공과 nose piece와의 연결 상태, 연구개의 움직임, 비강내의 해부학적 특성, 호흡 및 연령에 따른 변화가 있고, 검사자에 따라 혹은 같은 검사자 일지라도 계측 값이 다르기 때문에 아직까지 보완할 점이 많다.

검사 결과지에서 첫 번째 절흔을 I-notch라고 하며 이곳은 비전정이 끝나는 부위로 그 면적은 비점막 수축에 영향을 받지 않는 것으로 되어 있다. 제2 절흔을 C-notch라고 하며 하비갑개 전단부에 해당하는 단면적으로 비점막 수축 시 영향을 받는다. W형의 빗금 부위의 단면적이 점막 수축 전후의 비강 면적 차이다(그림 17).

14. 후각검사(Olfactometry)

후각검사는 특정 냄새에 대한 인지력(identification)과 냄새의 차이를 구분할 수 있는 판별력(discrimination), 그리고 후각의 역치(threshold)를 측정한다.

미국에서 개발된 UPSIT (University of Pennsylvania Smell Identification Test)와 CCCRC (Conneticut Chemosensory Clinical Research Center Test) 등의 검사가 널리 이용되고 있으며 그 외에도 CC-SIT (Cross-Cultural Smell Identification Test), T&T, KVSS (Korean version of Sniffin' Sticks test), 독일에서 개발된 Sniffin' Sticks test 등이 있다(그림 18, 19, 표 1). 또한,

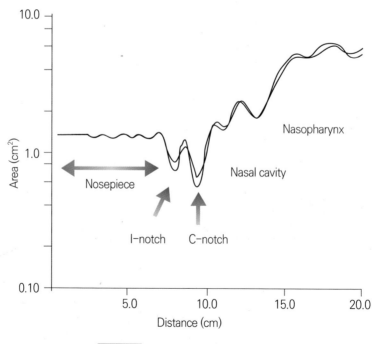

그림 17 음향비강통기도검사 결과지

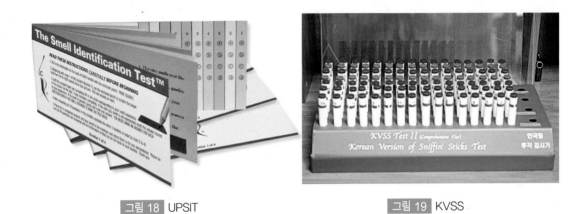

그림 18 UPSIT　　　　　　그림 19 KVSS

표 1. KVSS TEST II

KVSS TEST II
(Korean Version of Sniffin' Sticks Test)

이름 : ＿＿＿＿＿＿　　　성별/나이 : (M/F :　　세)　　일자 :　년　월　일

• 후각역치검사 (Odor Threshold Testing)

1	
2	
3	
4	
5	
6	
7	
8	
9	
10	
11	
12	
13	
14	
15	
16	

•• 후각식별검사 (Testing of Odor Discrimination)

적색															
녹색															
청색															

••• 후각인지검사 (Testing of Odor Identification)

1	오렌지	검은딸기	딸기	파인애플	9	양파	짠양배추	마늘	당근
2	연기	접착제	가죽	풀	10	담배	커피	포도주	연기
3	꿀	바닐라	초코렛	계피	11	멜론	복숭아	오렌지	사과
4	파	페퍼민트	전나무	양파	12	간장	후추	계피	겨자
5	코코낫	바나나	호두	버찌	13	배	자두	복숭아	파인애플
6	복숭아	사과	레몬	자몽	14	녹차	나무딸기	장미	버찌
7	감초	버찌	츄잉껌	과자	15	참기름	럼주	꿀	전나무
8	겨자	고무	박하	송진	16	빵	생선	치즈	햄

Alinamin (thiamine propyldisulfide)을 정맥주사하여 마늘냄새를 자각하는 시간이나 지속시간을 측정하는 Alinamin 검사도 있다.

이 중에서 흔한 검사인 UPSIT는 후각 인지 검사로 40가지의 후각물질을 미세입자에 넣어 검사 시 환자가 냄새를 맡은 후 정답이 포함된 4개의 보기 중 하나를 고르는 방식으로 되어있다. 따라서 냄새를 못 맡아도 우연히 정답을 맞출 수 있는 확률이 25%이다. 그러므로 검사 결과 정답이 25% 이하인 경우 환자가 꾀병을 부리는지에 대한 정밀 조사가 필요하다. 또한, 피검자가 암모니아 혹은 다른 삼차신경 자극물질에 대해 얼굴을 찡그리거나 눈물을 흘리면서 반응을 보이지 않는 경우 위후각장애 혹은 꾀병으로 추정할 수 있다.

최근에는 한국인들에게 비교적 친숙한 냄새로 구성된 KVSS가 개발되어 비교적 쉽게 후각 인지, 역치, 식별 검사를 외래에서도 시행할 수 있게 되었다.

15. 알레르기비염 및 유사 질환 검사
(Tests for allergic rhinitis and related diseases)

알레르기비염 검사는 코막힘, 수양성 비루, 재채기, 소양감을 주소로 하는 환자를 대상으로 실시하며 혈관운동성비염 및 호산구성 비알레르기비염과의 구분이 필요하다. 이를 위해서는 환자의 약품 복용력에 따라 피부단자검사, RAST (Radio Allergo Sorbent Test) 혹은 MAST (Multiple Antigen Simultaneous Test) 검사, CAP (capsulated hydrophilic carrier polymer) 시스템 등이 있다(표 2). MAST 검사는 환자의 혈액 샘플에서 항원에 대한 혈청 내의 특이 IgE 항체를 검출하는 방법으로 (+) 이상이면 알레르기비염을 의심할 수 있다. 이러한 혈청 내의 특이 항체에 대한 검사법은 피부반응 검사에 비해 안전하고, 간편하며, 동시에 많은 양의 항원을 검색할 수 있고, 재현성이 높으며 좀 더 객관적이고 약제 복용 시에도 시행할 수 있다는 장점이 있는 반면 결과를 알기까지 시간이 많이 소요되고 민감도가 떨어진다는 단점이 있다. 최근 CAP 시스템이 많이 이용되기도 하는데, MAST 검사보다 정확하며, 훨씬 정량적인 IgE 측정이 가능하다는 장점이 있다.

알레르기비염을 진단하기 위해 피부단자검사(Skin prick test)도 흔하게 시행하는 검사이다. 여러 항원액을 환자의 등이나 전박부에 떨어뜨린 후, 주사침 등을 이용해서 피부에 얇게 찌른 후 들어올리는 방법의 검사로, 간단하고 소아에게 시행이 가능하며, 주입되는 항원의 양이 매우 적어 아나필락시스 등의 위험도 굉장히 적은 안전한 검사법이다(III. 코의 염증성 질환 중 알레르기비염 참조).

표 2. MAST 결과 용지

Simultaneous Multiple Allergen Test

(Korean - CLA Inhalant Panel)

의뢰병원		Depart(Ward)	
Hospital No.		환자성명	

THREAD COMPONENT			결과		THREAD COMPONENT				결과	
			LU	C					LU	C
P	positive control	양성대조	>300	+	18	Orch(Cockft)		오라새	0	0
N	negative control	음성대조	2	-	19	Timothy Grass		큰조아제비	0	0
1	Total IgE	총 IgE	45	1	20	Rye, Cultvatd		호밀풀	0	0
2	Soybean	콩	0	0	21	Goldenrod		미역쥐 (국화)	0	0
3	Milk	우유	0	0	22	Pigweed Mix		털비름	0	0
4	Egg White	계란흰자	0	0	23	Russn Thistle		명아주과풀	0	0
5	Crab	게	0	0	24	Dandelion		민들레	0	0
6	Shrimp	새우	0	0	25	Mugwort		쑥	0	0
7	Peach	복숭아	0	0	26	Ragwd,Short		돼지풀	0	0
8	Acacia	아카시아	0	0	27	Alternaria		곰팡이류	0	0
9	Ash Mix	물푸레나무	0	0	28	Aspergillus		곰팡이류	0	0
10	Birch AlderMix	자작나무	0	0	29	Cladosporium		곰팡이류	0	0
11	Willow,Black	수양버들	0	0	30	Penicillium		곰팡이류	0	0
12	Hazelnut	개암나무	0	0	31	Cat		고양이	0	0
13	Ceder,Japan	일본삼나무	0	0	32	Dog		개	0	0
14	Oak,White	참나무	0	0	33	Cockroach Mix		바퀴벌레	0	0
15	Popla Mix	포플라	0	0	34	Housedust		집먼지	0	0
16	Sycanore Mix	플라타너스	0	0	35	Mite- farinae		진드기	0	0
17	Bermuda Grass	우산잔디	0	0	36	Mite- pterony		진드기	0	0

Class (LU)	Specific IgE concentration	Class (LU)	Specific IgE concentration
4 (>242)	Very high	1 (27 ~ 65)	Low
3 (143 ~ 242)	High	= (12 ~ 26)	Very low
2 (66 ~ 142)	Moderate	0 (0 ~ 11)	Non detectable

- 비폐색의 원인으로 해부학적 이상(비중격만곡, 비갑개비후, 비중격천공, 후비공폐쇄 등), 과다증식에 의한 비폐색(아데노이드증식증, 비용종), 또한, 부비동염이나 비중격혈종, 농양, 비강이물 등 다양한 질환이 원인이 된다.

- 비루의 양상에 따라 수양성비루는 급성비염, 알레르기 및 비알레르기비염에서 볼 수 있고, 점액성이나 점액농성은 만성비염이나 만성부비동염에서, 혈성농성은 악성종양에서 일측성으로 악취가 나는 분비물로 나타나고, 혈성농성으로 어린이의 한쪽 비강에 악취나는 분비물이 있으면 비강이물을 의심할 수 있다.

- 후각장애의 종류는 후각소실, 후각감퇴, 착후각, 환후각, 후각과민 등 다양하고, 발생원인에 따라 비염 부비동염에서는 후각점막과 신경은 정상이나 기류의 차단에 의해 전도성 후각장애가 발생하며 후각점막의 손상이나 후각신경계 이상에서는 후각점막이나 후각신경계의 이상으로 감각신경성 후각장애가 발생한다.

- 전비경검사는 비경을 사용해서 비강내를 관찰하는 검사 방법으로 비갑개, 비도, 비중격 등의 상태, 분비물의 성상이나 배출 또는 부착부위, 비강내의 신생물의 유무 등을 관찰한다

- 부비동 단순방사선검사법은 보통 Water's, Caldwell 및 Skull lateral의 세 가지를 촬영한다. Water's view는 상악동 전상부 및 전사골, 전두동이 잘 보이고, Caldwell view로는 상악동의 외벽, 사골동 전체의 음영을 보는 데 유리하다.

- 부비동 전산화단층촬영은 최근 부비동 관련 수술에 필수적으로 촬영하는 검사로 각 부비동의 상태, 부비동의 자연배출구의 위치 및 상태를 알아보는 데 유리하다.

- 후각검사는 특정 냄새에 대한 인지력(identitication)과 냄새의 차이를 구별할 수 있는 판별력(discrimination) 그리고 후각역치를 측정한다.

- 알레르기비염 검사는 코막힘, 수양성 비루, 재채기, 소양감을 주소로 하는 환자를 대상으로 실시하며 혈관운동성비염 및 호산구성 비알레르기비염과의 구분이 필요하다. RAST, MAST 그리고 피부단자검사가 흔하게 시행된다.

III. 염증성 질환

1. 비중격만곡증의 증상을 설명할 수 있다.
2. 만성비염 또는 비후성비염의 원인과 치료법에 대해 설명할 수 있다.
3. 알레르기비염의 발생기전과 주요 항원을 설명할 수 있다.
4. 알레르기비염의 소견과 진단방법을 기술할 수 있다.
5. 알레르기비염의 회피요법과 치료원칙을 열거할 수 있다.
6. 약물중독성비염(rhinitis medicamentosa)과 약물유발성비염의 원인을 설명할 수 있다.
7. 비강이물의 임상적 특성을 이해할 수 있다.
8. 급, 만성부비동염의 임상 증상의 차이점을 이해할 수 있다.
9. 급, 만성부비동염의 흔한 원인균을 3가지 이상 열거하고, 진단법을 기술할 수 있다.
10. 급성부비동염의 합병증을 열거할 수 있다.
11. 만성전부비동염(chronic pansinusitis)의 일반 사진 및 CT 소견을 설명할 수 있다.
12. 내시경을 이용한 부비동염의 진단 및 치료의 장점을 설명할 수 있다.
13. 만성부비동염에서 시행하는 수술의 치료원칙을 설명하고, 비내시경수술과 Caldwell-Luc 수술에 대해서 설명할 수 있다.
14. 소아부비동염의 특징을 설명할 수 있다.
15. 비인강혈관섬유종의 임상적 특징을 설명할 수 있다.
16. 도립유두종 (inverted papilloma)의 임상적 특징을 설명할 수 있다

1. 비전정습진(Eczema of the nasal vestibulum)

원인 : 비염, 부비동염 등의 비루의 자극으로 일어나는 일이 많다. 체질도 관계하며 안면습진이 비전정부에 파급되는 경우도 있다.

증상 : 작열감, 가려움증, 동통 등이 일어난다. 손가락으로 긁거나 하여 혼합 감염되면 동통이 심해진다. 오랫동안 경과하면 피부가 비후되어 구열이 생기고 비 입구부가 굳은 듯한 느낌이 생긴다.

치료 : 원인이 되는 질환의 치료를 우선 행한 후 국소를 깨끗이 하고 스테로이드연고를 도포한다.

2. 비절(Furuncle of the nose)

원인 : 비전정의 저면, 측상면의 모낭에 포도상구균의 감염으로 생기며 코털을 뽑거나 손가락
　　　으로 콧구멍을 자주 후비는 사람에게 잘 생긴다.

증상 : 동통, 종창, 발적이 중요한 증상이며 심해지면 발열과 두통이 수반되며 종창이나 발적이
　　　상구순이나 안검까지 파급되기도 한다. 중증인 경우는 정맥동 혈전증이나 패혈증 등의
　　　합병증이 생길 수도 있다. 상악 골막염, 급성상악동염, 누낭염 등과 감별해야 한다.

치료 : 치료는 국소를 건드리지 말고 항생물질 연고를 도포하며 전신적으로 항생제와 소염제
　　　를 투여한다. 농양이 형성되었으면 코 안쪽으로 절개 배농한다.

3. 비중격만곡증(Nasal septal deviation)

원인 : 비중격만곡은 일측 비강의 코막힘을 일으키는 흔한 원인이다. 선천성, 후천성 혹은 외상성
　　　기형 등이 비중격만곡을 일으킨다고 알려져 있다.

증상 : 평소에는 잘 모르다가 심한 상기도감염 등으로 인해 증상을 느끼기 시작하는 경우가 많
　　　다. 비폐색은 주로 만곡된 쪽에서 일어나지만 반대 측에서도 하비갑개의 대상성 비후로
　　　인해 종종 비폐색이 일어나기도 한다. 직접 증상인 비폐색과 후각장애, 반사신경증에
　　　의한 두통, 돌출된 쪽의 비출혈 경향, 심한 경우 후각장애도 올 수가 있다. 비중격만곡
　　　증은 부비동염에도 영향을 미칠 수 있고, 중이관, 중이, 인두 및 후두 등에도 영향을 미
　　　칠 수 있다.

진단 : 먼저 외비의 모양이나 대칭성, 크기 등을 확인한다. 비중격만곡증이 심할 경우 사비
　　　(Deviated nose)와 같은 외비의 형태이상소견이 동반 될 수 있다. 이럴 경우는 외비성
　　　형술과 더불어 비중격수술을 시행하는 것이 도움이 되는 경우가 많다. 대부분 비경검사
　　　혹은 비내시경검사로 비중격만곡이 진단되나(그림 20), 부비동염 등의 합병 유무는
　　　X-선검사 혹은 CT로 진단된다. 비강통기도검사나 음향비강통기도검사 등도 코막힘을
　　　평가하는 데 도움이 된다.

치료 : 일반적으로 비중격성형술의 적응증은 다음과 같다. 1) 비중격만곡으로 인한 코막힘,
　　　2) 비강수술을 시행할 때 방해 요인이 되는 경우(예, 내시경부비동수술(ESS) 시에 접근이
　　　어려운 경우), 3) 반복적인 비출혈의 원인이 되는 경우, 4) 두통의 원인으로 의심이 될 경우,
　　　5) 비성형술, 뇌하수체 수술(TSA)을 시행할 때 연골이나 점막을 채취하고자 할 때이다.

　　　　비중격수술은 비중격교정술(septoplasty, correction of septal deviation) 혹은 점막하
　　　절제술(SMR, submucosal resection)을 시행한다(그림 21). 만곡된 골이나 연골은 비중격

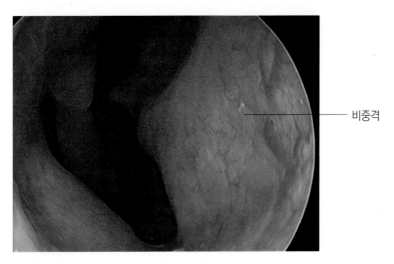

비중격

그림 20 비중격만곡증(우측으로 비중격의 만곡이 보인다.)

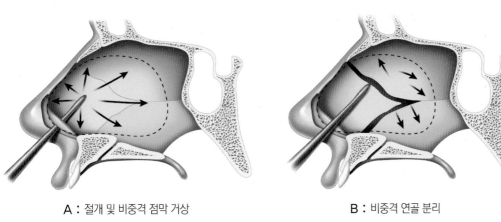

A : 절개 및 비중격 점막 거상

B : 비중격 연골 분리

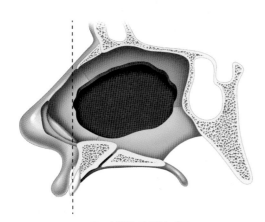

C : 비중격 연골 및 골부 제거

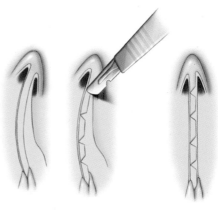

D : 비중격 연골부 cross-hatch 절개

그림 21 비중격성형술

양측의 점막과 연골막 혹은 골막은 남긴 채로 절제해내는 수술이다. 다만 최근에는 여러 다양한 방법으로 수술하고 있으며 일반적인 수술의 순서는 절개, 비중격 연골 및 골부의 노출, 비중격 연골의 이동 및 교정, 고정순으로 진행된다.

수술 시 양측 점막이 같은 부위에서 손상받으면 비중격천공이 생기는 수가 있고, 비중격의 양측을 적당히 압박하지 않으면 비중격혈종이나 비중격농양 등이 초래되고 결국에는 비중격천공 등의 합병증이 올 수 있다. 이러한 합병증을 방지하려면, 수술 시 점막의 손상을 최소화해야 하고, 만곡된 연골을 제거한 뒤에는 남은 연골 조각을 다시 삽입하는 등의 처치가 중요하다. 또한, 비중격의 수술 후 안정성을 위해서는 비중격 연골의 미부(끝부분)와 배부(등부분)의 연골을 적어도 1cm 정도는 남기는 것이 안전하다.

4. 비강이물(Foreign body in nose)

원인 : 비강이물의 경우 대개 2~3세 어린이에게 발생하는 질환으로 단추, 건전지, 구슬 등 무기물과 풀잎 등의 유기물 등 다양한 이물이 비강내에 들어간 경우를 의미한다. 성인의 경우는 정신이상자가 이물을 스스로 넣거나, 비강 수술 후에 사용한 의료용 거즈가 비강에 지속적으로 남아 있는 경우도 있을 수 있다.

증상 : 일반적인 증상은 한쪽 코막힘 증상과 화농성 비루가 동반되는 경우이다. 특히, 2~3세 어린이가 잘 치료되지 않는 한쪽의 악취가 있는 혈성, 농성 분비물이 있는 경우 특히, 의심해 볼 수 있다.

진단 : 대개 전비경검사나 비내시경 검진으로 쉽게 진단할 수 있으며, 부비동 상태를 점검하기 위해 방사선검사(X-ray 혹은 CT)가 필요할 수도 있다.

치료 : 이물의 위치는 쉽게 확인되더라도, 제거가 어려운 경우가 많다. 대개 유소아 환자들이나 정신이상자이므로, 제거에 협조가 되지 않아 이물이 더 깊숙이 들어가서 심한 경우 기도 이물이 될 수도 있다. 종종 전신마취가 필요할 수 있으므로 보호자에게 사전에 충분히 설명하고 조심스럽게 제거하는 것이 필요하다.

5. 급성비염(Acute rhinitis)

원인 : 대개는 감기와 관련되어 코감기의 형태로 나타난다. 원인은 바이러스에 의하나 여러 종류의 2차적인 세균 감염이 생겨 화농성 염증으로 이행한다. 기상조건, 피로, 영양, 체질, 환경 등이 많이 관계된다.

발생 기전 : 바이러스나 곰팡이 등에 감염된 비강 점막이 울혈 상태가 되면 비점막 섬모의 자정 능력이 떨어지게 되면서 또한, 여러 부비동의 개구부를 막아 혐기성 세균이 증식하게 된다. 따라서 여러 부비동에 농이 저류되며 축농증이 발생하게 된다.

증상 : 초기에는 일과성의 혈관 수축이 일어나고 이 시기에는 비강이나 비인두의 건조감, 열감, 소양감 등이 생긴다(건조기). 계속해서 재채기, 수양성 비루, 비폐쇄, 폐쇄성 비음 등이 생기고(장액 분비기), 비루는 점액성, 점액농성으로 변화한다(농분비기). 전신 증상으로는 오한, 발열, 두통, 전신 권태감 등이 동반된다.

치료 : 충분한 휴식 및 수분 섭취, 습도 및 온도 조절, 충분한 영양공급 등 대증요법과 함께 해열제, 항히스타민제, 소염제 등을 사용하나 세균 감염이 현저하면 항생제를 투여한다. 국소의 순환을 좋게 하여 비강의 통기와 배설이 좋아지도록 하는 것이 치료의 목적이다. 비폐색을 제거하기 위하여 혈관 수축제를 국소적으로 사용하는데 잘못 사용하면 비강내의 섬모의 기능이나 혈류가 나빠질 수 있으니 주의하여야 한다. 대개는 1주일 정도 경과하여 치유되지만 기관지염이나 부비동염 등의 합병증을 유발하기도 한다.

6. 만성비염(Chronic rhinitis)

원인 : 먼지, 연기, 유독가스 등의 만성적인 자극이 있는 경우, 급성비염의 반복, 아데노이드, 부비동염 등 인접기관의 만성질환의 존재, 비중격만곡증 등의 국소적인 원인으로 인하여 염증이 만성으로 된다. 중요한 점막의 변화는 충혈과 부종이다.

증상 : 비점막의 만성적 염증으로 인하여 갑개의 종창이 생겨 비폐색, 비루, 후각감퇴, 비성 등이 생긴다. 때로는 두중감, 수면장애 등을 동반하기도 한다. 특히, 하비갑개의 점막하 결체조직이 증식되는 경우는 비후성비염이라고도 한다. 종창은 일정하지 않아서 좌우 교대로 일어나는 일이 많다. 비경검사를 하면 하비갑개의 종창이 현저하고 여기에 혈관 수축제를 분무하면 곧 수축하는 것을 볼 수 있다.

치료 : 원인이 되는 외부자극을 피하고 아데노이드나 부비동염 등을 치료한다. 국소적으로는 혈관 수축제, 소염제, 스테로이드 등을 분무, 도포하여 통기를 좋게 하며 분비액의 배설이 잘 되도록 한다.

　국소치료제의 남용은 삼가야 한다. 특히, 코에 분무, 도포하는 점비약은 습관적으로 사용하게 되는 일이 있으므로 주의하여야 한다. 비염에 의한 비폐색 증상을 덜기 위하여 혈관 수축제로 된 점비액을 장기간 또는 다량으로 사용하면 약물중독성비염(rhinitis medicamentosa)이 유발된다.

　치료는 항히스타민제나 steroid를 사용하거나 전기소작 또는 하비갑개성형술을 시행한다. 비염의 만성화에는 체질, 생활환경, 정서, 자율신경실조 등이 폭넓게 관여하므로 이런 점들을 개선하도록 지도해야 한다. 하비갑개의 비후성비염에 대하여서는 전기응고법, 하비갑개절제술, 하비갑개점막하절제술, 하비갑개성형술, 라디오 주파를 이용한 하비갑개축소술 등을 시행한다.

7. 알레르기비염(Allergic rhinitis)

원인 : 알레르기비염은 immunoglobulin E (IgE)에 의해서 유발되는 제1 과민반응으로 생각되고 있으며 그 외에도 IgG나 secretory IgA가 관여하고 과민성 소질은 유전적 성향이 있다.

우리나라에서 원인 항원으로 가장 흔한 것은 집먼지 진드기이다. 또한, 애완동물의 증가로 개, 고양이, 토끼, 쥐 등의 동물 털이 알레르기를 일으킨다. 곰팡이 포자나 바퀴벌레, 계절에 따라 대기 중에 분포하는 꽃가루(Tree pollen, Grass pollen, Weed pollen) 등도 항원으로 작용할 수 있다. 항원은 mast cell에 부착되어 있는 IgE에 결합하여, mast cell에서 histamine, prostaglandins, leukotriens 등을 분비시켜 알러지의 증상을 유발시킨다.

한편, 코의 자율신경 이상에 의해 알레르기비염과 유사한 비폐색, 비루, 재채기 등의 증상을 나타내며 증상에 대하여 아토피가 피부반응검사, 비유발검사(鼻誘發檢査) 등으로는 증명되지 않을 때 혈관운동성비염(vasomotor rhinitis)이라고 부른다. 혈관운동성비염은 교감신경에 작용하는 약물, 국소혈관수축제 등과 찬 공기, 자극적인 연기나 증기, 과도한 기온이나 습도 등 물리적인 요인, 임신이나 estrogen 사용 등 내분비계, 걱정, 긴장, 분노, 슬픔 등 심리적 인자 등이 영향을 미친다. 그 외에 알레르기비염과 유사한 증상을 가진 호산구성 비알레르기비염(ENR: eosinophilic nonallergic rhinitis)이 있는데 비즙도말검사에서 호산구가 증가되어 있으나 알레르기검사에서 반응이 없을 때 진단 할 수 있다.

분류 : ARIA 분류법에 따르면 1주일에 4일 미만 또는 1년간 4주 미만인 경우를 간헐성(intermittent) 그리고 1주일에 4일 이상이면서 1년간 4주 이상인 경우를 지속성(persistent) 알레르기비염이라고 한다. 다음으로 증상의 중증도 및 삶의 질에 미치는 영향에 따라서 비염으로 인한 삶의 질 저하(수면장애, 여가활동 시 불편감, 학업 및 직장생활의 불편감)가 없는 경우 경증(mild), 삶의 질 저하가 심하고 불편한 경우 중등도-중증으로 분류한다. 이렇듯 지속기간과 중증도에 따라서 4가지, 경증 간헐성, 경증 지속성, 중등도-중증 간헐성, 중등도-중증 지속성으로 분류되기도 한다.

증상 및 진단 : 재채기, 수양성 비루, 코막힘 등이 주요한 증상이다. 재채기는 이른 아침에 생길 때 더욱 심하다. 이 외에 콧속, 인두, 눈 등에 가려움증을 동반하기도 하고 눈물이 나기도 한다. 화분증의 경우는 계절에 따라 생기는 것이 확실하며(계절성 알레르기비염), 집먼지나 곰팡이가 항원인 경우는 계절과 관계없이 일년 내내 증상이 동반된다(통년성 알레르기비염). 비강내 이학적 검사상 창백한 비점막과 부종성 종창, 수양성 또는 점액성 비루를 보이는 것이 특징적인 소견이나 개인에 따라 차이가 많다. 비염을 오래 앓게 되면 하안검 내측으로 울혈이 발생해서 피부색이 검푸르게 보이는데 이것을 알레르기 빛(Allergic shiner)이라고 하고, 간지러움 때문에 코를 자주 문지르게 되는데 이를 알레르기 경례(Allergic salute)라고 하며, 자주 문지르게 되어 콧등에 주름이 생기게 되면 이를 알레르기 주름(Allergic crease)이라고 한다(그림 22).

항원추출액을 이용하여 피내반응, 유발시험, RAST (Radio Allergo Sorbent Test)법, MAST (multiple allergen simultaneous test)법 등을 행하여 항원을 찾는다. 혈액검사로 혈청 총 IgE 검사, 항원 특이 IgE 검사 등을 시행한다. 항원 특이 IgE 검사는 RAST (radioallergosorbent test), MAST (multiple allergen simultaneous test) 및 CAP (capsulated hydrophilic carrier polymer) 시스템이 있다. 최근 MAST 검사와 CAP 검사가 많이 사용되고 있으며, MAST 의 경우 동시에 많은 양의 항원을 검사할 수 있어 경제적이고 간단하다. CAP 시스템은 MAST보다 정확하며 정량적인 IgE 특정이 가능하다는 장점이 있다.

알레르기 원인을 알기 위한 피부검사는 대표적으로 피부단자검사(Skin prick test)가 있다. 집먼지 진드기, 꽃가루, 곰팡이, 개, 고양이 등 여러 항원의 항원액 한 방울을 피부에(주로 전완이나 등) 떨어뜨리고 27G의 작은 바늘로 표층을 들어올려 항원액이 스며

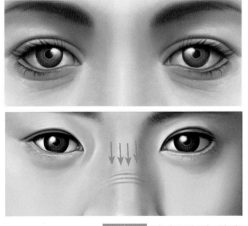
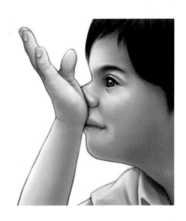

그림 22 알레르기 빛, 알레르기 주름, 및 알레르기 경례

들게 한다. 이 검사는 출혈이나 통증이 없고, 주입되는 양이 매우 적어서 아나필락시스 (전신알레르기 반응)의 위험도 거의 없고, 특이성이 뛰어나다.

이 검사는 약물에 영향을 많이 받는다. 환자가 항히스타민제를 복용하고 있다면 검사 수일 전에 중단해야 하며, ranitidine 등의 약제도 피부 반응도를 감소시킨다. 또한, 스테로이드 피부 연고제도 검사 결과에 상당한 영향을 끼칠 수 있으므로 약물 복용을 확인하며 검사를 진행해야 한다.

치료 : ARIA 가이드라인에 준한 치료 원칙은 경증 간헐적 알레르기비염의 경우 경구용 항히스타민제만 처방을 하고, 중증 간헐적 알레르기비염에서는 국소스테로이드제를 사용한다. 호전이 없을 경우 항히스타민제와 경구용 스테로이드제 등을 추가할 수 있다. 중증 지속성 알레르기비염의 경우에는 고농도의 국소 스테로이드제를 사용하고 증상 호전이 없으면 항히스타민제와 경구용 스테로이드제와 같은 약제를 추가할 수 있다. 1차 약물 치료 후에 2~4주 후에 환자의 증상에 대한 재평가를 시행하여 약물 추가 여부를 결정한다.

항원의 회피요법도 중요한 보조치료 방법이다. 베개나 침대 매트리스를 커버로 감싸고 침구류나 인형 같은 천으로 된 물건들을 55도 이상의 온도로 자주 세탁하고, 카펫을 치우고, 청소 시에 HEPA (high efficiency particulate air) 필터가 장착된 제품을 사용하는 것은 집먼지 진드기 항원을 줄이기 위한 방법이다. 알레르기비염의 면역치료도 이용되고 있다. 알레르기비염의 면역치료는 면역관용을 유도하여 항원에 대한 과민성을 약화시켜 치료하는 것으로 알레르기비염 치료제 중 유일하게 근본적인 치료 방법이라고 할 수 있다. 투여방법은 피하주사 방법(subcutaneous immunotherapy, SCIT), 설하투여 방법(sublingual immunotherapy, SLIT))이 사용되고 있다. 최근 설하투여 방법(subcutaneous immunotherapy, sublingual immunotherapy)이 많이 사용되고 있는데 비침습적이며, 병원을 방문하지 않고 자가로 투여가 가능하고, 피하주사요법에 비해 아나필락시스와 같은 심각한 부작용이 거의 없어서 이를 대체할 수 있는 방법으로 사용되고 있다.

면역치료는 다른 약물로 증상 조절이 잘 안되는 경우, 환자의 약물 순응도가 떨어지는 경우, 약물치료의 부작용이 심한 경우가 대상이었으나 점차 확대되어 경증의 간헐적 알레르기비염 외에는 1차 치료로 고려할 수도 있다. 보통 3년 이상 치료하는 것으로 되어 있다. 면역치료를 시작하는 경우 드물게 급격한 전신적 알레르기 반응(아나필락시스)이 나타날 수 있다. 피하주사방법(SCIT)에 의한 면역치료 시 종종 보고되고 있다. 알레르기 항원의 투여 후 전신두드러기, 홍조, 입술, 구강의 부종이 있으면서 호흡기계 증상(천명음, 호흡곤란, 저산소증) 또는 심혈관계 허탈증세(저혈압)가 있는 경우 의심할 수 있다.

알레르기비염에서 수술의 역할은 코막힘의 개선 수단에 도움을 주는 것으로 생각해야 한다. 지속적인 알레르기비염 증상이 있고 약물로 반응이 없는 환자 중, 하비갑개 비대가 심한 경우 하비갑개성형술 및 하비갑개 외향골절술을 시행할 수 있다.

8. 비알레르기비염(Non-allergic rhinitis)

알레르기비염 범주에 포함되지 않는 원인이 밝혀졌거나 밝혀지지 않은 비염 전부를 포괄적으로 일컫는다. 감염성비염, 약물유발성 비염, 호르몬성비염, 호산구증가 동반 비알레르기비염 증후군(Non-allergic rhinitis with eosinophilia syndrome, NARES), 위축성비염, 노인성비염 등이 있다.

1) 감염성비염

비부비동염이라는 용어로 주로 일컬어진다(III. 코의 염증성 질환 비부비동염, 급성비염 부분 참조).

2) 약물유발성비염

코질환을 유발하는 여러 약제들이 밝혀져 있다. Reserpine, Guanethidine, Phentolamine, Methyldopa, 경구피임제 등이 이에 해당된다. 국소혈관수축제를 만성적으로 사용한 사람에게서 나타나는 약물성비염(rhinitis medicamentosa)도 잘 알려진 비염이다. 사용 시작 후에는 비폐색의 개선이 현저하지만 시간이 지날수록 사용용량을 늘려야 비폐색이 개선되고 오히려 더 막히는 반작용성 비폐색이 특징인 질환이다. 아직 병태생리는 완전히 밝혀지지 않았으나 증상을 유발하는 국소혈관수축제를 중단하는 것이 가장 중요하다.

3) 호르몬성비염

생리주기, 임신, 갑상선저하증 등과 비염이 연관되기도 한다.

4) 음식유발성비염

대부분은 알레르기와 무관한 미각성 비염의 형태이다. 음식을 섭취한 직후에 수양성 콧물이 발생하는 증상이 전형적이며, 뜨겁거나 매운 자극성 음식을 먹은 후에 심하며, 재채기, 가려움증, 코막힘 등은 잘 동반되지 않는다. 근본적인 치료는 어려우며, 가장 효과적인 치료는 국소 항콜린스프레이(ipratropium bromide)를 식전에 투여하는 것이다.

5) 노인성비염

노인에게 비염이 있다고 해서 무조건 노인성비염으로 치부하지는 않는다. 노화로 인해 비점막의 위축으로 인한 해부생리학적인 변화가 비염의 주된 유발요인일 경우를 국한해서 말한다. 노화로 인해 점막이 건조해지고, 끈적한 점액으로 인해 불편감, 가피의 형성을 보이는 건조성비염(rhinitis sicca)이 노인성비염의 대표적인 형태이다. 건조성 비염의 증상에 대해서는 비강을 습윤하게 유지하는 것을 목표로 식염수 비강세척과 실내 가습을 시행한다. 만약 수양성 콧물이 주된 증상이라면 음식유발성비염처럼 국소항콜린 스프레이를 사용한다. 다만 노인의 경우 항콜린제제로 인해 녹내장, 전립선비대 등의 증상이 악화될 수 있으므로 주의해서 사용한다.

6) 위축성비염

원인 : 콧속의 점막이나 하비갑개 골이 만성적으로 위축되는 질환으로 분비이상을 동반하므로 점막 표면에 가피가 많이 생기고 악취가 나며 비강은 넓어지나 비폐색을 호소한다. 젊은 여성에게 많이 생긴다. 발병기전은 확실하지는 않으나 만성부비동염, 체질, 자율신경이상, 세균감염, 내분비장애, 비타민 결핍, 중독, 교원성 질환 등의 여러 가지 학설이 있다. 비후성비염의 수술 시 비점막이나 비갑개골을 너무 많이 잘라내서 생기는 술 후성 위축성비염도 있다. 미생물학적 관점에서 볼 때 환자의 비강에서 *Klebsiella ozaenae*가 검출되는 경우가 많다.

증상 : 자각증상으로는 비폐색감, 가피형성, 짙은 콧물, 상기도 건조감을 호소하는 일이 많다. 그리고 후각장애, 두중감, 자각적 및 타각적 악취를 호소하는 일도 있다. 비경 소견으로는 비갑개의 위축을 동반하는 비강의 확대가 현저하며 점막에 가피가 붙어 있는 것을 볼 수 있다.

치료 : 치료는 완치를 기대하기는 어렵다. 대부분 증상을 경미하게 만드는 방법들이다. 비강세척은 시행이 용이하고 비용이 적게 들어 보통 권장되며, 등장성 혹은 고장성 식염수를 이용해 세척을 한다. 또한, 가피에 악취가 심하거나 농성 후비루가 있을 때에는 식염수에 항생제(mupirocin, levofloxacin , clinidamycin 등)를 섞어서 세척하는 방법도 있다. 또한, 국소 에스트로겐 용액을 이용해서 효과를 보았다는 연구도 있다.

수술로는 비강을 좁게 하는 방법으로 상아나 합성수지(silastic) 등을 연골막하 또는 점막하에 삽입하기도 하고, 비강 측벽을 내측으로 이동시켜서 비강을 좁게 하기도 하며 상악동 점막을 비강으로 옮기기도 한다.

9. 비용(Nasal polyp)

원인 : 비강 또는 부비동의 염증으로 생긴 것이며 상악동염이나 사골동염으로 인한 것이 많다(그림 23). 소아에서는 드물고 성년기에 빈번하며 남자에게서 많이 발생한다. 특히, 중비도 사골동 개구부에 잘 생긴다. 후비공까지 걸쳐 있는 것을 후비공비용(choanal polyp)이라 하고, 상악동에서 발생하여 후비공에까지 이른 것을 상악동후비공비용(antrochoanal polyp)이라 하는데 어린 연령층에 많다.

증상 : 비폐색이 주증상이며 이에 따른 후각장애, 유루, 비루, 두통, 폐쇄성비음 등의 증상이 동반된다. 중비도에 포도껍질을 벗긴 상태와 비슷한 종물이 한 개 또는 여러 개씩 보이며 아주 크거나 많아서 외비의 변형을 초래하기도 한다.

　비인강혈관섬유종 또는 반전성유두종, 기타 종양과 감별을 해야 한다.

치료 : 단순비용의 경우, 내시경을 이용해 관찰하면서 제거할 수 있다. 다만 비용과 만성부비동염이 동반된 형태는 내시경부비동 수술(Endoscopic sinus surgery)을 시행하여 동시에 수술을 하는 경우가 많다.

▶ 반전성유두종(도립유두종, inverted papilloma)

　육안적으로 비용과 구별이 쉽지 않고 주로 일측성으로 비강의 외측벽에서 발생하여, 중비도에서 흔히 발견된다. 조직학적 검사에서 상피층이 상피하기질로 손가락 모양으로 함입되는 것이 특징이다. 국소적 침습성으로 주변 골조직을 파괴할 수 있고, 수술 후에도 재발이 흔하다. 드물지만 악성화되거나 악성종양과 같이 발생학기도 한다. 재발이 잦으므로 광범위한 절제를 하는것이 좋다. 과거는 내측상악동절제술 등을 시행하였으나 최근에는 내시경을 이용한 절제가 많이 시행되고 있다.

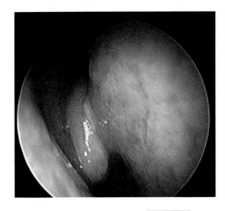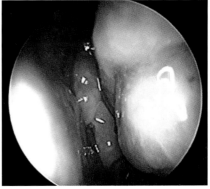

그림 23 비용과 반전성유두종

▶ 비인강혈관섬유종(nasopharyngeal angiofibroma) (chapter III, 11. 인두종양 참고)

비인강혈관섬유종은 사춘기(15세 전후)의 남성에서 잘 생기는 양성종양이나 비폐색과 출혈이 심하고, 종양의 주위 침범 정도에 따라서 후각이상, 이충만감, 얼굴부종, 콧물, 얼굴 및 입천장의 변형 등이 나타날 수 있다. 아무 생각없이 조직검사를 시도하면 심한 출혈이 유발되어 위험할 수 있으므로, 의심되면 조영제를 사용한 CT로 진단한다. 수술 전 선택적 혈관색전술(selective embolization) 을 시행하면 수술 시 출혈을 줄일 수 있다. 방사선 치료나 호르몬 치료도 있으나 내시경을 이용한 외과적 적출술이 주로 이용되고 있다.

10. 급성부비동염(Acute sinusitis)

원인 : 급성비염에서 파급되는 경우가 많다. 급성상악동염이 가장 많으며 안하부의 압통, 치통, 협부의 종창이 생긴다. 발치할 때에 구강과 상악동이 교통하여 세균감염이 일어나서 치성 급성상악동염이 발병하는 수도 있다. 또한, 감염, 알레르기, 비강종양, 외상, 악안면기형 등에서도 발생할 가능성이 있다.

원인균은 바이러스, 세균, 진균 등이다. 흔한 바이러스로는 *rhinovirus, parainfluenza virus, echo virus, coxsackie virus, respiratory syncytial virus* 등이고 세균으로는 *Streptococcus pneumonia*가 가장흔하며 *Hemophilus influenza, Streptococcus pyogenes group A, B, C, anaerobes, Staphylococcus aureus* 등이다. 소아에서는 *S. pneumonia, Moraxella catarrhalis, Hemophilus influenza, Streptococcus pyogenes* 등이 원인균으로 알려져 있다.

진균은 매우 드물지만 mucormycosis, candidiasis, aspergillosis 등이 원인이 될 수 있다. 소아에서는 급성부비동염은 급성비염과 함께 비부비동염(rhinosinusitis)의 형태로 잘 오고 만성부비동염일 경우는 주로 상악동과 사골동에 국한되는 경우가 많다. 또한, 상기도감염, 아데노이드 비대, 비중격기형 및 알러지가 중요한 원인 인자가 되는 수가 많다.

증상 : 두통, 발열, 식욕부진 등의 일반 증상을 동반한다. 국소 증상으로는 비폐쇄감, 비루, 후비루와 안면 및 침범된 부비동 부위의 동통과 압통이 있다. 국소적인 통증은 이환된 동(sinus)에 따라 다른 데, 상악동에는 협부통, 전두통에서는 전두부통, 사골동에서는 비근부 통증이 많다. 초기에는 동통을 주 증상으로 하나 점차 농성 비루가 생기고 농의 악취를 자각하는 일도 있다. 비강내에 파급된 병변에 의해 비폐색이나 후각장애도 생긴다.

비경검사 특히, 비내시경검사로 농성 비루가 있는 위치를 보고 병에 이환된 부비동을 추정할 수 있다. 급성전두동염에서는 중비갑개 전단상부에서 분비물의 유출을 볼 수 있으며, 급성상악동염에서는 분비물이 중비도의 후방으로 내려가는 것을 볼 수 있다.

급성후사골동염이나 접형동염에서는 상비도에서 나오는 분비물이 후열을 따라 비인두로 유출되는 것을 볼 수 있다. 비부비동 X-ray, CT 또는 MRI 등 방사선학적 검사를 하면 확실히 진단할 수 있다(그림 24). 방사선의 경우 Waters, Caldwell, Lateral 영상을 많이 촬영한다. 침범된 부비동에서 부비동의 혼탁, 기수위(air-fluid level) 혹은 부비동점막 비후소견이 관찰된다. 부비동 내 기수위나 혼탁이 없을 경우, 점막의 두께를 측정하는데 성인에서 5mm 이상, 소아에서 4mm 이상이면 부비동염의 가능성이 높다. CT는 부비동 점막과 해부학적 구조를 잘 보여주며, 합병증이 있거나 의심될 경우, 수술을 고려할 경우, 종양이 의심될 경우, 약물치료를 충분히 하여도 호전되지 않을 경우 촬영한다.

합병증 : 부비동염의 합병증으로 안와합병증, 두개내합병증이 발생할 수 있다. 안와합병증으로 안와주위염, 안와봉와직염, 안와골막하 농양, 안와농양, 해면정맥동 혈전, 두개내합병증으로 골수염, 뇌수막염, 경막하 농양, 뇌농양으로 구분할 수 있다. 철저한 문진, 신체검사 및 영상검사를 통해 진단을 해야 하며, 감염내과, 안과, 신경과, 소아과 등의 협진이 필요한 경우가 많다. 일반적으로 정맥 내 항생제 투여와 필요한 경우 적절한 배농술을 시행해야 한다. 안와합병증의 경우 일반적으로 농양이 형성된 경우, 시력저하, 24시간 이상 질병의 진행, 48~72시간 항생제 사용에도 반응이 없는 경우는 수술이 필요한 경우가 많다.

치료 : 전신적으로는 진통해열제, 항생제, 소염제 등을 투여한다. 항생제는 일반적으로 Amoxicillin 또는 Amoxicillin+clavulanate acid (Augmentin)를 사용할 수 있다. Cephalosporin 계열이나 macrolide도 흔히 쓰이는 항생제이다. 항생제를 적절하게 사용할 경우 2~3일 만에 증상이 호전되기 시작한다. 항생제는 증상이 소실되더라도 최소한 3일에서 7일까지 사용하고, 전체 치료기간은 10일에서 3주 이상까지 권장되기도 한다. 국소적으로는 비강내에 혈관수축제를 사용하여 점막의 종창을 완화시키며 분비물의 배설을 좋게

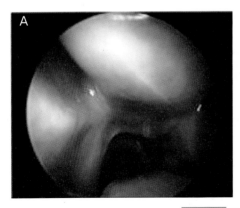 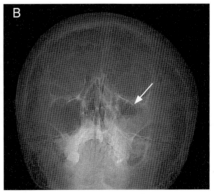

그림 24 **급성부비동염**

A: 내시경소견, B: Water's view, arrowhead : 좌측 상악동 내부에서 기수위가 관찰된다.

한다. 또한, 국소 스테로이드 스프레이, 식염수 비강세척 등도 부가적인 치료 방법으로 흔히 사용된다.

11. 만성부비동염(Chronic sinusitis)

만성부비동염의 정의는 코막힘, 전-후비루, 안면통 또는 압박감, 후각감소의 증상 중 코막힘 또는 전-후비루를 포함한 2가지 이상의 증상이 양성이고, 내시경이나 CT에서 염증소견이 증명되고 지속시간이 3개월 이상 지속되는 경우를 말한다. 만성부비동염은 비용(Nasal polyp)의 유무에 따라 CRS (chronic rhinosinusitis) with nasal polyp, CRS without nasal polyp 등으로 나눈다.

원인 : 부비동염의 원인은 자연개구부의 폐쇄로 인한 환기 및 배설기능의 장애로 생각되며 일반적으로 상기도감염 후 이차적 부비동의 세균감염, 치아손상을 통한 세균감염, 비용, 알레르기성비염, 심한 안면부 손상 후 후유증을 생각할 수 있으며 소아에서는 반복되는 상기도염 및 아데노이드비대증을 생각할 수 있다. 이와 같이 만성부비동염의 발병에는 체질, 알러지, 세균의 종류, 비강이나 부비동의 해부학적 구조, 혈관운동신경의 장애 등 여러 가지 요인들이 관계되고 있다.

농성비루가 많은 형태도 있고 부비동 점막의 부종이 심한 형태도 있다. 일반적으로 말하는 축농증(empyema)은 부비동 내에 농이 차 있는 것을 의미한다.

만성부비동염은 급성비염이나 급성부비동염으로부터 이행되거나 비중격만곡증, 비후성비염, 편도비대, 아데노이드, 상악의 치아질환 등이 발병 요인이 되기도 한다. 만성부비동염의 경우 상악동, 사골동, 전두동, 접형동의 부비동이 각각 단독으로 이환되기도 하나 대개는 몇 개의 동이 동시에 이환되는 경우가 많고 양측성으로 생기기 쉽다. 상악동염과 사골동염이 가장 흔하다.

치성상악동염(maxillary sinusitis of dental origin)은 주로 제1 대구치의 치근농양이 주위의 골염을 일으켜 상악동점막의 감염을 일으키는 것으로 비강으로 악취가 나는 농성분비물이 나오고 초기에는 열이 나고 삼차신경통이 환측에 생기기도 한다. 발치하면 구강상악동누공(oroantral fistula)이 생긴다.

증상 : 비폐색, 비루, 후각장애를 주증상으로 하며 두통이나 두중감을 잘 호소하며 주의가 산만하기 쉽고, 쉽게 피로를 느낀다. 비경검사로 중비도나 중비갑개 점막의 부종이나 중비도에 점액, 농성비루가 보인다. 급성부비동염에서와 같이 비경검사, 동세척, X-선검사, 특히, 부비동 CT, 내시경 검사 등으로 진단한다(그림 25).

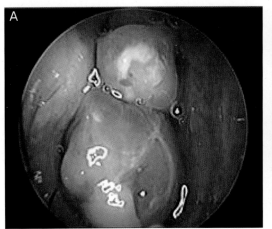
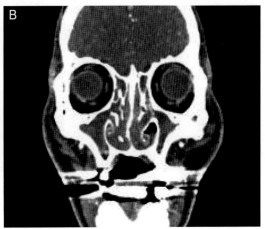

그림 25 만성비부비동염.
A: 비용, B: 만성비부비동염의 CT소견

급만성부비동염의 합병증으로는 안와봉와직염(orbital cellulitis), 구후시신경염(retrobullar optic neuritis), 상안와열 증후군(superior orbital fissure syndrome) 등이 있다. 또한, 비성 두개내합병증도 생길 수 있어 수막염, 경막외농양, 뇌농양, 해면상정맥동혈전, 골수염이 생기는 수가 있다. 이들의 감염경로는 부비동 점막의 혈전성 정맥염, 두개골벽의 직접적 미란, 파괴, 선천성 또는 외상성 골결손 혹은 후신경초를 따라 염증의 두개내로 파급 등이 있다.

치료 : 만성부비동염의 치료는 기본적으로 보존적 치료와 수술적인 치료로 나눌 수 있다. 약물치료는 국소용 스테로이드 제제가 효과적이며, 유지요법의 주된 치료 방침으로 사용되고 있다. 전신적인 스테로이드제도 부비동 자연공의 염증반응을 억제하여 부종을 억제할 목적으로 사용되지만 장기간 사용은 금해야 한다. 항생제는 급성으로 악화소견을 보일 때 많이 사용된다, 저용량 장기간 macrolide 치료는 아직 효과가 명확하지 않아 논란의 여지가 있다. 보조적 치료로 식염수세척을 시행할 수 있는데, 비강과 OMU 주변의 분비물에 의한 가피생성을 억제하고 점액섬모 운동을 촉진시킨다.

수술적 치료의 원칙은 첫째, 비강내의 비용절제술, 비중격교정술, 비갑개성형술, 하비도개창술 등을 행하여 분비물의 배설장애를 제거하고, 둘째, 통기성을 회복시켜 치료를 도모하는 것이다.

일반적으로 자연 배설구를 넓혀주면서 사골동, 상악동 등 부비동 수술을 하는 내시경적 비내수술(ESS: endoscopic sinus surgery)이 만성부비동염의 1차적인 수술적 치료로 시행되고 있다(그림 26). 즉, 내시경 수술은 부비동의 환기를 회복시켜주고 점막섬모 운

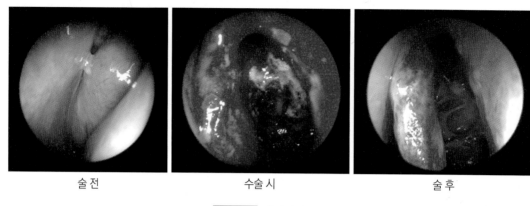

| 술 전 | 수술 시 | 술 후 |

그림 26 비내시경수술

동을 개선시켜 병변을 회복시키며 부비동 점막을 관찰하며 수술하므로 인접장기 및 골구조와 재생 가능한 점막을 보호할 수 있다. 또한, 수술 후 이완율과 유병률이 낮으며 사진촬영이나 비디오 녹화로 자료의 보존과 교육에도 쉽게 이용할 수 있는 등의 장점이 있다. 근치수술은 동점막의 병변이 심하여 비가역성이고 보존적 수술로서는 치유를 기대할 수 없을 때 실시한다. 근치적으로는 부비동을 개방하여 병적점막을 제거하고 비강과의 통로를 만들어 주기도 한다(Caldwell-Luc 수술) (그림 27). Caldwell-Luc 수술의 적응증은 다음과 같다. 즉, 동 감염이 지속되거나 재발될 때, 악성종양이거나 의심될 때, foreign body, antrochoanal polyp, oroantral fistula, 내상악동맥 결찰을 위한 수술 시, 안면골절 정복 시 등에 실시한다.

상악동 Caldwell-Luc 수술의 합병증으로는 협부종창, 반상출혈(ecchymosis), 하안와신경의 감각이상(dysesthesia), 유루증(epiphora), 상악동구강루(oroantral fistula), 술후협부낭종(postoperative cheek cyst) 등이 있다.

Caldwell-Luc 수술의 합병증인 술후협부낭종(postoperative cheek cyst)은 주로 수술한 지 10년이나 15년 후에 발병하며 협부종창, 압통이 있는 낭종이 있을 때 의심할 수 있으며 CT에서 상악동 부위의 낭종성 종괴를 확인할 수 있다(그림 28). 치료는 과거에는 상악동 근치술을 시행하였으나, 최근에는 내시경을 이용하여 하비도나 중비도를 통한 배액 수술로도 좋은 결과를 얻고 있다. 다만 내시경으로 접근하기 어려운 위치일 경우, 여전히 근치수술인 Caldwell-Luc 수술을 시행한다.

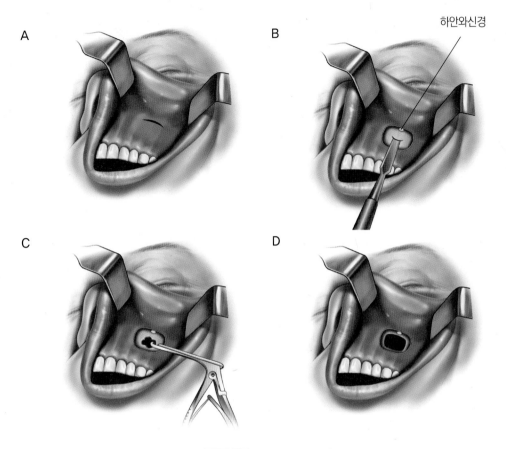

A B 하안와신경

C D

그림 27 Caldwell-Luc 수술.

A: 절개선, B: 견치와가 노출된 후 osteotome으로 구멍을 냄, C: Kerrison rongeur로 구멍을 넓힘, D: 상악동 병변을 제거함.

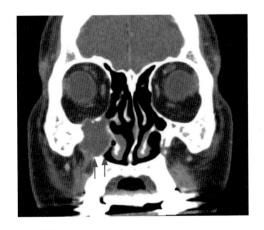

그림 28 술후협부낭종(postoperative cheek cyst)

12. 소아부비동염(Pediatric sinusitis)

특징 : 소아 급성부비동염은 단순 상기도감염과 세균성 부비동염에 의한 증상을 구분하기 어려운 경우가 많다. 39도 이상의 발열을 동반하면서 3일 이상 화농성 콧물이 지속될 경우에는 세균성 부비동염을 고려해야 한다. 소아에서 급성부비동염을 일으키는 세균은 *Streptococcus pneumonia*가 가장 흔한 균이며 *Moraxella catarrhalis*, *Haemophilus influenzae*도 흔한 원인균이다. 소아의 부비동염은 성인에 비해 합병증(특히, 안와합병증)의 발생 가능성이 높아 합병증이 의심될 경우 즉시 부비동 CT를 촬영한다.

치료 : 소아 부비동염에서 합병증이 의심되는 경우는 CT 검사 후 즉시 정맥항생제를 투여하는 것이 좋다. 2~3일의 항생제의 투여로 증상이 호전되지 않는 급성부비동염의 경우는 비내시경 수술의 적응증이 될 수 있다. 만성부비동염의 경우 약물치료에 반응하지 않는 경우 비내시경 수술을 시도할 수 있으나 신중하게 결정해야 하며, 아데노이드절제술이 일차적으로 시행되는 경우도 많다. 소아에서 비내시경 수술을 실시한 경우 성인보다 보존적인 수술을 시행하며, 전사골동과 상악동에 국한되어 수술하는 경우가 많다.

13. 부비동점액낭종(Mucocele of the paranasal sinuses)

원인 : 부비동 자연구의 폐쇄로 인해 분비물이 갇혀져서 낭포 모양으로 변화된 것으로 생각된다. 따라서 점액종은 내면이 편평상피나 중층원주상피로 덮여 있다. 전두동이나 사골동에 많고 부비동 수술 후 상악동에 생기는 낭포는 술후협부낭종이라고 한다. 감염이 되어서 내용물이 농으로 되면 농낭포(pyocele)라고 한다.

증상 : 압박에 의한 증상으로 안와 방향에 압박이 생기면 안구돌출과 안구편위가 생기므로 복시가 생긴다.

치료 : 대부분 부비동염 수술과 같은 방법으로 비내시경을 이용하여 동벽을 제거함과 동시에 비강과의 통로를 넓게 만들어주는 조대술을 시행하며 병변의 크기가 굉장히 큰 경우나 안와나 두개내로 침범한 경우 전두동을 통한 골성형술적 접근(osteoplastic approach)을 시도하기도 한다.

하이라이트

- 비중격만곡증의 증상으로 코막힘이 가장 흔하고, 그 외에 후각장애, 두통, 비출혈 등도 나타날 수 있다.

- 만성비염 또는 비후성비염의 원인으로 먼지나 연기, 기타 여러 만성적인 자극이 있는 경우, 급성비염의 반복, 부비동염, 아데노이드 질환 등을 들고, 치료는 원인 자극을 피하고, 아데노이드, 부비동염 등을 우선 치료하고, 약물요법으로 항히스타민제, 국소 스테로이드제 등이 도움이 되고, 수술적 요법으로 하비갑개절제술 등이 있다.

- 알레르기비염에서는 유발물질(항원)이 비강으로 들어와 mast cell에 붙어있는 IgE에 결합해서 histamine, prostaglandins, leukotriene을 분비시켜 증상을 유발한다. 우리나라에서 흔한 주요 항원은 집먼지 진드기이며, 애완동물털, 꽃가루, 곰팡이포자 등도 있다.

- 알레르기비염의 증상은 재채기, 코막힘, 수양성비루 등이며, 특징적인 소견은 창백한 비점막과, 비점막의 종창, 수양성 비루 등이다. 진단은 피부반응검사, 혈청학적검사(RAST, MAST 혹은 CAP 검사) 등을 통해 원인 항원을 찾을 수 있으며 피부반응검사는 알레르기 항원을 찾는 데 도움이 되는 중요한 검사로 비교적 안전하다는 장점이 있으나, 복용한 약물에 의해 영향을 받게 된다. 면역학적 검사로 흔히 MAST 방법이 사용되는데, 많은 종류의 항원을 동시에 검사할 수 있으며, 약물에 영향을 받지 않는 장점이 있다.

- 알레르기비염 치료로써 집먼지 진드기의 회피요법으로 베개나 침대 매트리스를 커버로 감싸고, 침구류나 인형 같은 물건들을 55도 이상의 온도로 자주 세탁하고, 카펫을 치우고, 청소 시에 HEPA 필터가 장착된 제품을 사용하는 것은 모두 집먼지 진드기 항원을 줄이기 위해 중요한 방법이다. 약물요법은 경증 간헐적 알레르기비염의 경우에는 경구용 항히스타민제, 중증 알레르기비염에서는 국소스테로이드제가 치료의 중심이 된다. 1차 약물요법 2~4주 후에는 증상에 대한 재평가를 실시해야 한다.

- 약물중독성비염은 약물을 과도하게 사용한 경우 발생하는데, 비강에 사용하는 국소혈관수축제를 만성적으로 사용한 경우 흔히 발생하고, 약물유발성비염은 Reserpine, Guanethidine, Phentolamine, Methyldopa, 경구피임제 등 코질환을 유발하는 것으로 알려진 약제 사용 후에 발생한다.

- 비강이물의 경우 2~3세 어린이에게 많이 발생하는 질환으로 단추, 건전지, 구슬 등 무기물과 풀잎 등의 유기물 등 다양한 이물이 존재한다. 성인에서는 정신이상자가 이물을 넣거나, 수술을 받을 때 사용한 거즈가 비강에 남아 있는 경우 발생한다. 대개 한쪽 비강에서 악취가 나는 혈성 농성 분비물이 있으면 의심하고 확인 후 제거한다.

하이라이트

- 급성부비동염의 경우 비폐쇄감, 비루, 후비루, 안면부위의 동통과 압통, 후각장애 등이 발생할 수 있고, 두통, 발열, 식욕부진 등 전신증상이 동반되기도 한다. 만성부비동염의 경우 비폐색, 비루, 안면통 또는 압박감, 후각장애 등 급성부비동염의 증상과 유사한 증상이 3개월 이상 지속되는 경우를 의미한다.

- 급성부비동염의 흔한 원인균은 S *pneumonia*, H *influenza*, S *pyogenes* group A, B, C, anaerobes, S *aureus*이고, 만성부비동염의 흔한 균은 α-hemolytic Streptococcus, S aureus, M catarrhalis, Hemophilus 등이며, 혐기성균으로 Peptostreptococcus, Prevotella 균, Bacteroides, Fusobacterium 등이다. 부비동염의 진단에서 환자의 병력이 가장 중요하다. 비내시경검사에서 화농성 비루가 확인되면 침범된 부비동의 위치를 파악할 수 있으며, 단순방사선검사는 진단을 뒷받침하는 보조 수단으로 Water's, Caldwell, Lateral 영상이 유용하다. 부비동 CT의 경우 부비동 점막의 병변과 해부학적 구조를 확인할 수 있어서 특히, 수술 전 준비에서 필수적인 영상검사이다.

- 급성부비동염의 합병증은 위치에 따라 안와합병증과 두개내합병증으로 나뉠 수 있다. 안와합병증으로 안와주위염, 안와봉와직염, 안와골막하 농향, 안와농양, 해면정맥동 혈전, 두개내합병증으로 골수염, 뇌수막염, 경막하농양, 뇌농양으로 구분할 수 있다.

- 만성전부비동염 (chronic pansinusitis)의 경우 해부학적으로 모든 부비동, 즉, 사골동, 상악동, 전두동, 접형동에 만성염증이 발생한 것을 의미하고, CT 소견에서 모든 부비동 점막에서 염증성 병변이 관찰된다.

- 내시경을 이용한 진단의 경우 녹화 등으로 검사 및 수술 자료를 객관적으로 관리할 수 있어 협진이나 교육 목적으로 우수하다. 내시경수술의 경우 회복 가능한 점막을 최대한 보존하면서 수술이 가능하므로 수술 후 회복이 빠르고, 여러 기관의 기능을 보전할 수 있으며 외부절개를 통한 방법으로는 시야를 확보하기 어려운 병변의 접근이 용이하다.

- 만성부비동염은 약물치료보다는 수술적 치료가 필요한 경우가 많다. 수술적 치료의 원칙은 첫째, 분비물의 배설장애를 제거하고 둘째, 통기성을 회복시켜 주는 것이고, 일반적으로 1차적인 수술 치료로서 자연 배설구를 넓혀주면서 상악동, 사골동 등 병적인 점막 부위를 제거하는 내시경 부비동수술을 시행한다. 내시경 수술은 부비동 환기를 회복시키고, 점막을 최대한 보존하는 방법이다. 동점막의 병변이 심하여 비가역적일 경우, 또는 내시경수술로 접근하기 어려운 경우에 근치적 수술인 Caldwell-Luc 수술을 고려한다.

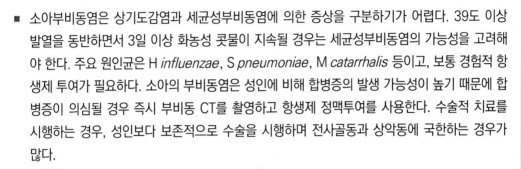

■ 소아부비동염은 상기도감염과 세균성부비동염에 의한 증상을 구분하기가 어렵다. 39도 이상 발열을 동반하면서 3일 이상 화농성 콧물이 지속될 경우는 세균성부비동염의 가능성을 고려해야 한다. 주요 원인균은 H *influenzae*, S *pneumoniae*, M *catarrhalis* 등이고, 보통 경험적 항생제 투여가 필요하다. 소아의 부비동염은 성인에 비해 합병증의 발생 가능성이 높기 때문에 합병증이 의심될 경우 즉시 부비동 CT를 촬영하고 항생제 정맥투여를 사용한다. 수술적 치료를 시행하는 경우, 성인보다 보존적으로 수술을 시행하며 전사골동과 상악동에 국한하는 경우가 많다.

■ 비인강혈관섬유종은 임상적으로 15세 전후의 남자에게 주로 생기고 비폐색과 다량 출혈을 특징으로 하는 고도로 혈관이 많은 양성종양이다. 종양의 주위 침범 정도에 따라 후각이상, 이충만감, 얼굴부종, 콧물, 얼굴 및 입천장의 변형 등이 나타날 수 있다. 조직검사 시 심한 출혈이 유발될 수 있으므로 영상진단과 혈관조영술로 진단할 수 있다. 치료는 내시경적 접근법이 주로 사용되고 있다.

■ 도립유두종은 임상적으로 비강과 부비동에 발생하는 양성종양 중 하나로, 주로 일측성으로 비강의 외측벽에서 발생하여, 중비도에서 흔히 발견된다. 국소적 침습성으로 주변골조직을 파괴할 수 있고, 수술 후에도 재발이 흔하고, 악성으로 전환이 가능하기에 주의하여야 한다. 내시경적으로 표면이 불규칙하고 조직학적으로 상피층이 상피하 기질로 손가락 모양으로 함입되는 것이 특징이다.

IV. 외상 외비의 형태이상 및 외비성형술

1. 악안면외상의 응급처치를 설명할 수 있다.
2. 악안면골절의 진찰소견과 진단방법을 설명할 수 있다.
3. 비골골절의 진단 방법 및 치료시기를 선택할 수 있다.
4. 비출혈의 원인을 설명할 수 있다.
5. 코성형술의 종류와 적응증을 설명할 수 있다.

1. 악안면외상(Maxillofacial injury)

안면골절은 위치에 따라 얼굴의 상부(전두골, 측두골, 전두동), 중간부(상악골, 비골, 협골, 안와), 하부(하악)의 골절로 나누게 되는데, 가장 흔한 골절은 비골골절이다. 안면골절의 대부분은 교통사고, 폭력사고, 미끄러짐 등에 의해 많이 발생한다. 안면부의 외상은 이비인후과, 안과, 성형외과, 치과 등 여러 과와 긴밀한 협조하에 치료계획을 세워야 한다.

1) 악안면외상의 응급처치

안면외상환자에서 먼저 생각해 보아야 할 것은 두부외상, 기도폐쇄, 심한출혈에 의한 쇼크 등이다. 따라서 활력 징후를 제일 먼저 확인해야 한다.

기도폐쇄는 가장 신경 써야 할 부분이다. 상악 또는 하악골 골절에서는 기도유지를 해야할 필요성이 크다. 혀 전체가 후방으로 편위될 수 있으므로 턱을 손으로 전방 견인시키거나 구강기도유지기, 비인두튜브 등을 사용해서 기도확보를 신속히 해야 한다.

기관내삽관(intubation)이 가능한 환자의 경우에는 기관삽관이 필요한 경우도 있고, 응급상황에서는 윤상갑상막절개술이나 기관절개술이 필요할 수도 있다.

지혈 또한, 중요하다. 일반적으로 비출혈은 자연적으로 멈추지만 경우에 따라서 비강 패킹이 필요할 수 있다.

안면외상에 동반된 다발성 골절이나 흉곽 내 손상, 복부출혈 등에 의해서도 쇼크을 일으킬 수 있으므로 해당 과의 의사와 긴밀히 협조하여 쇼크의 발생을 면밀히 감시해야 한다.

2) 악안면외상의 진단

　　신체검사 소견에서 외상부위의 압통이나 출혈, 감각이상이 있으면 외상을 의심할 수 있으나, 환자가 의식이 없는 상태라면 영상의학적검사 등으로 외상부위를 확인해야 한다.

　　두부외상을 확인하기 위해 두피의 외상, 열상, 출혈 등을 확인해야 하고, 활력징후의 변화, 동공의 반응, 사지의 움직임 등을 확인해야 한다. 두부손상 환자에서 동공이 산동되어 있거나 하면 두개내혈종도 가능성 있으므로 주의해야 한다. 귀를 통한 출혈이 있으면 측두골 골절, 뇌척수액이 귀나 코를 통해 유출될 때에는 두개저골절을 의심할 수 있다.

　　영상의학적검사방법으로 단순촬영이나 전산화단층촬영(CT), 자기공명영상(MRI)이 모두 도움이 될 수 있다. 다만, 골부위를 확인하는 데에는 안면부 CT가 가장 유용하다. CT의 경우 골절의 복잡성과 정도를 잘 확인하기 위해 1~2mm 간격으로 세밀하게 측정하는 것이 좋다.

3) 비골골절(Nasal bone fracture)

원인 : 비골골절은 안면부 골절 중 가장 흔하며, 외상(폭행, 넘어짐)이 가장 주된 원인이다. 남성에서 흔하게 일어난다.

증상 : 외비의 변형, 부종과 통증, 출혈, 열상, 비출혈, 골절단염발음(Crepitus) 등이 주증상이다 (그림 29).

진단 : 과거에 코를 다친 적이 있는지도 알아야 하고, 과거 비중격수술 병력 등의 여부도 확인해야 한다. 비골골절에 동반된 비중격골절에 따른 비중격혈종 여부를 확인하기 위해 비

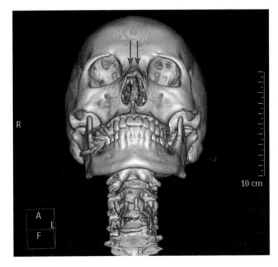
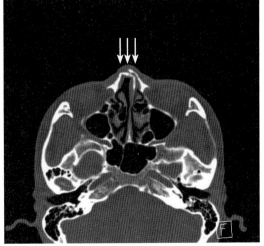

그림 29 비골골절

내시경소견도 확인하는 것이 중요하다. 일상적인 비골골절에 대해 단순방사선검사는 위양성 또는 위음성으로 해석되는 비율이 높아서 큰 도움이 되지 않는 의견도 있지만, CT와 더불어 가장 많이 시행되는 검사이다. 고해상도 CT를 보통 촬영하여 골절을 확인하고 수술적 치료 시에도 참고한다.

치료 : 코와 주변조직 종창이 경미한 환자는 수상 직후에 정복을 시행할 수 있다. 종창이 심하면 가라앉기를 기다려 평가하고 정복술을 시행한다. 성인의 경우에는 5~10일 이내 골부의 가동성이 있을 때 수술을 하는 것이 좋고, 소아의 경우에는 성인보다 조금 일찍 수상 후 3~7일 이내 수술을 하는 것이 좋다. 일반적으로 폐쇄적정복술(Closed reduction) 만으로 정복이 가능하지만, 심하게 골절되었거나, 폐쇄적정복술을 시행해도 만족스럽게 정복이 되지 않는 경우 개방적정복술(Open reduction)을 시행하기도 한다. 폐쇄적정복술의 경우 대개 국소마취로 시행할 수 있으나, 소아의 경우에는 전신마취가 더 선호된다. 단순함몰 골절은 Boies elevator를 이용해서 정복하며, 탈구된 중격은 Asch 겸자를 이용해서 간단히 정복할 수 있다. 폐쇄적정복술의 성공률은 60~90%로 다양하게 보고되고 있다.

합병증 : 비중격혈종은 코의 지속적인 통증 및 과도한 종창 소견이 있을 경우 의심할 수 있다. 절개 및 배농하고 배액관을 거치하거나 압박해야 한다. 혈종이 배액이 잘 되지 않을 경우 연골이 허혈성 괴사를 일으켜 안비(saddle nose)의 원인이 될 수 있다. 또한, 정복술 후에도 외비변형이 남을 수 있고, 비중격의 변형, 비내 유착이나 반흔 등이 남을 수 있다. 외상 후 3~6개월 이상 지난 후에 이러한 변형 등은 추가적인 수술을 시행할 수 있다. 다만, 소아의 경우는 코의 성장이 끝나는 시기(15~16세 이후)까지 연기하는 것이 좋다.

4) 안와외향골절(Blow out fracture of the orbit)

원인 : 안와벽이 안와로부터 외측으로 골절, 전위되는 것으로 안와저와 안와 내벽에서 흔하게 발생한다. 안와 내벽의 두께는 0.5mm 정도, 안와 하벽의 두께는 1mm 정도로 측정되어 안와 하벽이 더 두껍지만, 안와 내벽은 사골동의 격벽에 의해 지지를 받아 안와하벽골절이 더 빈번하게 일어난다.

증상 : 증상과 징후는 골절부위에 따라 다르다. 부종이나 반상출혈이 많이 나타난다. 일시적인 감각소실이 나타나기도 한다. 안구운동의 제한, 복시, 안구운동 시 통증 등이 나타나기도 한다. 손상에 의해 안구주위 조직이 포착(entrapment)될 경우 안구 운동이 제한되어 복시 등의 증상이 심해진다. 피하기종이나 안와기종, 비출혈이 관찰되기도 한다.

진단 : 양측 눈에 대한 검진이 중요하다. 견인검사(Forced duction test)를 통해 안구 근육의 포착여부를 알 수 있다. 이는 국소마취제를 하결막에 투여후, 미세한 겸자로 결막을 잡고

안구를 움직여보는 검사이다. 정상안과 비교해서 잘 당겨지지 않으면 심한 근육포착이 되었음을 알 수 있다. CT 검사는 안와외향골절을 진단하기 위해 가장 중요하고 정확한 진단방법이다(그림 30, 31).

치료 : 보존적인 치료로 일단 코를 풀지 않게 하는 게 중요하다. 코를 풀게 되면 안와기종이 발생할 가능성이 높아진다. 얼음찜질과 스테로이드 등을 투여하여 안구 부종을 줄일 수 있다. 많은 환자들이 이러한 보존적인 치료만으로도 회복이 된다. 수술이 필요한 경우는 3mm 이상의 안구함몰, 안구조직의 포착이 확실한 경우, 복시가 2주 이상 지속되거나 새로이 발생하는 경우, 광범위한 골절이 보이는 경우이다. 수술은 눈 주위 절개를 통해 수술하거나 상악동을 통하거나 비내시경을 이용한 비강으로 접근해서 골절부위를 확인하고 골편이나 인공이식물로 복원하는 방법을 많이 사용한다.

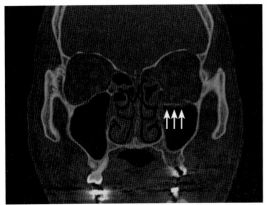

그림 30 안와하벽골절의 CT 소견

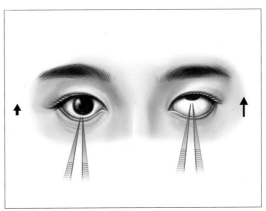

그림 31 Forced duction test

2. 비출혈(Nasal bleeding, epistaxis)

원인 : 비강 및 부비동의 골절, 안면골절 등의 외상에 의해 비출혈이 발생할 수 있으나, 원인을 알 수 없이 비점막이 손상되어 출혈이 발생할 수 있다. 구조적인 원인으로 심한 비중격 만곡증은 비강의 공기흐름을 방해하며 점막의 변화를 일으킨다. 상기도감염, 알레르기, 부비동염 등은 종종 비출혈을 동반한다. 아직까지 논란이 있으나 고혈압을 포함한 혈관의 경화성 변화도 비출혈을 일으키는 원인일 수 있다. 또한, 혈우병이나 항응고제를 복용하는 경우에도 비출혈을 야기할 수 있다. 코에 분포하는 동맥은 코의 후방으로부터 들어오는 외경 동맥계와 상부에서 들어오는 내경 동맥계가 있으며(코의 형태와 기능 참조),

비중격의 전하방에는 많은 동맥혈의 모세혈관 문합이 모여 있어 Kiesselbach's area라고 불리우며, 이 부위는 점막하 조직이 적고, 혈관이 연골과 점막 사이에 위치하고 있어 외상을 받기 쉬우므로 비출혈 환자의 90%가 이 부위에서 출혈한다.

반면 비강의 후방부 출혈은 외경 동맥의 분지인 내상악동맥의 분지가 분포하며, 하비갑개 외측연의 후반부에서 연구개 후반부에 걸쳐 발달된 정맥총인 Woodruff plexus에서 많이 발생한다. 이 부분의 출혈은 지혈이 어렵고 재발도 잦은 편이다. 비교적 나이가 많은 40~50대 동맥경화나 고혈압의 병력이 있는 환자들에게서 잘 발생한다.

치료 : 응급 상황이 아니라면 출혈의 방향, 출혈 시간, 콧구멍 쪽으로 먼저 흘러나왔는지 아니면 코 뒤쪽 비인두방향으로 먼저 흘러내렸는지 청취를 해보면 비출혈의 부위를 찾아보는게 도움이 된다. 생체 활력징후를 측정하고, 맥박이 빠르거나 피부가 차갑고 창백하다면 혈액감소를 생각해서 혈관을 확보하고 수액공급을 한 상태에서 치료를 시작하는 게 좋다. 제일 중요한 점은 환자를 안정시키는 것이다. 비강내를 깨끗이 흡입하여 출혈부위를 정확히 찾은 다음 바세린 거즈를 넣어 그 부위에 압박한다. 대부분은 전방압박 혹은 전방탐폰으로 지혈되나 아주 심한 비출혈 특히, 비강의 후방으로부터의 출혈에는 후비공으로부터 압박하는 방법을 시행하기도 한다(그림 32). 출혈 부위가 명확하면 10% 초산은이나 전기로 소작하여 지혈하기도 한다. 이런 방법으로도 지혈이 안되는 외경동맥성의 출혈에는 외경동맥이나 상악동맥의 결찰을, 내경동맥의 출혈에는 전사골동맥을 결찰하기도 한다. 패킹이나 동맥결찰술로도 잘 치료되지 않는 비출혈 환자의 치료에는 영상의학과의 도움을 받아 동맥색전술을 시행하는 것이 좋다. 성공률은 71~95%로 보고되고 있다. 색전술의 경우 합병증도 발생할 가능성이 있는데, 혈전이나 피부괴사, 뇌혈관 사고, 반신마비, 안면마비, 실명 등이 발생할 가능성이 있다. 하지만 수술이나 비강 패킹으로도 지혈이 잘 되지 않은 혈관도 치료할 수 있어 임상에서 유용한 경우도 많다. 색전술은 외경동맥의 분지를 막는 데는 효과적이나 내경동맥의 분지를 시술하는 것은 실명 등의 부작용이 발생할 수 있어 매우 위험하다.

A : 전비강 패킹

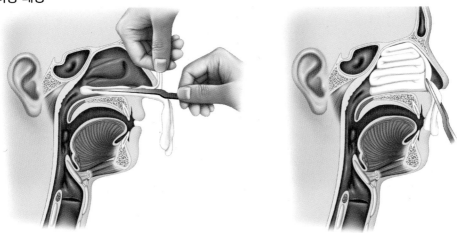

B : 후비강 패킹

후인두끈

비인두 패킹

카테터를 넣고 잡아 당겨서
비인두 패킹을 한다.

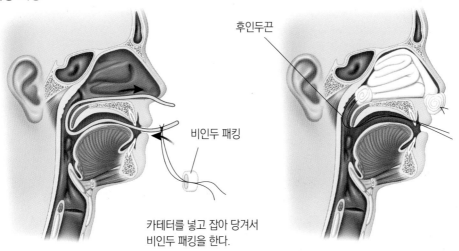

그림 32 A: 전비강 및 B: 후비강 패킹

3. 외비의 형태이상(Deformity of the external nose) 및 외비성형술(Rhinoplasty)

코의 미적인 문제나 기능적인 문제를 교정하는 수술을 비성형술이라고 한다. 여기서는 대표적인 형태이상인 사비, 곡비의 교정방법, 융비술과 비첨성형에 대해 간단하게 알아보기로 하겠다.

1) 사비(Deviated nose)

원인 : 사비란 코가 지지골격의 소실이 없이 안면의 수직선에서 벗어나 치우쳐진 상태를 말한다. 두개골과 안면골의 발육부전, 출생 시의 손상, 하비갑개나 중비갑개의 비후, 비용, 이물에 의한 압박, 수술 후 발생, 외상 등의 원인 때문에 발생하지만, 가장 흔한 원인은 외상에 의해 발생한다(그림 33).

치료 : 만곡된 부위에 따라서 수술적 치료 방법이 달라진다. 외비성형수술을 시행할 수 있으며, 피부절개의 위치에 따라서 비외접근법과 비내접근법으로 나눌 수 있다. 비외접근법은 수술 시야를 확보하기 쉬워 변형 부위 관찰이 용이하고, 수술적 조작이 쉽다. 다만 광범위한 박리 이후에 연조직의 반흔과 구축으로 추후 코의 외형에 영향을 줄 수 있으므로 비내접근법이 시도되기도 한다.

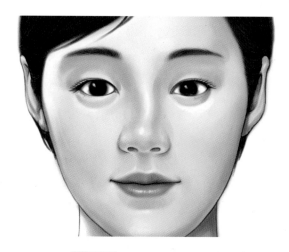

그림 33 사비(Deviated nose)

연골성사비의 교정방법 및 술기로는 대표적인 것이 Spreader 이식방법이다(그림 34). 상비익연골과 비중격연골접합부에 절개를 시행하여 비중격의 점막성 연골막을 비중격으로부터 박리하여 점막성 연골막하 터널을 만든 후에 연골성 이식편을 삽입하고 비중격 연골, 상비익 연골과 봉합하여 만곡을 교정하는 방법이다. 이식편의 크기는 상황에 맞추어 결정하게 되고, 비중격 연골이 가장 많이 사용되나, 늑연골, 이개연골 등을 사용해서 Spreader 이식술을 시행하기도 한다.

골성사비의 교정방법은 절골술(Osteotomy)을 시행하여 골부위를 정중앙으로 이동시켜 교정하는 방법이다. 절골술을 시행하는 위치에 따라 내측절골술과 외측절골술, 중간절골술로 나누게 된다. 이렇게 내측 혹은 외측절골술을 시행하여 골성비배를 움직이게 하면 사비를 교정할 수 있다.

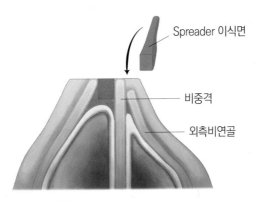

Spreader 이식면

비중격

외측비연골

그림 34 편측 Spreader 이식술

2) 곡비(Hump nose)

원인 : 곡비는 서양인들에게 매우 흔하고, 한국인들에게는 상대적으로 적은 편이지만 근래 들어 외상, 외모의 서구화 등으로 인해 환자들이 증가하고 있다. 유전적 요인과 외상이 두 가지 큰 원인으로 알려져 있으나 대부분에서 명확한 원인은 알 수 없다(그림 35).

치료 : 일반적으로 단순한 곡비가 있을 경우 비내접근법을 통한 간단한 rasping(긁어 갈아내는 것) 만으로 교정이 될 수 있으나, 복잡한 경우는 비외접근법을 이용한 수술방법이 용이하다. 비혹 부위를 연골은 수술용 메스, 골부위는 절골도를 이용해서 한꺼번에 제거하는 것이 좋다. 이렇게 곡비를 제거하면 Open roof deformity(곡비를 제거하여 비배부가 넓어진 현상)가 생기게 되고 이것을 교정하는 데 있어 절골술이 필요하다(그림 36). 비혹을 교정할 때에는 단순히 비혹을 제거하는 것 외에 비첨성형술이나 융비술을 함께 시행해야만 미적인 결과를 얻을 수 있는 경우도 많다.

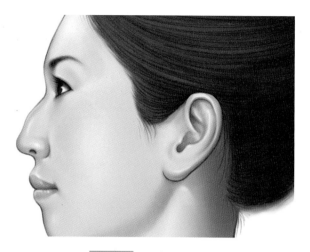

그림 35 곡비(Hump nose)

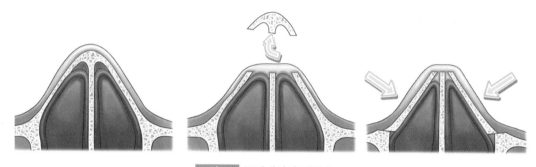

그림 36 곡비에서의 절골술

3) 융비술(Augmentation rhinoplasty)

서양인과 달리 동양인은 코가 넓고 상대적으로 낮고 평평한 비배를 보이는 경우가 많다. 이런 코 모양을 교정하기 위해 융비술을 시행하는 경우가 많다.

(1) 융비를 위한 재료

- **자가연골 및 자가 골 조직** : 수술 환자 신체의 다른 부위에서 연골이나 골 조직을 채취하여 융비술을 위한 재료로 사용할 수 있다. 면역반응이 일어나지 않아 가장 이상적인 물질이라고 할 수 있으나, 삽입된 연골이나 골이 시간이 지남에 따라서 흡수될 수 있으며, 연골 채취를 위한 피부 절개나 또 하나의 수술부위가 생길 수 있다는 단점이 있다. 많이 채취하는 조직으로 비중격연골을 사용할 수 있는데, 비중격만곡증 등을 해결하면서 연골을 채취할 수 있어 장점이 있지만, 다량의 연골을 얻기에는 제한이 있고, 비중격수술로 인한 안비, 비중격

천공 등의 합병증이 발생할 가능성이 있어 단점도 존재한다. 귀연골 조직도 많이 사용되며, 비교적 다량의 연골을 채취할 수 있지만, 곧은 부위가 많지 않아 비배(dorsum)에 사용하기가 어렵다. 늑연골도 많이 사용되는 조직이다. 늑연골은 많은 양을 채취할 수 있는 큰 장점이 있고, 염증에 강하며 흡수율이 적다.

— Silicone : 안정된 구조로 조직반응을 적게 일으키고, 조작이 편하며 안정성이 확보되어 있다는 장점이 있으나, 삽입물이 피부를 통해 비춰지거나 , 주변 결합조직과 잘 결합되지 않아 이식물이 움직일 수 있다. 또한, 염증으로 인해 감염되거나 피부바깥으로 탈출될 수 있다는 단점이 있다.

— Gore-tex : Silicone 다음으로 가장 많이 사용하고 있는 재료로 조직반응을 적게 일으키고, 내부가 다공성 소재로 되어 있어, 주변조직이 잘 자라들어가 이식 시에 안정감을 높일 수 있다는 장점이 있다. 하지만 가격이 비싸고, Silicone에 비해 감염 시 제거가 어려울 수 있다. 또한, 시간이 오래 지난 후에 염증 반응이 일어날 수 있다.

(2) 융비술 수술방법

— 비배의 골막하부층을 찾아 Joseph 거상기로 작은 터널을 만들어 이식물을 삽입하되, 위로는 비근점 아래로는 상외측 비연골까지만 위치하게 한다. 비첨부까지 Silicone이나 Gore-tex가 위치할 경우 이탈, 감염, 미용적으로 불균형이 발생할 수 있다.

4) 비첨성형술(Nasal tip sugery)

비첨성형술은 비성형술에서 수술방법이 가장 다양한 분야이다. 또한, 여러 가지 방법들이 다양하기에 모든 기법을 자세히 기술하기는 어렵다. 크게 봉합을 이용한 비첨성형술식기법, 연골이식을 이용한 방법 등이 있다.

하이라이트

- 악안면외상에서 응급처치로서 vital sign을 먼저 점검하고, 기도폐쇄를 여부를 확인하여 기도 유지를 위해 필요하면 기관내삽관이나 기관절개술을 시행하여야 한다. 비출혈 등 기도 출혈은 기도유지나 흡인성폐렴의 문제가 될 수 있으므로 지혈이 중요하고, 경우에 따라서 비강 패킹이나 지혈을 위한 수술이 필요한 경우도 있다. 악안면외상에서 다발성골절이나 흉곽내 손상, 복부 손상 등에 의한 출혈성 저혈압을 일으킬 수 있으므로 해당과 의사와 협진하에 쇼크의 발생도 유의해야 한다.

- 진찰소견상 압통이나 출혈, 감각이상은 악안면외상의 가능성을 시사하고, 의식이 없는 경우에는 영상의학검사로 외상부위를 확인해야 한다. 두부 손상 환자에서 동공이 열려 있으면 두개내 혈종을, 귀를 통한 출혈이 있으면 측두골골절을, 그리고, 뇌척수액이 귀나 코를 통해 유출되는 경우는 두개저골절을 의심해야 한다. 진단목적으로 단순촬영, 전산화단층 촬영, 자기공명영상이 사용될 수 있으나 골절 부위를 확인하는 목적으로는 안면부 CT가 가장 좋다.

- 단순방사선검사도 비골골절 진단에 도움이 되지만, 대개 1mm 간격으로 촬영되는 고해상도 CT를 촬영하게 된다. 성인의 경우 수상 후 5~10일 이내에 골부의 가동성이 있을 때 수술하는 것이 좋고, 소아의 경우는 성인보다 조금 일찍 수상 후 3~7일 이내에 수술을 하는 것이 좋다.

- 비출혈의 발생은 골절 등 외상에 의한 경우도 있고, 원인 미상인 경우도 많다. 구조적 이상으로 심한 비중격만곡증, 상기도감염, 알레르기, 부비동염 등이 종종 비출혈을 동반하기도 한다.

- 연골성 사비를 교정하기 위해 Spreader graft 등의 방법이 이용된다. 골부의 만곡은 절골술을 이용해서 골부위를 정중앙으로 이동시켜 교정한다. 곡비의 경우는 단순한 곡비의 경우는 Rasping만으로 해결되는 경우도 있지만 절골도를 이용해서 비혹절제를 시행하는 경우도 많다. 낮은 비배의 경우는 자가연골, 실리콘, 고어텍스 등의 삽입물을 이용해서 융비술을 시행한다. 비첨 성형술의 경우 봉합법이나 연골이식을 통해 비첨의 모양을 개선하는 방법이 많이 이용된다.

V. 코골이와 폐쇄성수면 무호흡

학습 목표

1. 수면무호흡을 정의하고 임상양상을 열거할 수 있다.
2. 폐쇄성 수면무호흡의 치료방법을 설명할 수 있다.

수면무호흡은 수면 중 숨을 쉬지 않는 증상을 의미하고 수면 중 심한 코골이, 무호흡과 더불어 주간기면, 심혈관 질환 등의 수면장애로 인한 합병증이 동반되는 경우를 말한다. 수면무호흡은 호흡중추에 의한 호흡운동 노력의 동반 유무에 따라 폐쇄성(obstructive), 중추성(central), 그리고 혼합성으로 분류하는데, 전체 수면무호흡증 환자의 90% 이상이 폐쇄성 수면무호흡으로 알려져 있다.

환자나 보호자를 통해 정확한 병력청취를 하여야 하고, 이비인후과 진찰, 비강 및 후두내시경 검사, 영상의학적검사로 폐쇄부위의 정확한 평가가 이루어져야 하며, 단순한 코골이와 수면무호흡증을 구별하는 데는 수면다원검사(Polysomnography)가 필수적이다. 수면다원검사는 환자가 자는 동안 뇌파, 팔다리의 움직임, 심전도, 호흡형태 등을 관찰 기록하는 것으로 무호흡증의 심한 정도와 최선의 치료법을 결정하는 데 도움이 된다.

주간 활동 시 졸리는 정도를 알아보기 위하여 주간기면지수(Epworth sleepiness scale; ESS)라 하여 정도를 파악하는 설문조사법이 소개되어 있다. 환자는 각각의 경우를 전혀 졸리지

표 3. 기면증

주간기면증의 8가지 상황
1. 앉아서 책을 볼때
2. TV 시청 중
3. 회의 중에 하는 일 없이 앉아 있을 때
4. 운전하지 않으면서 자동차를 한 시간 이상 타고 갈 때
5. 오후에 상황 만료되어 누울 때
6. 다른 사람과 앉아서 대화할 때
7. 점심식사 후 조용히 앉아 있을 때
8. 자동차 운전 중 수 분간 대기상태가 될 때

않으면 0, 가끔 졸음에 빠질 경우 1, 상당히 졸음에 빠질 경우 2, 매우 많이 졸음에 빠지면 3으로 점수를 자가로 매기게 된다. 합계가 10 이상이면 과도한 주간 졸림증이며, 수면장애를 체크하는 것이 좋다.

1. 코골이, 수면무호흡증의 진단(Diagnosis of snoring and sleep apnea)

수면무호흡증을 진단하려면 먼저 무호흡, 저호흡에 대한 이해가 필요하다. 무호흡(Apnea)은 구강과 비강을 통해 10초 이상 정지하는 것을 의미하며, 검사에서 사건 전 기저치의 90% 이상 최고기류가 감소하는 경우를 말한다. 저호흡(Hypopnea)은 검사에서 사건 전 기저치의 30% 이상 최고기류가 감소하는 경우, 이러한 감소가 10초 이상 지속되고, 기저치보다 3% 이상의 산소포화도 감소가 있거나 각성과 관련되는 경우를 모두 만족하는 경우로 정의한다. 호흡노력과 관련된 각성(Respiratory related arousal, RERA)의 경우에는 수면 중 호흡 노력의 증가에 의해 초래되는 각성상태를 의미하는 것으로, 무호흡이나 저호흡의 정의에 맞지 않고, 식도내압 측정에서 적어도 10초 이상 지속되는 호흡노력의 증가가 각성을 일으킬 때를 의미한다.

성인의 수면무호흡은 수면다원검사의 전체 수면시간이나 검사실 외 수면검사에서 한 시간당 5회 이상의 폐쇄성호흡사건(Apnea, Hypopnea, Respiratory related arousal)이 있으면서 환자에게 다음 4가지 증상 중 한 가지 이상이 있는 경우를 의미한다. 4가지 증상은 1) 환자가 낮 시간에 자주 졸림, 자고 난 뒤에 개운치 않거나 피로감 호소, 불면증 증상이 있는 경우, 2) 숨이 막히거나 숨을 헐떡이거나 호흡이 중지되면서 잠에서 깨는 경우 3) 같이 자는 사람에 의해 수면 중 습관적인 코골이 또는 호흡 장애가 관찰되는 경우 4) 고혈압, 기분장애, 인지장애, 관상동맥질환, 뇌졸중, 울혈성 심부전, 심방세동, 제2형 당뇨를 진단받은 경우이다. 수면검사에서 한 시간당 15회 이상의 폐쇄성 호흡사건이 있을 경우는 증상에 관계없이 진단할 수 있다.

수면호흡장애 지수(Respiratory distress index, RDI)를 기준으로 수면무호흡 환자의 중증도를 구분할 수 있는데, RDI는 무호흡 지수(AI, apnea index), 저호흡지수(HI, hypopnea index), 각성과 관련된 호흡노력(RERA, respiratory related arousal)을 합한 수치를 의미한다. 5 이상 15 미만은 경증, 15 이상 30 미만은 중등도, 30 이상은 중증으로 구분한다.

상기도 기도저항 증후군은 무호흡-저호흡 지수(Apnea-Hypopnea index, AHI)가 5 미만이라고 하더라도 다양한 주간증상을 겪으면서 각성과 관련된 호흡노력(Respiratory effort related arousal, RERA)이 증가되어 RDI가 5 이상으로 측정되는 경우를 의미한다.

또한, 단순 코골이는 AHI와 RDI가 5 미만으로 측정되며 코골이가 주로 관찰되는 경우를 의미한다.

2. 코골이, 수면무호흡증의 검사(Tests of snoring and sleep apnea)

신체검사는 가장 기본이 되는 진단으로 폐쇄적 수면무호흡과 관계있는 상기도 부위 즉, 비강, 비인강, 구인두, 하인두 및 후두 등을 면밀히 살펴봐야 한다. 흔히 나타나는 해부학적 소견으로는 과도한 인후부 조직, 낮게 내려와 있는 연구개, 편도선의 비대, 구개수(목젖)의 길어짐, 비대한 혀 등이다.

수면다원검사(Polysomnography)는 가장 중요한 검사이다. 전 야간 수면다원검사가 폐쇄성 수면무호흡 진단에 가장 정확한 검사로 되어 있으며, 검사를 통해 무호흡, 저호흡, 호흡과 관련된 각성 등을 파악할 수 있다. 수면의 양과 질의 특성을 파악하기 위해 뇌파, 안구운동, 심전도, 턱 밑 근육의 긴장도, 호흡측정, 기류변화, 산소포화도 측정을 통해 종합적으로 결과가 나오게 된다.

약물유도수면내시경(drug induced sleep endoscopy, DISE)은 최근 많이 시행되고 있는 검사로 약물로 인위적으로 수면을 유도한 상태에서 상기도의 폐쇄부위를 파악하는 검사이다. 수면유도를 위해 midazolam, propofol 등의 약물을 이용한다. 폐쇄부위를 기술하게 되는데 VOTE 분류법을 많이 이용한다. VOTE 분류법은 연구개(velum), 구인두(oropharynx), 설근부(tongue base), 후두개(epiglottis) 부위의 폐쇄정도를 각각 0, 1, 2로 나타내어 기술하도록 되어 있다.

영상의학적검사로 측면두개골 계측(cephalometry)을 통해 상악과 하악의 후방전위, 소하악증, 설골의 하방전위 등을 파악할 수 있다. 전산화 단층촬영(CT)으로 상기도 부위를 종합적으로 평가할 수 있는 장점도 있으나 방사선에 노출될 수 있고 허상이 생겨 정확한 검사가 이루어지지 않을 수 있고, 자기공명영상(MRI) 검사는 연부조직을 관찰하기 더 용이하고 3차원적인 평가도 시행할 수 있고 방사선 조사가 없어 장점이 있으나, 비용이 고가이다.

3. 코골이, 수면무호흡증의 치료(Treatments of snoring and sleep apnea)

치료는 크게 수술적인 치료, 양압호흡기(Positive airway pressure, PAP), 구강내장치(oral appliance), 비만에 대한 치료 등으로 나눠볼 수 있다. 기본적으로 비만이 있는 경우는 우선 체중을 줄여야 한다. 알코올, 수면제 및 안정제는 코골이와 수면무호흡을 악화시킬 수 있으므로 복용하지 않는 것이 좋다.

(1) 수술적인 치료

수술적 치료로 다양한 수술법과 삽입물이 개발되었으며, 최근에도 새로운 수술방법들이 시도되고 있다. 또한, 상기도의 한 부분을 교정하는 대신에 상기도의 여러 부분을 동시에 혹은 순차적으로 수술하는 다부위 수술(Multilevel surgery)이 좋은 결과를 보여주고 있다.

먼저 코막힘에 대한 비강내 수술이 있다. 기도저항을 높이거나 구강호흡의 원인이 되는 여러 해부학적인 이상소견(비중격만곡, 비용 등)을 치료하는 것은 수면무호흡증 치료에 도움이 될 수 있으나 비강수술 단독으로 객관적인 수면무호흡증을 호전시킨다는 보고는 드물다. 다만, 양압호흡기를 고려할 경우 치료의 순응도를 높이고, 처방압력을 줄이는 효과는 있는 것으로 보인다.

구개수구개인두성형술(Uvulopalatopharyngoplasty, UPPP)은 코골이 및 수면무호흡증의 대표적인 수술방법으로 대개 전신마취로 시행된다. 구개, 인두측벽에 있는 연부조직을 제거하거나 봉합하는 방법으로 구인두 기도를 확장시키는 술식이다. 보통 양측 편도선을 제거하고, 늘어져있는 연구개의 길이를 줄이는 방법으로 시행한다. 구개수는 술자에 따라 제거하거나 부분적으로 절제할 수도 있다. 수술 성공률은 보고자들마다 차이가 있지만 대략 40% 정도 되는 것으로 되어 있지만, 최근 수술적 폐쇄부위에 대한 평가 방법이 발달되어 다른 부위 수술과 동반 시행함으로 수술 성공률이 높아지고 있다.

구개근절제술(Palatal muscle resection)은 구개를 거상하는 연구개부분의 근육, 점막하조직을 절제 후 단단문합하여 구개를 거상시켜 수술하는 방법으로 최근 이용되고 있다.

설근부 수술방법으로 이설근 전진술은 하악의 하악융기(genial tubercle) 부위를 절제하여 전진시키는 방법으로 하악융기에 부착된 혀근육의 긴장도를 증가시켜 수면 시 혀가 후방으로 처지는 것을 방지하는 방법이다. 고주파설근부축소술도 시행되고 있는데 절제용 코블레이터(coblator)를 이용해서 설편도를 포함한 설근부를 절제하는 방식으로 수술한다.

이외에도 양악전진술(maxillomandibular advancement, MMA)은 상악과 하악을 동시에 앞으로 이동시켜 고정시키는 수술로 가장 치료 성공률이 높으나 가장 침습적인 수술로 합병증의 가능성도 있어 신중히 시행해야 한다.

(2) 구강내장치

일차적으로 단순코골이 환자나, 호흡장애지수 30 미만의 경증과 중등도 수면무호흡 환자들이 주된 대상이다. 치료성공률은 대략 50% 이상으로 보고되고 있다. 이 방법 또한, 부작용이 있을 수 있는데, 저작 시 턱관절의 불편감, 구강건조증, 치은, 혀, 치아의 불편감 등이 있을 수 있다. 장기간 사용 시 교합의 문제 등이 나타날 수 있으나 흔하지는 않다. 구강내장치의 순응도는 대략 76~90%로 보고되고 있다(그림 37).

(3) 양압호흡기

양압기치료는 마스크를 통해 상기도에 양압의 공기를 불어넣어 수면 중 발생하는 상기도의 폐쇄를 막는 방법이다. 일반적으로 중등도 이상의 폐쇄성수면무호흡 환자의 표준 치료방법으로 알려져 있다. 양압호흡기의 주된 문제점은 환자의 순응도이다. 수면 중 마스크를 착용해야 해서, 폐쇄공포감, 안건조증, 복부팽만, 비강건조감 등의 부작용이 발생할 수 있다. 순응도는 대략 40~80%로 보고되고 있다(그림 38).

(4) 비만치료

이외에도 비만치료가 중요하다. 치료 시 비만 및 과체중에 대한 고려를 해야 하며, 갑상선기능저하증, 말단비대증과 같은 내분비이상이 있을 경우 동반된 질환의 치료도 중요하다.

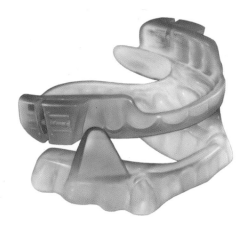

그림 37 구강 내 장치

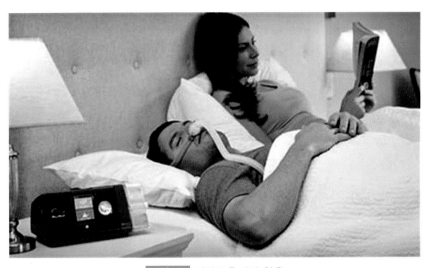

그림 38 양압호흡기의 착용

하이라이트

- 수면무호흡은 정의상 전체 수면에서 시간당 5회 이상의 폐쇄성무호흡(Apnea, Hypopnea, Respiratory related arousal)이 있으면서 1) 낮 시간에 자주 졸림, 개운치 않거나 피로감 호소, 불면증 증상 있는 경우 2) 숨이 막히거나 숨을 헐떡이거나 호흡이 중지되면서 잠에서 깨는 경우 3) 함께 자는 사람에 의해 수면 중 습관적인 코골이 또는 호흡장애가 관찰될 경우 4) 고혈압, 기분장애, 인지장애, 관상동맥질환, 뇌졸중, 울혈성 심부전, 심방세동, 제2형 당뇨를 진단받은 경우 중 한 가지 이상 증상이 있는 경우에 진단하고. 폐쇄성 무호흡이 시간당 15회 이상이 있는 경우에는 다른 조건과 관계없이 진단할 수 있다.

- 폐쇄성 수면무호흡은 우선 비만과 관련이 많으므로, 체중을 줄여야 한다. 음주 및 수면제 복용은 무호흡을 악화시킬 수 있으므로 피해야 한다. 수술적 치료로써 비강내 수술, 구개수구개인두성형술은 가장 대표적이고, 흔히 시행되는 수술방법이다. 양악전진술의 경우는 치료 성공률은 높으나 침습적인 방법이기 때문에 합병증 가능성에 대해서도 신중히 고려해야 한다. 단순 코골이나 경증의 수면무호흡의 경우 구강내 장치가 흔히 사용되고 있으며 중등도 이상의 폐쇄성 수면무호흡의 경우는 양압호흡기 치료가 권유될 수 있으나, 수면 중 마스크 사용의 순응도가 떨어지는 단점이 있다.

VI. 비강, 부비동의 육아종증, 악성종양

1. 비강, 부비동에 발생하는 육아종증 질환과 악성종양을 열거할 수 있다.

대부분 비강에 발생하는 육아종성 질환들은 비특이적인 증상을 보인다. 혈성 삼출액, 심한 가피가 형성이 되는 경우 육아종성 질환을 의심할 수 있다. 비강의 육아종성 질환으로 대표적인 질환은 웨게너 육아종증, 비결핵, 비라(nasal leprosy) 등이 있다. 육안으로 이 질환 들을 감별하기는 어려우며, 조직검사로 확진한다.

1. 웨게너 육아종증(Wegener's granulomatosis)

원인 : 괴사성 혈관염과 육아종성 염증이 특징으로서 주로 부비동 점막, 폐, 피부, 콩팥을 침범한다. 원인은 아직 잘 모르며 자가면역 질환 혹은 과민성 질환의 일종으로 생각되고 있다.

증상 : 주로 40~50대에 호발하며 남자에서 더 많이 발생한다. 증상은 상기도 또는 하기도에서 시작하며 특징적인 것은 잘 낫지 않는 비, 부비동염의 증상인 비폐색, 혈, 농성비루 등과 함께 비중격의 괴사로 콧등이 함몰되기도 하며 약 90%에서 신장의 침범이 있다. 흉부단순촬영, 소변검사, 혈액검사에서 이상소견이 있을 경우 진단에 특이적인 ANCA (Anti-neutrophil cytoplasmic antibody) 검사와 조직학적인 검사를 시행해 볼 수 있다. 조직검사에서 혈관염, 괴사성염증, 만성육아종성 염증의 3대소견이 나오거나, ANCA 양성이면서 조직검사의 소견이 2개 이상 나올 경우 확진할 수 있다.

치료 : Cyclophosphamide가 가장 좋은 치료제이며 스테로이드는 급성기나 증상이 심한 경우 도움이 된다.

2. 비결핵(Nasal tuberculosis)

원인 : 폐결핵이 선행하는 경우가 많으나, 폐결핵 없이 단독으로 발생하기도 한다.

증상 : 비폐색이 가장 흔한 증상이며, 비루, 가피형성, 비출혈 등의 증상이 발생한다. 심하면 비중격 연골부의 천공이 발생하기도 한다. 궤양이나 조직증식 등이 보이고 임상적으로 의심되면 조직검사로 확진한다. 조직검사상 건락괴사를 동반한 육아종병변이 보이면 진단에 도움이 되고, 균체 도말, 배양법으로는 발견할 확률이 낮다.

치료 : 장기간의 항결핵제의 투여로 치료한다.

3. 비강, 부비동의 악성종양 (Malignant tumors of the nose and paranasal sinuses)

원인 : 상악동에 생긴 암이 제일 많다. 조직학적으로 편평상피암(squamous cell carcinoma)이 가장 많고 그 외에 선암(adenocarcinoma), 선낭포암(adenoid cystic carcinoma), 악성흑색종(malignant melanoma) 등의 순서로 호발한다. 원인은 아직 알려져 있지 않으나 단지 사골동의 선암은 목재공장 노동자에서 빈도가 높은 것으로 알려져 있다. 초기에는 상악동 내에 국한되어 있으나 점차 진행하면 골벽을 파괴하여 주위로 침윤한다. 두개저, 상인두, 반대측 상악동까지 침범하는 경우도 있다. 또 경부 임파절은 약 10%에서 발견되고, 폐 등으로 원격 전이를 하는 경우도 있다.

증상 : 상악암은 초기에 호소하는 증상이 없는 경우도 많다. 초기증상으로는 일측성의 출혈성 비루와 비폐색이 많고 진행되면 주변 조직의 침범에 따라서 협부종창, 구개종창, 치통, 협부통, 두통, 협부 피부의 지각이상 등이 있고 안구를 압박하여 안구돌출이나 복시가 나타나기도 한다. 상인두로 진행하면 이관입구부를 막아서 삼출성 중이염의 증상을 일으킨다. 50세 이상이거나 증상이나 이학적 소견이 서서히 진행하는 경우, 이전에 부비동염의 증세가 없었던 환자는 보다 적극적으로 검사를 시행하는 것이 좋다.

진단 : 성인에서 수주 동안 지속되는 일측성 농성, 혈성비루가 있으면 일단 암을 의심하며 비경검사, 비인강검사를 하여 종괴가 보이면 조직검사로 확진 한다. X-선검사 특히, CT scan 혹은 MRI 등으로 암의 침윤범위를 잘 알 수 있다(그림 39). Caldwell-Luc씨 수술로 상악동을 시험개방하여 조직을 얻어서 병리조직검사를 실시하기도 한다. 보통 조직검사에서 암이 확진되었을 경우 국소전이, 원격전이를 확인하기 위해 양전자방출단층촬영(PET), 경부 CT 등을 촬영하게 된다.

치료 : 암의 치료방법에는 화학요법, 방사선치료법 및 수술의 세 가지가 있으며 수술 단독요법의 경우는 하부비강이나 비중격, 상악동을 침범하는 T1, T2 병기를 갖는 초기 저악성도 암에서 고려해 볼 수 있다. 더 진행된 암일 경우 방사선 치료나 항암요법 같은 보조 치료가 필요한 경우가 많다. 최근에는 내시경을 이용해서 종양을 절제하는 경우도 많다.

부비동 악성종양은 드물며 조직학적으로 다양해서 예후를 일반화하기는 어렵다. 여러 문헌고찰에 따르면 5년 생존율은 약 50% 정도이다. 비강에 종양이 존재하는 경우가 상악동이나 사골동에 존재하는 경우보다 예후가 좋은 편이다.

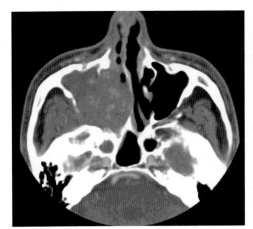 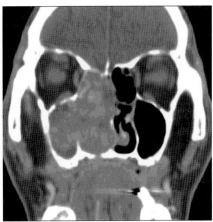

그림 39 우측 상악동암 CT 소견(axial view and coronal view)

- 비강 부비동의 육아종증 질환으로 웨게너 육아종증, 비결핵 등이 있다. 악성종양으로 NK/T 세포 림프종, 편평상피암, 선암, 선낭포암, 악성흑색종 등이 알려져 있다.

CHAPTER **3**

구강 및 인두

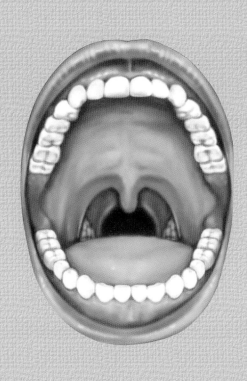

CHAPTER 3
구강 및 인두

I. 형태와 기능

학습 목표

1. 구강에 속하는 해부학적 구조물의 명칭과 위치를 식별할 수 있다.
2. 구강의 생리적 기능을 설명할 수 있다.
3. 주 타액선 분비관의 명칭과 개구 위치를 식별할 수 있다.
4. 안면신경의 측두골외 다섯 분지를 설명할 수 있다.
5. 인두를 세 부위로 나누고 해부학적 경계를 기술할 수 있다.
6. Waldeyer's ring을 구성하는 요소를 열거하고 임상적 의의를 설명할 수 있다.
7. 연하의 네 단계인 구강준비기, 구강기, 인두기 및 식도기를 설명할 수 있다.

1. 구강(Oral cavity)

구강은 치아, 구개, 구개편도, 혀, 구강저, 타액선, 구순 및 협부(buccal area)로 되어 있다.

잇몸(gingiva)은 치아의 뿌리가 있는 아래 위 턱의 이틀돌기(alveolar process)를 덮은 두터운 연부조직이며 인접해 있는 치아와의 사이에 튀어나온 잇몸 부위를 유두라고 한다.

구개(palate)는 전반부의 경구개(hard palate)와 후반부의 연구개(soft palate)로 되어 있고, 경구개는 그 위쪽이 비강저(nasal cavity floor)에 해당되며 뼈와 이것을 덮고 있는 두터운 연부조직으로 되어 있다. 연구개는 몇 개의 근육으로 이루어져 있고 위쪽은 비인강에 해당하며 뒤쪽의 중앙에는 목젖(uvula)이 있다(그림 1).

혀(tongue)는 이설근(genioglossus muscle), 설골설근(hyoglossus muscle), 경돌설근(styloglossus muscle)의 세 개의 외근과 종설근, 수직설근, 횡설근의 세 개의 내근으로 이루어져

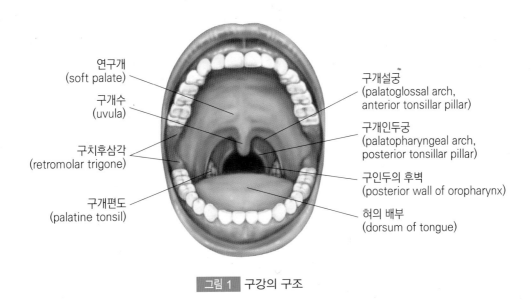

연구개
(soft palate)

구개수
(uvula)

구치후삼각
(retromolar trigone)

구개편도
(palatine tonsil)

구개설궁
(palatoglossal arch,
anterior tonsillar pillar)

구개인두궁
(palatopharyngeal arch,
posterior tonsillar pillar)

구인두의 후벽
(posterior wall of oropharynx)

혀의 배부
(dorsum of tongue)

그림 1   구강의 구조

있고, 뒷부분 1/3은 고정되어 움직이지 않으나 앞부분 2/3는 가동 부분이다. 혀의 혈액 공급은
외경동맥의 분지인 설동맥이 담당하고, 설동맥과 나란히 있는 설정맥은 내경정맥으로 합쳐진
다. 혀의 지각신경은 앞쪽 2/3는 삼차신경의 제3 분지인 설신경(5thCN), 뒷쪽 1/3은 설인신경
(9thCN)과 미주신경의 분지인 상후두신경(10thCN)이고, 운동신경은 설하신경(12thCN)이다.
미각신경은 혀의 앞부분 2/3는 안면신경의 분지인 고삭신경이, 뒷부분 1/3은 설인신경이 담당
한다. 표면에는 무수한 미뢰(taste bud)가 덮여 있고 버섯유두(fungiform papillae)와 실모양유
두(filiform papillae)가 분포한다.

2. 타액선(Salivary gland)

타액선은 이하선(parotid gland), 악하선(submandibular gland), 설하선(sublingual gland)
의 주 타액선과 소타액선으로 되어 있고, 주 타액선 중 이하선이 가장 크고, 설하선이 가장 작다
(그림 2).

이하선은 귀의 전하부에 위치하고, 천엽(superficial lobe)과 심엽(deep lobe)으로 되어 있으며
그 사이를 안면신경과 혈관이 주행하고 있다. 악하선은 하악각(mandible angle)의 내하측에
위치하고, 소타액선은 구강전정, 연구개, 구강점막에 산재하여 분포하고 있다. 분비되는 침의
성상에 따라 이하선은 장액선, 악하선은 혼합선, 설하선은 점액선이다.

이하선(parotid gland)의 분비관인 Stenson's duct의 길이는 성인에서 약 4~6cm이고, 협골
아래 1.5cm에 위치한 천엽 전방에서 기원하여 이주와 상순의 중간부를 연결하는 가상선과

171

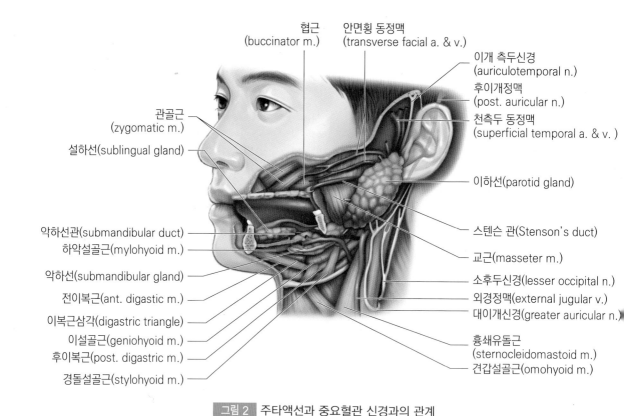

협근
(buccinator m.)

안면횡 동정맥
(transverse facial a. & v.)

이개 측두신경
(auriculotemporal n.)

후이개정맥
(post. auricular n.)

천측두 동정맥
(superficial temporal a. & v.)

관골근
(zygomatic m.)

설하선(sublingual gland)

이하선(parotid gland)

악하선관(submandibular duct)

하악설골근(mylohyoid m.)

스텐슨 관(Stenson's duct)

교근(masseter m.)

악하선(submandibular gland)

전이복근(ant. digastic m.)

이복근삼각(digastric triangle)

이설골근(geniohyoid m.)

후이복근(post. digastic m.)

경돌설골근(stylohyoid m.)

소후두신경(lesser occipital n.)

외경정맥(external jugular v.)

대이개신경(greater auricular n.)

흉쇄유돌근
(sternocleidomastoid m.)

견갑설골근(omohyoid m.)

그림 2 주타액선과 중요혈관 신경과의 관계

거의 수평을 이루며 저작근 윗쪽으로 주행하다가 저작근의 전방부에서 내측으로 협근을 관통
하여 상악 제2 대구치의 맞은편 구강 점막에 개구한다. 악하선(submandibular gland)의 분비
관인 Wharton's duct의 길이는 약 5cm로 주행이 불규칙하고 개구부가 관강보다 좁다. 악하선
심엽의 내측에서 기원하여 이설근 위에 있는 악설골근과 설골설근 사이를 주행하여 구강저의
앞쪽에 위치한 설소대 측면에 개구한다. 설하선(sublingual gland)의 분비관은 구강 저부의 주
름이나 설하 주름을 따라서 설소대(lingual frenulum)의 양측에 몇 개의 개구공을 낸다.

3. 안면신경(Facial nerve)

뇌간 안면신경핵에서 기원한 안면신경은 소뇌교각에서 측방으로 내이도를 통과하여 미로분
절로서 측두골에 들어가고, 슬상신경절에서 첫째 분지인 대추체신경(greater superficial petro-
sal nerve)이 나와 전방으로 안면신경열공(facial hiatus)과 추체첨(petrous apex)을 지나고, 익구
개신경절(pterygopalatine ganglion)을 경유하여 누선(lacrimal gland)에 분포한다. 슬상신경절
을 통과한 안면신경은 고실분절로서 중이의 상부에서 후방으로 주행하고, 외반규관 전하부에

서 유양분절로서 하방으로 내려와 경유돌공(stylomastoid foramen) 쪽으로 주행한다. 둘째 분지인 등골신경은 유양분절로부터 갈라져 나와 등골반사를 담당하고, 셋째 분지인 고삭신경은 역시 유양분절로부터 갈라져 나와 이소골 사이를 가로질러 추체고실열(petrotympanic fissure)을 통하여 주행한다. 넷째 분절인 안면운동절은 측두골의 경유돌공(stylomastoid foramen)에서 나와 전방으로 주행하고, 이하선의 천엽과 심엽 사이에서 상지(upper division)와 하지(lower division)로 나뉘고, 각각은 다시 부채꼴 모양 다섯분지인 측두분지(temporal branch), 협골분지(zygomatic branch), 협부분지(buccal branch), 하악분지(marginal mandibular branch) 및 경부분지(cervical branch)로서 갈라진다.

4. 구강 및 타액선의 기능(Function of the oral cavity and salivary glands)

구강의 중요한 생리적 기능으로는 첫째, 음식물의 저작(mastication)과 둘째, 타액에 섞여 있는 ptyaline, parotine 등 효소작용을 이용한 음식물 소화, 셋째, 소화된 음식물의 연하(deglutition)이다. 혀의 설유두에 있는 미뢰는 맛을 감지하는 기능을 하고, 단맛은 혀의 전반부, 쓴맛은 설근부, 신맛은 설측부, 짠맛은 설측부와 혀끝에서 감지된다. 또한, 구강은 발성 시 구음작용(articulation)의 기능도 있다.

타액(saliva)은 정상인에서는 하루 약 1,500cc가 분비된다. 99%는 수분이며 약간의 전해질과, 소화효소, 뮤신(mucin) 및 면역 인자들이 들어 있고, 타액은 소화기능, 방어기능, 충치방지 기능, 분비기능 및 내분비기능 등 중요한 작용을 한다. 한편, 사고 및 정서도 타액분비에 영향을 준다고 한다.

5. 인두(Pharynx)

인두는 12~13cm의 근육으로 이루어진 원통 구조로 비인두(상인두), 구인두(중인두) 및 후인두(하인두)로 구분하고, 비인두와 구인두의 경계는 연구개이고, 구인두와 후인두의 경계는 후두개이다. 비인두는 연구개의 상부, 후비공의 뒷부분이고, 구인두는 구강의 뒷부분에 해당하고, 설골이 하부의 경계를 이루며 후인두는 인두의 최하부로 후두의 뒷부분에 해당하고, 설근으로부터 윤상연골 하연의 식도 입구까지를 포함한다.

비인두는 인두천개(nasopharyngeal vault)로부터 연구개까지로 전방은 비강으로, 후방은 구강으로 통해 있고, 옆쪽에는 이관(Eustachian tube)이 있어 중이강과 교통한다. 상후벽에는 림프조직이 있어 이를 인두편도(adenoid)라고 하며 이관 입구부 주위의 림프조직을 이관편도라고 한다(그림 3).

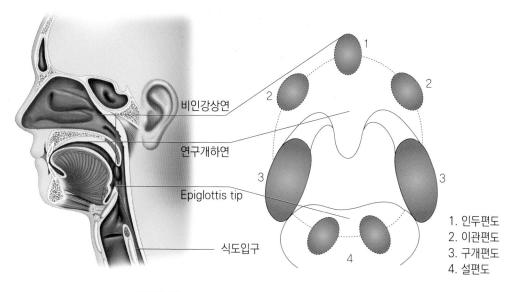

비인강상연

연구개하연

Epiglottis tip

식도입구

1. 인두편도
2. 이관편도
3. 구개편도
4. 설편도

그림 3 인두와 그 경계(좌측), Waldeyer 환(우측)

구인두는 연구개로부터 후두개(epiglottis)의 위쪽까지를 말하며 전방은 구강이며 그 경계에 구개설궁(palatoglossal arch, anterior tonsillar pillar)과 구개인두궁(palatopharyngeal arch, posterior tonsillar pillar)이 있고 그 사이에 구개편도(palatine tonsil)가 있다. 설근부에는 설편도(lingual tonsil)가 있으며 편도 조직들이 둥그런 원으로 배열되어 있으므로 왈데이어 환(Waldeyer's ring)이라고 한다. 즉, Waldeyer's ring의 구성은 인두편도, 이관편도, 구개편도 및 설편도를 연결하는 원으로 이루어지고, 임상적 의의는 림프절의 집합체로서 림프구와 항체의 생성에 관여하고, 면역방어기능을 가지고 있어서 특히, 유소아에서 신체의 면역기능의 일부를 담당하지만, 연령이 증가함에 따라 그 역할은 축소된다.

편도는 연령에 따라서 비대해지는데 인두편도는 5~6세에, 구개편도는 7~8세에 가장 커진다. 편도는 림프구의 집합체인 많은 여포(follicle)로 되어 있고, 여기서 림프구가 생성된다. 편도는 감염방어기능이 있고 항체 생산에 관여한다. 호흡기, 소화기의 입구에 원 모양으로 둘러싸여 있는 편도조직은 세망세포, 림프구, 형질세포로 구성되어 항체생산에 관여한다. 편도조직 내에는 γ- globulin (IgG, IgA, IgM)이 많다. 편도의 구멍 내에는 세균이 상존하고 있으며 편도는 성장기에 가장 비대해 있다. 감염이 되면 최초로 반응하는 곳이 되는 것 등을 미루어 편도가 일종의 방어기관이라고 생각되고 있다.

후인두는 흔히 하인두(hypopharynx)라고 불리우며 후두개 상연의 아래쪽으로서 윤상연골의 높이에서 식도로 이행한다. 하인두의 전상방에는 후두개가 돌출되어 있어서 경계를 이루며 측방에는 이상와(pyriform sinus)를 거쳐서 식도로 이어진다.

인두의 혈액 공급은 외경동맥의 분지인 상행인두동맥, 상행구개동맥, 안면동맥의 편도분지에 의해서 공급받으며 안면정맥과 pterygoid 정맥총을 통해 내경정맥으로 합쳐진다.

6. 인두의 기능(Function of the pharynx)

인두는 생체의 방어전선으로 인두 점막은 항균 및 중화작용을 하며 이물이 들어오게 되면 반사 작용으로 객출시킨다. 또한, 인두는 호흡기로 작용하며 비강 및 구강과 더불어 공명작용도 하고, 구인두 및 하인두는 소화관의 일부로 연하작용을 한다. 이는 4가지의 단계로 이루어져 있는데, 제1기 구강 준비기는 입에서 음식물을 씹어 덩어리 크기를 작게 하는 단계이다. 제2기 구강기는 구강에서 인두로 음식물을 운반하는 수의운동으로 혀의 전반부가 음식물을 경구개쪽으로 압박하고 인두쪽으로 미는 과정이고, 제3기 인두기는 음식물이 인두 점막을 자극하여 반사적으로 일어나는 불수의운동으로 음식물이 인두에서 식도로 향하는 과정이고 처음에 혀가 음식물을 연구개 쪽으로 밀면 연구개가 후상부로 거상되고 다음에 구개인두근과 구개설근이 긴장하고, 동시에 인두수축근이 수축함으로써 인두후벽과 연구개가 밀착하게 되어 비인강이 폐쇄되며 제4기 식도기는 식도 내 연하운동으로 식도에서 위로 내려가는 과정이고, 인두가 설골과 동시에 전상방으로 올라가 설근부의 후방으로 향하고 동시에 혀는 경돌설근의 수축에 의하여 후방으로 당겨지고 후두개를 압박하여 후두구(laryngeal inlet)의 폐쇄가 이루어지게 된다.

하이라이트

- 구강은 치아, 구개, 구개편도, 혀, 구강 저, 타액선, 구순 및 협부(buccal area)로 이루어져 있다.

- 구강의 기능은 음식물의 저작(mastication), 타액에 섞여 있는 ptyaline, parotine 등 효소 작용을 이용한 음식물 소화, 소화된 음식물의 연하(deglutition)이다. 또한, 구강은 발성 시 구음작용(articulation)의 기능도 있고, 혀는 맛을 감지하는 기능을 한다.

- 이하선(parotid gland)의 분비관, Stenson's duct의 길이는 성인에서 약 4~6cm이며, 협골 아래 1.5cm에 위치한 천엽 전방에서 기원하여 상악 제2 대구치의 맞은편 구강 점막에 개구한다. 악하선(submandibular gland)의 분비관, Wharton's duct의 길이는 약 5cm로 악하선 심엽의 내측에서 기원하여 구강 저의 앞쪽, 설소대 측면에 개구한다. 설하선(sublingual gland)의 분비관은 구강 저부의 주름이나 설하 주름을 따라서 구강내에 개구한다

- 안면신경의 4분절은 미로분절, 고실분절, 유양분절, 안면운동분절이고, 3분지는 greater superficial petrosal nerve, stapedial nerve, chorda typmpani이며 안면운동분절의 5분지는 측두분지(temporal branch), 협골분지(zygomatic branch), 협부분지(buccal branch), 하악분지(marginal mandibular branch) 및 경부분지(cervical branch)이다.

- 인두는 비인두, 구인두, 후인두(하인두)로 이루어지고, 비인두와 구인두의 경계는 연구개이며 구인두와 후인두의 경계는 후두개이다.

- Waldeyer's ring의 구성은 인두편도, 이관편도, 구개편도 및 설편도를 연결하는 원으로 이루어지고, 임상적 의의는 림프절의 집합체로서 림프구와 항체의 생성에 관여하고, 면역방어기능을 가지고 있다.

- 연하의 4단계에서 구강 준비기는 입에서 음식물을 씹어 덩어리 크기를 작게 하는 단계이고, 구강기는 목으로 음식을 보내는 단계이며 인두기는 음식물이 인두를 통과하는 단계이고, 식도기는 식도의 연하 작용에 의해 음식물이 식도를 지나 위까지 가는 단계이다.

II. 중요한 증상과 검사법

학습 목표

1. 아데노이드비대증에서 코를 고는 증상을 설명할 수 있다.
2. 구개열등에서 개방성비음을 설명할 수 있다.
3. 인두통의 흔한 원인을 기술할 수 있다.
4. 인후두역류증의 흔한 증상과 진단방법을 기술할 수 있다.
5. 설압자와 양손을 이용한 구강검사법을 설명할 수 있다.

II-1. 증상

1. 동통(Pain)

구강내의 동통으로 가장 흔한 것은 치통이고, 구강의 급성염증이나 궤양성질환에서도 현저한 통증이 있으며 궤양성 구내염, 아프타성구내염 및 협부점막의 악성종양 등에서도 나타난다. 혀의 통증은 아프타성구내염, 설암 등에서 흔하다.

2. 인두통(Sore throat)

인두질환으로 생기는 통증으로는 음식물을 삼킬 때 나타나는 연하통, 귀로 통증이 전달되는 방사통의 통증이 있다. 급성편도염, 급성인두염일 때 인두통이 있으며 편도주위농양일 때는 특히, 통증이 심하여 침도 삼키기 어렵고 말하기도 힘들다. 인두부위의 봉와직염(cellulitis), 결핵, 매독 등 염증과 악성종양, 열상 및 부식상에서도 인두통이 심하고, 구강이나 인두부위에 이물이 있을 때에도 통증이 있을 수가 있다.

3. 연하장애(Dysphagia)

연하장애는 구인두, 하인두, 또는, 식도에 장애물이 있는 경우, 운동신경의 마비가 있어서 인두의 반사적인 운동이 잘 안되는 경우, 지각신경의 마비로 잘못 삼킴 방지기능이 원활히 작용하지 못하는 경우, 심한 통증으로 인해 연하운동이 안 되는 경우 등에서 볼 수 있다. 음식물을 잘못 삼키는 것은 연하운동의 제3단계 인두기에 일어나며 인두근 마비, 수술에 의한 조직결손에 의해 초래된다. 연하운동 인두기는 불수의운동으로 중추에서 조절된다. 설하신경마비 등으로 설근부가 충분히 후방으로 돌출되지 못할 때 후두의 거상과 후두개의 후굴도 불충분해서 음식물이 후두 내로 유입된다. 또한, 신경 마비로 연하압이 낮아 음식물 전부를 식도 내로 투입시키지 못해서 하인두에 남아 있는 경우에도 연하운동이 끝나면 후두가 하강해서 성대문이 열리기 때문에 남은 음식물이 후두 내에 유입될 수 있다.

4. 호흡장애(Dyspnea)

비인두에 장애물이 있으면 비강의 뒤쪽을 막으므로 비폐색이 생기며 아데노이드증식증, 비인강종양 등에서 나타난다. 구인두의 장애물은 비인두보다 비호흡의 장애는 심하지 않으나 호흡장애를 초래할 수 있고, 구개편도비대 등에서 나타난다. 인두종양으로 호흡장애가 심하게 되면 기관절개를 하여 기도를 확보해야 하는 경우도 있다. 코를 고는 것은 유소아 편도 및 아데노이드증식증에서 흔하고, 비인두가 좁아져 비호흡이 장애를 받게 되면 수면 시에 강한 입호흡을 하게 되어서 연구개와 구개수가 진동하여 일어나는 일종의 호흡장애 현상이다.

5. 인두이물감(Foreign body sensation)

언제나 무엇인가 목에 걸려 있는 것 같다는 증상을 호소하지만 음식물을 삼키는 데는 전혀 지장이 없으며 이비인후과적인 진찰로 환자의 호소에 합당한 기질적 국소 병변을 찾을 수 없는 경우가 많다. 인후두역류질환(laryngo-pharyngeal reflux)의 한 증상으로 나타나기도 하며 인후두 암에 대한 두려움이나 공포심이 원인이 되는 경우가 많고, 기질적 이상이 없는 경우를 흔히 본다.

6. 음성장애(Voice disorders), 공명장애(Resonance disorders)

상인두의 염증이나 종양은 발성할 때 비인강이나 비강의 공명을 방해하여 음성을 변화시키는 경우가 있고, 이를 폐쇄성 비음이라고 하며 아주 심한 경우에는 /m/, /n/, /ng/의 발음이 잘 되지 않는다.

한편, 연구개 마비나 구개파열 등으로 상인두가 개방되어 있는 경우 개방성 비음이라고 하며 역시 발음이 불분명하게 된다. 연하 시 비인강을 중인두로부터 막아주는 역할은 연구개 및 상인두 근육의 수축으로 생긴 Passavant's ridge에 의해서 이루어지는데 이런 역할이 부족한 경우 즉, 편도 적출시 후구개궁(posterior pillar)의 손상이 많거나 수면무호흡수술시(UPPP; uvulo-palato-pharyngoplasty) 연구개를 과도하게 절제하여 생긴 경우에도 개방성 비음이 생긴다.

Ⅱ-2. 검사법

구강, 인두의 진찰은 주로 설압자를 사용하여 시행하고, 구개, 구개궁, 구개편도, 구인두, 혀, 구강점막, 구강저, 타액선, 타액선 배설관 개구부 등을 관찰한다.

혀를 급히 누르거나 너무 세게 누르거나, 너무 깊이 넣어 누르면 구토반사작용이 일어나 관찰이 어려워지므로 환자에게 설명을 통해 혀에 힘을 주지 말고 구강 내애 혀를 편안하게 위치시키도록 유도한다.

구강내에 종양이 있으면 양손으로 구강 안팎에서 촉진(bimanual palpation)을 하여야 한다. (그림 4) 이때 손가락을 물리지 않게 하기 위해 지갑(finger protector)을 사용하거나 다른 쪽 제2, 3 손가락으로 환자의 뺨 바깥쪽에서 구강 쪽으로 밀어 넣어 협부점막을 상하 치열 사이로

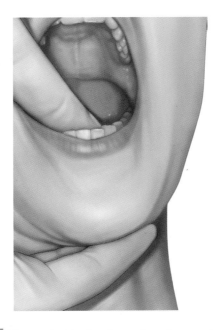

그림 4 Bimanual palpation for oral cavity examination

끼워 넣기도 한다. 요즘 비인두 부위의 검사는 비인두내시경(rigid endoscope 또는 fiberoptic nasopharyngoscope)으로 직접 또는 TV 모니터를 통해 검사하는 것이 일반적이다.

미각을 담당하는 신경섬유는 안면신경으로부터 귓속에서 나누어져 고삭신경을 통해서 혀에 분포한다. 따라서 안면신경마비 때 마비된 신경부위의 진단에 도움이 된다. 공복 시에 피검자를 앉힌 자세로 침을 뱉도록 한 다음 5~10% 포도당(단맛), 1~2% 주석산(신맛), 0.5~1.0% 식염수(짠맛), 0.02~0.2% 염산키니네액(쓴맛)을 면봉에 묻혀 혀의 피검 부위에 바른다. 미각이 나타나는 시간은 개인적으로 차이가 있으나 약 5초 후에 나타난다. 쓴맛은 설인신경을, 그 밖의 맛은 설신경을 통해서 중추에 전달되므로 장애를 받고 있는 신경을 판정할 수 있다.

최근에는 전기미각검사(electrogustometry)를 시행하는데 청년에서는 20μA 이하, 노인에서는 50μA 이하에서 맛을 느끼며 역치가 표준치보다 높거나 좌우의 차이가 50% 이상일 때는 비정상인 것으로 판정한다.

하이라이트

- 아데노이드 비대증의 흔한 증상은 코막힘과 코골이 이며, 코골이는 비인두가 좁아져 비호흡이 장애를 받게 되면서 수면시에 강한 입호흡을 하여 일어나는 일종의 호흡장애 현상이다.

- 구개열 등으로 비인두가 개방되어 있는 경우 발음이 불분명한 개방성 비음과 음식의 역류로 인한 연하장애 등이 초래될 수 있다.

- 인두통의 원인은 음식물을 삼킬 때 나타나는 연하통과 귀로 통증이 전달되는 방사통의 통증이 있다. 인두통을 일으키는 대표적인 질환들로는 ① 급성편도염, ② 급성인두염, ③ 인두부위의 봉와직염, 결핵, 매독, ④ 인두부위의 열상 및 부식상, 이물 등이 있다.

- 인후두 역류에서는 무엇인가 인두에 걸려 있는 것 같다는 인두이물감 증상을 호소하는 경우가 많다.

- 구강, 인두의 진찰은 주로 설압자를 사용하며 이때, 혀를 급히 누르거나 너무 세게 누르거나, 너무 깊이 누르지 않도록 주의해야 한다. 구강의 bimanual palpation은 양손의 둘째 와 셋째 손가락을 사용하고, 손가락을 물리지 않게 하기 위해 지갑(finger protector)을 사용하거나 반대쪽 뺨을 바깥쪽에서 구강 쪽으로 밀어 넣어 협부점막을 상하 치열 사이에 끼워 넣기도 한다.

III. 구강 및 인두의 질환

학습 목표

1. 구순열(cleft lip)과 구개열(cleft palate)의 수술 시기를 선택할 수 있다.
2. 설소대단축증으로 초래되는 장애를 설명할 수 있다.
3. 구강에 발생하는 궤양성 질환을 열거할 수 있다.
4. 아프타구내염의 임상소견 및 치료를 설명할 수 있다.
5. 구강 내 전암성병변(premalignant lesion)을 열거할 수 있다.
6. 다른 타액선에 비하여, 특히, 악하선에 타석이 많이 발생하는 이유를 3가지 이상 열거할 수 있다.
7. 급성편도염의 가장 흔한 원인균을 말하고 치료 원칙을 기술할 수 있다.
8. 상기도감염의 정의를 내리고, 그 원인을 열거할 수 있다.
9. 아데노이드비대증의 진단방법을 설명할 수 있다.
10. 구개편도 및 아데노이드절제술의 적응증을 열거할 수 있다.
11. 편도 병소감염으로 유발될 수 있는 합병증을 3가지 이상 열거할 수 있다.
12. 타액선의 양성과 악성종양 중 발생위치에 따라 가장 빈도가 높은 것을 열거할 수 있다.
13. 비인강암의 초기증상과 치료원칙에 대하여 설명할 수 있다.
14. 구강암의 원인적 요소들을 열거할 수 있다.
15. 설암의 호발부위를 설명할 수 있다.

1. 구순열(Cleft lip)과 구개열(Cleft palate)

원인 : 신생아 500~1,000명당 1명의 빈도로 나타나며 유전적 요인이 중요하다. 가계 내 발생률은 약 20%이다. 임신 초기 모체의 영양장애, 풍진, 저산소증, 스테로이드 사용 등도 후천적 원인이 된다.

증상 : 연하장애와 포유장애가 있다. 식사가 비강으로 역류되고 영양장애가 생겨서 유아 발육이 나쁘게 된다. 개방성 비음이 발생하고 이관개대근(tensor veli palatini m.)의 장애로 기능적 이관협착증이 생겨 전음성난청이 초래된다. 음식물이 비강으로 역류하여 반복하여 감염을 일으키기 때문에 부비동염과 중이염이 생기기 쉽다.

치료 : 구순열은 생후 3개월이 수술의 적기이고 구개열은 2~3세가 적기로 언어습득기 이전에 하는 것이 좋다.

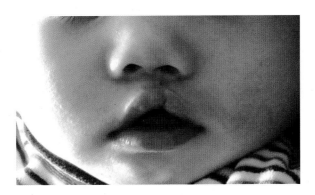

그림 5   불완전 구순열(Incomplete cleft lip)

2. 설소대단축증(Ankyloglossia, Tongue tie)

원인 : 설소대(lingual frenulum)가 짧고 넓으며 혀끝에 가까이 붙어 있다.

증상 : 포유, 식사에는 지장이 없다. 혀의 운동장애가 있어서 1세 이후 언어 습득 과정에서 "라" 행 구음 장애가 있을 수 있다. 하악유절치가 난 후에도 포유를 계속하면 설소대 부위에 궤양이 생기며 이를 Riga-Fede병이라 한다.

치료 : 설소대를 옆으로 절단한 다음에 가로로 봉합하는 설소대절제술(frenotomy)을 흔히 시행하며 유착을 방지하기 위하여 z-plasty를 사용하여 봉합하기도 한다.

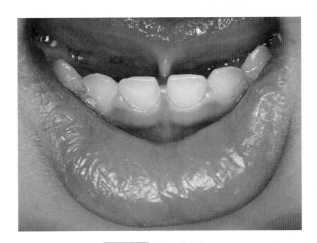

그림 6   설소대단축증

3. 아프타성구내염(Aphthous stomatitis)

원인 : 구강의 궤양성 질환으로서 점막궤양은 재발성 아프타성구내염, Behcet 증후군에서 나타나고, 수포성 궤양은 천포창, 유천포창, 급성포진성 구내염, 단순포진, 대상포진, 수족구병에서, 미란성 궤양은 다형홍반, 방사선구내염에서, 외상성궤양은 Riga-Fede병, 욕창성궤양에서, 암종성궤양은 상피세포암, 사마귀양상피암에서, 그리고 기타 궤양성 병변은 구강결핵, 구강매독에서도 나타날 수 있다. 아프타성구내염은 영양장애, 알레르기, 바이러스 감염, 소화기 장애, 비타민 결핍, 고열, 자가면역 질환, 그리고, 화학적 혹은 물리적 자극 등 여러 가지 원인이 제기되고 있다.

증상 : 가장 흔한 형태로는 증상 전구기에 불타는 듯한 통증이 있은 후에 한 개 또는 여러 개의 직경 2~10mm의 원형 또는 난원형 궤양이 골을 덮지 않는 non-keratinizing 점막 부위 (협부, 혀, 구개, 잇몸 등)에 생기며, 대개 10~14일 후 반흔 없이 치유된다. 약 10%의 환자에서는 보다 큰 괴사성 궤양(1~2cm)이 입술, 협부점막, 혀, 연구개, 전구개궁 등에 생기는데 이것들은 치유 과정에서 반흔을 생성한다.

치료 : ① 구강 청결, ② tetracycline 용액 세척이나 도포, ③ Lidocaine 가글, ④ 10~20% 질산은 소작, ⑤ 아주 심한 경우에는 국소적 또는 전신적 부신피질 hormone 사용, ⑥ 과로를 피하고, 휴식을 취하는 supportive care를 한다. 눈, 생식기 부위에 재발성의 궤양이 생기는 베체트증후군(Behcet's syndrome)과 감별이 필요하다.

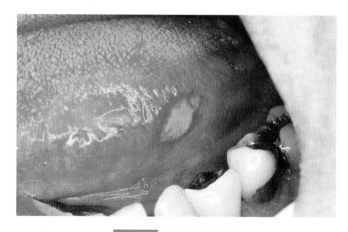

그림 7 아프타성구내염

4. 급성인두염(Acute pharyngitis)

원인 : 상기도감염은 보통 감기와 급성인두염, 인플루엔자(독감), 후두염 등을 포함한다. 감기의 원인은 거의 모든 경우가 다양한 호흡기 바이러스에 의한 것이고, '리노바이러스'가 가장 흔하다. 인플루엔자(독감)는 A형 및 B형 인플루엔자 바이러스에 의해 일어난다. 급성인두염도 상기도감염의 한 형태이며 세균감염이나 바이러스 감염이 원인이다.

증상 : 발열, 전신 권태감, 식욕부진, 두통 등의 전신증상과 인두의 건조감, 이물감, 인두통, 연하통 등의 국소증상이 있고, 가끔 귀에 방사통(referred otalgia)이 있을 수 있다. 인두점막은 발적, 종창되어 있고 림프 과립이 커져 있는 수가 있으며, 심하면 분비액이 부착되어 있는 수도 있다.

치료 : 환자는 안정을 취하게 하고 부드러운 음식을 주며 해열진통제를 투여하고 세균감염이 의심되면 항생제를 사용한다.

5. 구강진균증(Oral candidiasis)

원인 : 전신질환이 있거나 항생제를 과다 사용한 환자에서 Candida albicans가 증식하여 구강점막에 병변을 일으킨 것이고, 유아나 노약자, 내분비이상, 영양부족, 전신적 악성종양, 요독증, 만성감염 등의 전신적 소인과 관련되어 있다.

증상 : 구강점막에 표재성 위막이 생기고 궤양이 생겨 통증이 있다. 진단은 위막의 현미경 검사로써 진균을 확인해야 한다.

치료 : 구강위생과 영양 상태를 향상시키고, nystatin 구강 용액을 사용하거나 ketoconazol 같은 항진균제를 경구 투여한다.

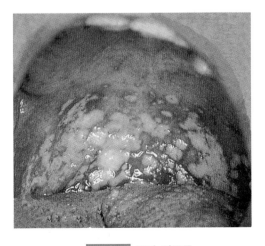

그림 8 구강 진균증

6. 급성편도염(Acute tonsillitis)

원인 : 대부분에서 바이러스에 상기도감염에 이은 2차적 세균감염으로 발생한다. 가장 흔한 원인균은 *β-Hemolytic streptococcus*와 *Staphylococcus aureus*, *Pneumococcus*이다.

증상 : 갑작스러운 오한, 고열과 인두의 건조감, 연하통, 이통 및 전신 권태감 및 근육통 등을 유발하고 때로는 구취를 호소하는 수도 있다. 구개편도는 발적 또는 종창 되어 있으며 여포(follicle)에 황백색의 반점 혹은 고름 등이 부착되어 있다.

치료 : 안정과 충분한 수분 섭취를 하고, 해열진통제, 항생제, 소염제를 전신적으로 투여한다. 합병증이 없으면 1주일 이내에 치유되지만, 편도주위농양, 중이염, 부비동염, 신사구체염, 심근내막염, 패혈증 등의 합병증이 발생할 수 있으므로, 주의해서 관찰해야 한다.

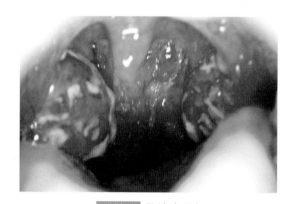

그림 9 급성편도염

7. 만성편도염(Chronic tonsillitis)

원인 : 편도 실질, 피막 또는 편도 주위 조직에 작은 병소가 있어서 급성편도염의 증세가 반복하여 나타나는 경우로 원인균은 급성편도염과 같다. 편도염 자체로는 심각한 문제가 없으나 신장염, 심내막염, 관절염 등 멀리 떨어진 장기에 2차 질환을 일으키는 병소감염(focal infection)이 있을 수 있으니 주의하여야 한다.

증상 : 만성질환이므로 급성 악화시기 외에는 자각증상이 거의 없다. 단순한 편도비대도 있으며 편도가 크다고 모두 만성편도염이라고 하지는 않는다. 발적, 농전의 부착표면의 상태, 반흔의 유무 등을 참고하여 진단한다.

병소감염은 시진상 편도음와에 농전이 보이고 편도 표층점막이 비후되어 있으며 대개는 매몰성 편도이다. 심전도에 T파 저하, ST이상, PQ연장 등 이상소견이 있고 ASO (antistreptolysin O)수치가 200~350 단위 이상이며 편도마사지, hyaluronidase 주사에 의한 유발시험 등으로 심장이나 신장소견이 악화되는 것으로 병소감염의 원인질환으로서 진단한다.

치료 : 급성 악화기에는 급성편도염에 준하여 치료하나 일반적인 치료는 편도적출술이다. 편도적출술의 적응증으로는 1) 반복되는 편도염, 2) 병소감염의 원인이 될 때, 3) 편도주위농양의 재발방지를 위해, 4) 반복적으로 중이염이나 부비동염의 원인이 될 때, 5) 수면무호흡을 일으킬 정도로 큰 편도비대일 때, 6) 경부림프절의 만성비대의 원인이 될 때 등이다.

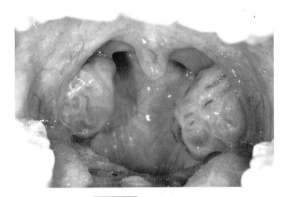

그림 10 만성편도염

8. 편도주위농양(Peritonsillar abscess)

급성편도염이나 치아 질환에 연발해서 염증이 구개편도의 피막 주위에 파급되어 농양을 형성하는 것으로 편도 위쪽에 호발한다.

원인 : 편도 피막과 인두 수축근 사이에 고름이 모여 있는 상태로 편도염으로부터 속발하는 것이 대부분이다. 원인균은 대개 편도염과 같다.

증상 : 아주 심한 인두통, 연하통이 있고 귀에 방사통(referred pain)과 입이 벌어지지 않는 증상(trismus)이 동반된다. 통증 때문에 침을 삼킬 수 없고 목젖 및 연구개의 부종으로 발음이 분명하지 않다. 구강 내가 불결하여 백태가 끼고, 구취가 심하다. 국소 소견으로는 목젖의 발적과 부종이 심하며 반대 측으로 치우쳐 있고 편도 표면은 농전과 위막이 부착된 채 종창이 심하다. 농양이 진행되면 부인두강의 농양(parapharyngeal abscess)으로 될 수도 있다.

치료 : 목젖 옆 가장 부어 있는 부위에 절개를 가 하고 배농을 한다. 전신적으로 항생제, 소염제를 투여하며 음식 섭취가 곤란하므로 수액 요법을 실시한다. 농양이 치유되어도 만성편도염이 반복되거나 편도주위농양이 재발할 가능성이 높으면 편도적출술이 필요하다.

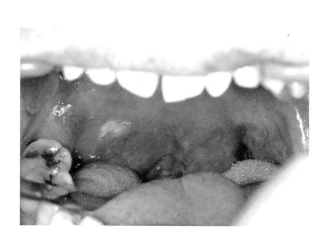

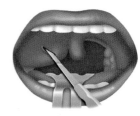

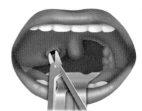

그림 11 편도주위농양과 농양절개술

9. 편도비대증(Hypertrophy of the tonsils)

원인 : 편도에는 인두편도, 구개편도, 설편도가 있으며 연령에 따라 증식하기도 하고 퇴행하기
도 한다. 인두편도는 6세 정도, 구개편도는 8세 정도에 가장 크게 되며 설편도는 장년기
이후에 크게 보이는 경우가 많다. 구개편도의 비대 정도를 매켄지(Mackenzie) 분류법으
로 다음과 같이 나눌 수 있다.

제1도 비대 : 편도가 전,후 구개궁을 잇는 평면보다 바깥쪽으로 약간 돌출되어 있을 때
제2도 비대 : 구개궁 평면으로부터 많이 돌출되고 제1도와 제3도 비대의 중간 정도
제3도 비대 : 편도가 정중선을 넘을 정도로 비대하거나 양측 편도가 맞붙어 있을 때
　　　　　　　때로는 구개궁보다 돌출되어 있는 부분은 작아도 점막하에 큰 편도가 묻혀
　　　　　　　있을 수 있다.

증상 : 편도의 비대가 심하면 연하장애, 호흡장애, 인두이물감, 코골이, 수면장애 등의 증상
이 나타난다. 인두편도비대를 아데노이드증식증(adenoid vegetation)이라고 부른다
(그림 12). 아데노이드비대증의 진단은 비인두경, 측면 두개방사선검사, 굴절성 비강내
시경을 이용하여 할 수 있다. 4~8세의 소아에서 많고 구개편도비대증을 동반하는 경우
가 많으며 사춘기 이후에는 자연히 위축되거나 소실된다. 아데노이드가 커져 기계적 장
애가 생기면 비호흡 장애로 구호흡을 하게 되고 밤에 심한 코골이와 수면무호흡증과 같
은 수면장애도 온다. 또, 콧속의 분비 배설장애로 비염이나 부비동염이 초래될 수 있으며
이관 입구부를 압박하여 이관 협착증을 일으키면 삼출성 중이염이 생겨서 경도의 전음
성 청력장애가 온다. 구호흡이 습관이 되면 입을 벌리며 안면근이 이완되고 비순구(naso-

labial fold)가 소실되는 아데노이드 얼굴(adenoid face)이 된다(그림 13). 구개편도비대증
은 유아기부터 학동기에 많고 사춘기에는 작아진다. 구개편도 비대가 심하면 호흡곤란이
나 연하곤란이 생긴다. 설편도가 커지면 인두의 이물감을 호소하는 경우가 있다.

치료 : 편도비대증에 의해 문제가 있는 경우는 적출술이나 절제술을 시행한다. 특히, 4~7세
어린이에서 수면장애(코골이나 수면무호흡증)가 있거나 낮에 잘 졸고, 주위가 산만하여
잘 집중하지 못하는 경우에는 만성적인 폐쇄로 인해 안면기형이 유발될 수도 있으니
편도 및 아데노이드절제술이 필요하다. 전에는 편도비대증일 경우 모두 수술하였으나
요즘은 특별한 장애가 있을 때만 수술한다.

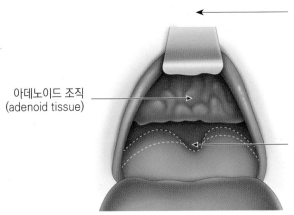

끌어당긴 구개수
(retraction of uvula)

아데노이드 조직
(adenoid tissue)

정상위치의 구개수
(normal position of uvula)

그림 12 구개수를 끌어올리고 본 adenoid

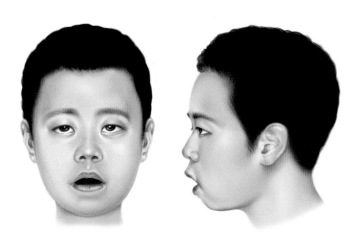

그림 13 아데노이드 얼굴

■ **편도적출술의 적응증**

① 반복적인 편도염(보통 1년에 4~5회 이상)

② 편도주위농양이 있을 때

③ 인접기관에 나쁜 영향을 줄 때(중이염, 부비동염 등)

④ 편도비후가 커서 호흡곤란이나 연하곤란 등의 기계적인 장애가 있을 때

⑤ 병소 감염의 원인일 때

⑥ 조직검사가 필요할 때

■ **아데노이드절제술의 적응증**

① 이관폐쇄로 인해 중이염이 반복해서 발생할 때

② 구호흡, 코골이, 무호흡 증상이 있을 때

③ 부비동의 배농과 환기가 방해돼서 부비동염의 치료가 잘 되지 않을 때

④ 치아교정을 위해서

10. 후인두농양(Retropharyngeal abscess)

원인 : 인두후간극, 즉, 인두수축근과 척추전막 사이에 있는 림프절이 곪은 것이다. 상기도, 인두, 비강, 부비동, 비인두, 이관 및 중이 등의 감염이 림프 경로를 따라 인두후간극에 도달해서 농양을 형성한다. 이 외에도 인두이물, 후비강이나 인두 등의 수술 또는 내시 경 등으로 인하여 인두후벽이 손상되면 발생할 수 있고, 이하선의 화농에 의한 이차감 염으로도 발생할 수 있다. 인후부림프절 및 경추의 결핵으로 인한 만성형 농양(cold abscess)도 있다.

증상 : 대부분은 감기의 전구증상이 수일간 계속된 후 고열로 발현하고, 원발성 농양일 때는 고열, 연하장애, 호흡곤란, 언어장애 등의 증상이 나타난다. 경부 측면 단순 촬영 소견 으로 이 질환을 의심할 수 있고, 경부 CT소견으로 농양의 정도와 분포를 알 수 있다. 질식 과 출혈이 가장 중요한 합병증이고, 질식의 원인은 후두부종, 과도한 종창, 농양의 파열 또는 부주의한 농양 절개로 인한 혈액 또는 농즙 폐흡인이다(그림 14). 염증이 아래로 파급되어 후종격(posterior mediastinum)에 이르는 수가 있고, 또 혈관을 침식하여 출혈 을 일으키는 수도 있다. 동맥류(aneurysm), 신경초종, 경추이상 등과 감별해야 한다.

치료 : 항생제의 사용, 경구강 절개배농이 필요하다. 농양의 범위가 매우 넓으면 경부의 절개를 통하여 배농을 할 수도 있다.

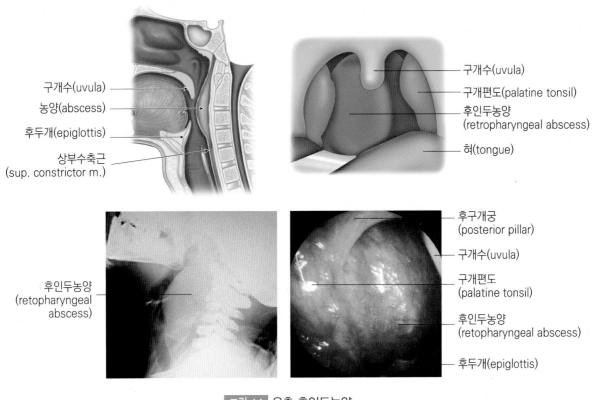

구개수(uvula)
농양(abscess)
후두개(epiglottis)
상부수축근
(sup. constrictor m.)

구개수(uvula)
구개편도(palatine tonsil)
후인두농양
(retropharyngeal abscess)
혀(tongue)

후인두농양
(retopharyngeal abscess)

후구개궁
(posterior pillar)
구개수(uvula)
구개편도
(palatine tonsil)
후인두농양
(retropharyngeal abscess)
후두개(epiglottis)

그림 14 우측 후인두농양

11. 인두종양(Pharyngeal abscess)

1) 양성종양

(1) 비인강혈관섬유종(nasopharyngeal angiofibroma)

비인강에 발생하는 가장 흔한 양성종양으로 사춘기부터 청년기까지의 남자에서 주로 발생한다. 조직학적으로 섬유질의 간질에 풍부한 혈관을 보이며, 비인강 상벽과 익돌판이 만나는 부위에서 발생하며 양성종양이지만 커지면서 비강, 부비동, 익돌구개와, 안와, 심지어 두개내로도 침범하는 경향이 있어 임상적으로는 악성과 같은 양상을 보인다. 초기에는 수개월에 걸쳐 진행하는 비폐색을 호소하며 잦은 비출혈을 호소하기도 한다. 부비동 및 이관에 영향을 주어 비루, 장액성 중이염이 속발할 수도 있다. 조직생검은 출혈의 위험이 있으므로 수술실에서 시행해야 한다. 컴퓨터단층촬영 및 뇌혈관조영술로 진단이 가능하다. 혈관조영술상 종양의 혈류는 내상악동맥인 경우가 대부분이고, 그 외 외경동맥분지인 상행인두동맥 또는 안면동맥으로부터 기인한다. 혈관조영술을 하면서 색전술(embolization)을 하고 1, 2일 후 수술하면 수술 시 출혈량을 줄일 수 있다. 수술 방법은 위치나 크기에 따라 다르며 외비측부절개술, 구개접근법이 흔히 쓰인다.

2) 악성종양

(1) 비인강 악성종양(nasopharyngeal carcinoma)

비인강내에서 발견되는 여러 가지 조직으로부터 다양한 악성종양이 발생할 수 있다. 이 중에서 선상피, 림프 조직을 제외한 비인강 상피세포에서 기원한 악성종양을 일반적으로 비인강암이라고 하며 비인강내 악성종양으로는 비인강암이 대부분이다.

원인 : ① Epstein-Barr 바이러스 : 혈중 항 EBV 항체가 암 환자에서 의미 있게 높다. 대부분의 종양조직에서 EBV DNA를 확인할 수 있다.

② 유전적 소인 : 중국 남부 광동지방이 유행지역이다. 이 지역 사람이 미국으로 이주한 경우에도 여전히 발병률이 높게 유지된다.

증상 : 초기 증상으로 상경부림프절이 커진 것 외에는 무증상인 경우도 있다. 특별한 원인 없이 삼출성중이염이 수개월에 걸쳐 지속 또는 재발되는 경우도 흔한 소견이다. 그러나 진행된 환자에서 종양이 점차 커지면 비폐색 증상이 나타나며 혈성 비루가 가끔 있을 수도 있다.

진단 : 비인강의 신체검사로 후비경 또는 내시경검사를 실시하고, 경부의 시진 및 촉진 검사상 상경부 흉쇄 유돌근 뒤쪽으로 커진 림프절이 발견되고, 특히, 양측성이면 비인강암을 의심해야 한다. 성인 환자에서 특별한 선행요인없이 새로 발생하는 삼출성중이염이 있을 때 이 질환을 의심해보는 것이 바람직하다. 혈청검사상 IgG항 EA (early antigen)치와 IgA항 VCA (viral capsid antigen)치가 높아져 있고, 원발 부위에서 병변이 확인되지 않을 때 림프절 세침흡인세포검사를 시행할 수 있다. 병의 진행 정도를 알기 위해 CT나 MRI검사가 필수적이고, 치료 시작 전에 반드시 조직학적 진단을 내려야 한다.

치료 : 현재 가장 중요한 치료 방법은 방사선치료이다.

(2) 구인두 악성종양(oropharyngeal carcinoma)

구인두에 생긴 암의 90% 이상이 편평상피세포암이고, 상피암의 경우 흡연 및 음주와 관련이 깊다. 대개의 구인두암은 표재성으로 침윤하지만, 설근암은 깊은 궤양을 형성할 수 있다. 반면에 림프종은 상당히 커져도 궤양을 형성하지 않는다. 부위별로는 편도주위, 설근부, 연구개, 구인두벽 순으로 호발한다.

증상 : 구인두 내 무통성 종물 및 경부림프절 종대로 나타날 수 있으며 설근부와 연구개암의 경우 20~30%에서 양측성 경부림프절 종대가 있다. 일차적으로 커지는 림프절은 상부 경정맥림프절이지만 더 아래쪽에서 림프절만 만져질 수도 있다. 궤양을 형성하는 경우 출혈이나 통증을 호소하며 연관통으로 이동을 호소하기도 한다. 종양이 인두 곁공간을 침범하여 익돌근을 침범하면 입을 벌리기가 힘들어진다. 연하곤란 및 발음장애는 진행된 상태에서 나타나는 증상이다.

진단 : 반드시 양손으로 촉진하여 병변의 범위를 확인한다. 내시경을 이용하여 비강, 후두, 하인두, 식도 및 기관지까지 검사하는 것이 병변의 정확한 범위를 확인하는 데 필요하고, 5~10%에서 발생하는 중복암을 발견하는 데도 도움이 된다.

치료 : 림프종의 경우만 항암치료가 원칙이고, 그 외에는 수술적 치료나 항암제, 방사선 치료, 또는 병합요법을 시행한다.

(3) 하인두암(hypopharyngeal carcinoma)

원인, 병리 : 편평세포암이 대부분이고, 림프관이 풍부하여 림프절 전이가 많으며, 인두후벽이나 윤상 후부의 병변에서는 양측성 전이도 많이 나타난다. 이상와 부위의 종양은 반대쪽 림프절전이를 보이는 경우도 10~20%에 이르고, 5~10%의 환자에서 구강 또는 식도에 중복암이 있을 수 있다.

증상 : 이물감, 연하장애와 연하통이 주 증상이고, 연하통이 조기에 나타난다. 구인두에 뚜렷한 병변 없이 연하통을 지속적으로 호소하면 이 질환의 가능성을 의심하고, 후두를 침범하면 쉰 목소리 증상이 나타날 수 있다. 보통 내시경으로 진찰하는 것이 원칙이고, 진행된 암은 진단이 쉬우나 초기 암의 진단은 쉽지 않다. 주위 점막의 색깔 및 부종 여부를 조심스럽게 관찰해야 하고, 양측 이상와가 대칭이 아니거나 발성을 시켰을 때 또는 이상와가 잘 보이지 않을 때 의심할 수 있으며 내시경으로 건드릴 때 쉽게 출혈을 일으키면 의심할 수 있다. 식도 내시경검사로 병변의 하부 식도의 중복암 여부를 확인해야 하고, 병변의 정도와 경부림프절전이 여부 등을 보기 위해 CT나 MRI를 실시하는 것이 바람직하다.

치료 : 수술, 항암제 및 방사선 치료를 시행하고, 두가지 이상을 병행하기도 한다. 후두를 많이 절제하는 경우는 유리피판술(free flap)을 이용하여, 결손 부위를 보충할 수 있다.

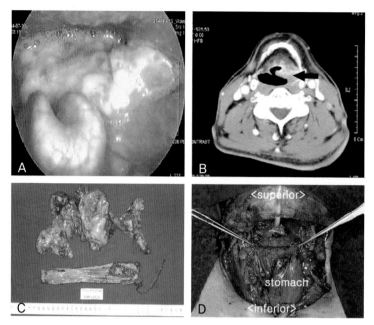

그림 15 하인두암
A: 좌측 이상와와 피열후두개막추벽을 침범하고 있는 궤양성 병변
B: 좌측 피열후두개막추벽에 불균등한 조영증강을 보이는 종물
C: 후두, 하인두, 양측 경부청소술(위) 및 식도 전적출술(아래)을 시행 후 적출물
D: 재건을 위하여 위장을 상부로 끌어당긴 모습

12. 타액선질환(Salivary gland diseases)

1) 염증, 외상성 질환

(1) 유행성이하선염(acute epidemic parotitis, mumps)

급성이하선염에는 바이러스나 세균감염에 의한 염증 등이 있으나 멈프스 바이러스(mumps virus)에 의하여 발생하는 유행성이하선염(acute epidemic parotitis)이 가장 흔한 형태이다.

원인 : 일반적으로 볼거리라고 불리는 이 질환은 바이러스 원인의 급성열성질환으로 타액선 중 특히, 이하선을 주로 침범하며 어린이에 많고 봄, 가을에 많으며 한번 앓고 나면 대개는 면역력을 획득한다. 악하선에도 드물게 발생할 수 있다.

증상 : 경도의 발열, 오한, 두통, 전신권태감 등의 전구증상이 있은 후 갑작스런 이하선의 종창과 동통이 생긴다. 편측성의 경우와 양측성의 경우가 있다.

치료 : 충분한 휴식과 안정을 취하며 종창이 가라앉을 때까지 격리한다. 발열이 있으면 해열제를 투여하고, 보존요법으로 국소 온열요법, 수액 공급, 통증 완화 약제를 사용할 수

있으며 예방접종으로 감염을 방지할 수 있다.

합병증 : 농양 형성, 안면마비, 뇌척수염 등이 생길 수 있고 고환염이 되면 남성 불임증의 원인이 되고 내이염으로 감각신경성 난청이 생기기도 한다.

(2) 급성화농성이하선염(acute suppurative parotitis)

원인 : 타액분비가 감소되어 있을 때 구강 내 세균이 Stensen관을 통해 상행성으로 감염을 일으켜서 생긴다. 전신이 쇠약할 때, 전신마취 후, 타액분비억제 약제 사용할 때, 또는 유행성이하선염이 걸렸을때 잘 생긴다.

증상 : 갑자기 발열, 이하선 부위의 동통성 발적과 종창이 생기고 압통이 심하며 저작장애가 있다.

치료 : 국소에 온습포를 하고, 수액과 항생제를 투여한다. 화농이 진행하면 안면신경의 주행에 평행하게 피부절개를 하여 배농시킬 수 있다.

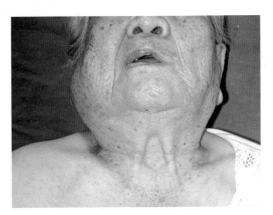

그림 16 급성화농성이하선염

(3) 쇼그렌증후군(sjögren's syndrome)

자가면역질환의 일종으로 타액선과 누액선에서 발생하며 종창과 분비물의 감소를 유발하여 구강과 눈을 건조하게 한다. 많은 예에서 입술 점막의 생검을 실시하면 소타액선에 림프구의 심한 침착을 보인다. 인공 타액이나 글리세린과 따뜻한 물로 입안을 세척하여 증상을 좋게 할 수 있다.

(4) 타석(salivary gland stone, sialolithiasis)

원인 : 타액선 관내에 침입한 작은 이물과 세균 등이 핵이 되어 이것에 탄산칼슘, 인산칼슘 등의 석회가 침착되면 타석이 된다. 악하선에 가장 많고(90%) 이하선(10%)과 설하선에서도 발생한다. 악하선에 타석이 더 많이 생기는 이유는 악하선관이 이하선관보다 더 길며

악하선의 타액은 중력에 역행하여 흐르므로 정체가 더 심하고, 악하선 타액이 이하선 보다 더 알칼리성이며 mucin함량이 더 많기 때문이다.

증상 : 음식을 섭취할 때구강저 혹은 악하삼각(submandibular triangle)에 간헐적인 종창과 통증이 나타난다. 진단은 악하선관을 양손으로 촉진하던가 타액선관의 탐침(probing), 그리고 방사선(단순 촬영, 조영술 또는 CT) 검사로 한다.

치료 : 악하선관을 절개하여 타석을 제거하거나 악하선 적출술을 시행한다. 타석의 크기가 작으면 타액선관 내시경을 통해서도 제거가 가능하다.

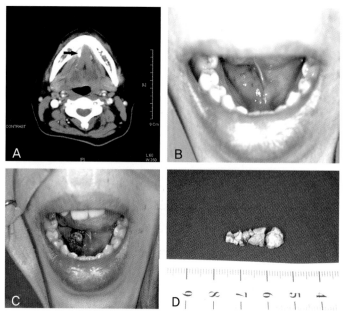

그림 17 우측 악하선관의 타석
A: 경부 CT소견 : 우측 악하선관의 타석
B: 악하선관이 타석으로 종창되어 있는 모습
C: 악하선관의 절개 후 타석이 관찰됨
D: 수술로 제거된 타석

2) 종양성 질환

(1) 타액선 종양의 특징

타액선 종양은 모든 두경부 종양의 1% 정도이며, 타액선 종양의 85%는 이하선에서 발생하고, 이하선 종양의 80%, 악하선 종양의 50~60%, 소타액선 종양의 약 25%가 양성종양이다. 대개 양성종양은 가동성이며, 무통성으로 점진적으로 커지는 종괴로 나타나며 악성종양은 양성종양보다는 성장 속도가 빠른 경우가 많고 안면신경의 이상이나 마비가 동반되는 경우가 많다. 진단에 있어서 크기가 작은 종괴의 검사는 초음파검사가 간편한데, 종괴와 주위 조직의 경계 및 내부 성상을 알 수 있다는 장점을 갖고 있다. 세침흡인 세포 검사는 진단에서 매우 중요한 과정으로 병리조직적 진단을 가능하게 하고, CT와 MRI는 병변의 범위 등을 평가하는 중요한 방법이다. 소타액선에서도 종양이 발생할 수 있으며, 가장 많이 발생하는 위치는 구강인데, 그 중 구개(50%), 협부, 구순, 구강저, 혀, 구인두 순이다.

(2) 타액선의 양성종양

원인 : 혼합종양(pleomorphic adenoma. mixed tumor)은 타액선의 가장 흔한 양성종양이며 이하선에서 가장 잘 발생한다. 이하선 종양의 약 70%를 차지하며 악하선 종양의 약 40%가 혼합종양이다. 악성 변화의 위험성은 유병기간에 따라 증가하며 3~15%에서 발생하는 것으로 보고되고 있다. 와르틴종양(Warthin's tumor)은 두 번째로 흔한 양성종양으로 대부분이 이하선의 꼬리 부위에 발생한다. 남자에서 호발한다는 보고가 있고, 양측성으로 발생한다는 것이 특징이며, 흡연과 관계가 있다고 알려져 있다.

증상 : 40~50세의 중년에서 호발하며 여자에서 약간 빈도가 높다. 하악각 뒤쪽 부위에 수년에 걸쳐서 서서히 자라나는 무통성 종물이며 안면마비의 증후는 대개 없다. 악하선, 경구개와 연구개의 소타액선에서도 발생한다.

치료 : 수술 시 종양 주위의 정상조직까지 포함시켜 절제하지 않으면 재발의 가능성이 있으므로 주의하여야 한다. 천엽 이하선절제술(superficial parotidectomy)이 가장 확실한 치료법이며 이때 안면신경 손상이 안 되도록 주의해야 한다.

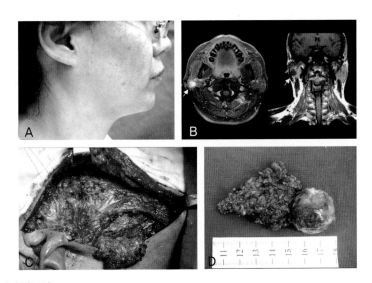

그림 18 | 우측 이하선종양
A: 환자측면 사진
B: 자기공명촬영상 우측이하선에 타원형의 종물 관찰됨
C: 천엽이하선절제술을 시행하고 있는 모습
D: 주위 이하선과 함께 제거된 종양

(3) 타액선의 악성종양

원인, 증상 : 점액표피양암종(mucoepidermoid carcinoma)과 선양낭성암종(adenoid cystic carcinoma)이 가장 흔한 조직학적 형태로, 병의 예후 결정에 이러한 조직학적 형태가 매우 중요한 요소로 작용한다. 점액표피양암종은 예후가 비교적 좋은 저도의 암종(low grade carcinoma)과 비교적 좋지 않은 고도의 암종(high grade carcinoma)으로 구분되며 가장 흔한 종류이다. 선양낭성암종은 신경조직을 따라 전파되며 신경마비나 동통이 초기 증상인 경우가 흔하다. 원발종양을 절제한 수년 후에도 폐 등에서의 원격전이가 일어날 수 있는 것이 특징으로 치료 결과는 보통 10년 생존율로 판단한다.

치료 : 근치적 이하선적출술(radical parotidectomy)을 시행하며 이후, 항암 또는 방사선치료를 고려할 수 있다.

13. 구강내 종양(Tumors of the oral cavity)

1) 양성종양

(1) 점액류(mucocele)

소타액선관 손상 등의 원인 때문에 점액이 주위 조직으로 새어 나와 종물을 형성한 것으로 입술, 협부 점막, 구강저에 발생한다. 구강저 점액류는 커져서 턱밑을 두꺼비 턱처럼 보이게 한다고 하여 두꺼비종양, 즉, 하마종(ranula)이라고도 한다. 수술로 제거하는 것이 원칙이다.

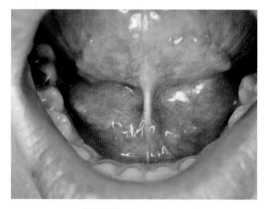

그림 19 하마종(ranula)

(2) 유피낭(dermoid cyst)

태생기 외배엽이 정중선에 함입되어 낭종을 형성한 것으로, 주로 정중선에서 발생한다. 내벽은 상피세포로 되어 있으며 피막에서는 모근, 타액선 등 피부부속기가 발견되며 이러한 것들 없이 편평상피로만 되어 있는 경우는 표피양낭종(epidermoid cyst)이라 한다. 낭종 내에는 피부에서 만들어진 끈끈한 물질로 채워져 있다.

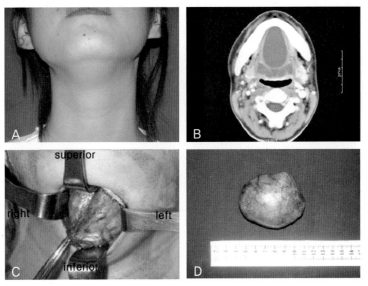

그림 20 유피낭(dermoid cyst)
A: 턱밑부위의 낭종소견
B: neck CT : 구강저 아래측에 보이는 낭종소견
C: 수술소견
D: 수술로 제거된 낭종

(3) 혈관종(hemangioma)

혈관의 과증식에 의하여 생긴다. 출생 시에는 없거나 작지만 1세경까지 매우 빠르게 커지다가 나이가 들면서 저절로 없어지는 경우가 많다. 혀 및 구강저에 호발하여 너무 크거나 출혈 등이 있을 경우에만 치료한다. 스테로이드, 인터페론-α 등을 이용한 내과적 치료나 외과적 절제가 필요한 경우도 있고, 혈관색전술이나 레이저를 이용하기도 한다.

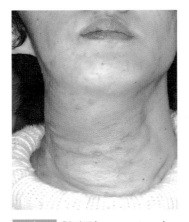

그림 21 혈관종(hemangioma)

2) 악성종양

구강내 전암성병변(premalignant lesion)은 적색반(erythroplakia), 백반증(leukoplakia), 편평태선(lichen planus), 설하각화증(sublingual keratosis), 구강점막하섬유증 등이다.

(1) 설암(tongue cancer)

원인, 병리 : 거의 편평세포암이며 호발 부위는 설연(lateral part of the tongue)이 가장 흔하고 다음이 설하면에 많다. 혀에는 림프관이 풍부하고, 움직임이 많기 때문에 림프절로의 전이가 쉽게 일어난다. 외형상 표면 침윤성, 심부 궤양성 및 외장성(exophytic)으로 나뉜다.

증상 : 혀에 결절 및 궤양이 생겨 통증이 심하며 혀의 운동장애가 와서 식사 및 언어장애가 생기고, 구취가 있다. 암이 진행하면 혀의 운동장애가 심해지고 경부림프절 종대를 초래한다. 잘 맞지 않는 의치로 혀가 자주 상하거나, 설연에 궤양이 보이면 즉시 진찰을 받아야 한다.

치료 : 설암은 비교적 조기에 경부림프절 전이가 발생하기 때문에 발견하면 빨리 치료를 시작해야 한다. 치료는 외과적 수술과 방사선치료가 있다. 수술은 부분 또는 전설절제술(glossectomy)을 시행하며, 예방적 경부청소술로 재발을 줄일 수 있다. 절제 범위가 큰 경우 유리 피판을 이용하여, 결손 부위를 재건한다(그림 23).

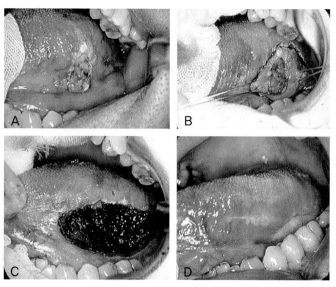

그림 22 조기설암의 레이저치료.
(A: 술 전, B: 수술절제 범위, C: 제거 후, D: 술 후 2년째)

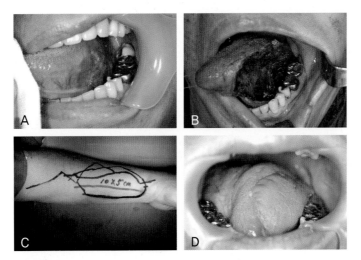

그림 23 진행된 설암의 설절제술 후 전완유리피판을 이용한 재건술
(A: 술 전, B: 절제 후, C: 결손 부위를 위한 전완유리피판 도안, D: 술 6개월 후)

(2) 구강저암(floor of the mouth cancer)

병인 및 병리소견은 설암과 동일하다. 비교적 분화도가 좋은 편평세포암이 대부분이며 진행되면 혀와 잇몸 및 하악골을 침범한다. 초기에는 무증상이나 타액분비가 많아지며 발음장애가 나타난다. 더 진행되면 설신경을 침범하여 통증을 유발한다. 초기암의 치료는 방사선치료 또는 국소절제를 하며 진행된 경우 광범위 절제술을 시행한다. 림프절로의 전이가 잦으므로 예방적 경부청소술이 필요하며 반대측 전이도 흔하다.

- 구순열은 생후 3개월이 수술의 적기이고 구개열은 만 2~3세가 적기로 언어습득 이전에 하는 것이 좋다.

- 설소대단축증을 가진 경우 포유, 식사섭취에는 지장이 없으나 1세 이후 언어 습득과정에서 구음장애가 올 수 있고, 하악 치아가 난 후에도 포유를 계속하는 경우 설소대 부위에 궤양이 생길 수 있으므로 설소대절제술등으로 수술적 치료를 해주는 것이 좋다.

- 구강의 궤양성 질환으로서 점막궤양은 재발성 아프타성구내염, Behcet 증후군에서 나타나고, 수포성 궤양은 천포창, 유천포창, 급성포진성구내염, 단순포진, 대상포진, 수족구병에서, 미란성궤양은 다형홍반, 방사선구내염에서, 외상성궤양은 Riga-Fede병, 욕창성궤양에서, 암종성궤양은 상피세포암, 사마귀양 상피암에서, 그리고, 기타 궤양성병변은 구강결핵, 구강매독에서도 나타날 수 있다.

- 아프타성구내염의 임상소견은 대부분에서 한 개 또는 여러 개의 작고, 10~14일 후 상처를 남기지 않고 낫는 궤양과 약 10%에서 치유 후 상처를 남기는 큰 괴사성 궤양(1~2cm)이 있고, 치료로서 ① 구강 청결, ② tetracycline 용액 세척이나 도포, ③ Lidocaine 가글, ④ 궤양에 질산은 소작, ⑤ 아주 심한 경우에는 국소적 또는 전신적 부신피질 hormone 사용, ⑥ 과로를 피하고, 휴식을 취하는 supportive care를 한다.

- 구강내 전암성병변(premalignant lesion)은 적색반(erythroplakia), 백반증(leeukoplakia), 편평태선(lichen planus), 설하각화증(sublingual keratosis), 구강점막하섬유증 등이다.

- 다른 타액선에 비하여 악하선에 타석이 많이 발생하는 이유는 악하선관이 이하선관보다 더 길고, 악하선의 타액은 중력에 역행하여 흐르므로 정체가 더 심하고, 악하선 타액이 이하선보다 더 알칼리성이며 mucin함량이 더 많기 때문이다.

- 인두통의 원인은 음식물을 삼킬 때 나타나는 연하통과 귀로 통증이 전달되는 방사통의 통증이 있다. 인두통을 일으키는 대표적인 질환들로는 ① 급성편도염, ② 급성인두염, ③ 인두부위의 봉와직염, 결핵, 매독, ④ 인두부위의 열상 및 부식상, 이물 등이 있다.

- 급성편도염의 가장 흔한 원인균은 *β-Hemolytic streptococcus*와 *Staphylococcus aureus*, *Pneumococcus*이며 일반적 치료원칙은 안정가료, 충분한 수분과 가벼운 음식섭취, 통증완화 및 구강청결이며, 세균감염의 경우 항생제를 사용한다.

- 상기도감염은 보통 감기와 급성인두염, 인플루엔자(독감), 후두염 등을 포함한다. 감기의 원인은 거의 모든 경우가 다양한 호흡기 바이러스에 의한 것이고, '리노바이러스'가 가장 흔하다. 인플루엔자(독감)는 A형 및 B형 인플루엔자 바이러스에 의해 일어난다.

- 아데노이드비대증의 진단은 비인두경, 측면 두개방사선검사, 굴절성 비강내시경을 이용하여 할 수 있다.

- 구개편도절제술의 적응증은 반복적 편도염, 편도주위농양, 재발성 삼출성중이염과 부비동염, 병소감염의 원인일 때, 악성종양이 의심될 때이고, 아데노이드절제술의 적응증은 동반된 아데노이드비대증, 구호흡, 코골이, 수면무호흡증, 부비동염이 치료가 잘 안될 때, 치아부정교합 등이다.

- 편도 병소감염으로 유발될 수 있는 합병증은 편도주위농양, 중이염, 부비동염, 신사구체염, 심근내막염, 패혈증 등이다

- 타액선 종양은 이하선에서 가장 많이 발생하고, 발생위치에 따라 이하선에서는 종양의 85%가 양성이며, 악하선에서는 50% 정도가 양성이나, 설하선과 소타액선에서는 60% 이상이 악성이다.

- 비인강암의 초기증상은 상경부림프절이 커지거나 특별한 원인없이 삼출성중이염이 반복하여 재발하는 경우 외에 무증상인 경우도 많다. 치료는 방사선치료가 현재 가장 중요하다.

- 설암의 호발부위는 설연(lateral part of the tongue)이 가장 흔하고 다음으로 설하면에 많다.

CHAPTER **4**

후두, 기관식도 및 경부

CLINICAL OTOLARYNGOLOGY
HEAD AND NECK SURGERY

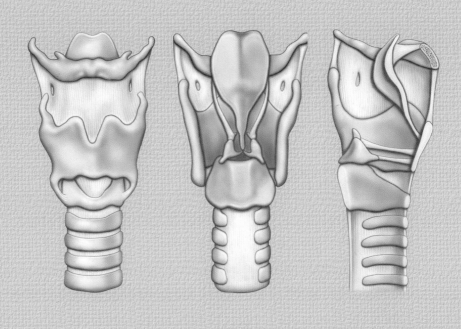

CHAPTER 4
후두, 기관식도 및 경부

I. 형태와 기능

1. 후두를 3부분으로 나누고 해부학적 경계를 설명할 수 있다.
2. 윤상연골의 해부학적 특성과 임상적 의의를 설명할 수 있다.
3. 성인과 유소아 후두의 해부학적 차이를 열거할 수 있다.
4. 후두의 4가지 기능을 열거할 수 있다.
5. 식도의 생리적 협착부위와 상문치로부터의 거리를 설명할 수 있다.
6. 경부의 삼각(triangle)을 도해하고 각각의 명칭을 기술할 수 있다.
7. 경부림프절의 level을 설명할 수 있다.

1. 후두의 구조(Structure of the larynx)

후두는 후두개연골(epiglottis), 갑상연골(thyroid cartilage), 피열연골(arytenoid cartilage), 윤상연골(cricoid cartilage) 등의 연골과 인대 및 근육으로 이루어진 원통모양의 구조물이다(그림 1).

후두는 성문상부(supraglottis), 성문부(glottis), 성문하부(subglottis)의 3부분으로 나눠지고, 성문상부는 후두개첨에서 후두전정까지이고, 성문부는 성대를 포함하여 성대인대의 5~7mm 아래까지이며, 성문하부는 성문부의 최하단에서 윤상연골의 하연까지이다. 좌우에 성대가 있는 성문(glottis)의 윗부분을 성문상부(supraglottis)라고 하고, 성문상부에서는 피열후두개막추벽(aryepiglottic fold)이 하인두(hypopharynx)와 경계를 이루고, 성대의 윗쪽으로 융기된 부분을 가성대라 하며 성대와 가성대 사이의 공간을 후두실(ventricle)이라 한다. 성문하부는 기관과 연결된다(그림 2).

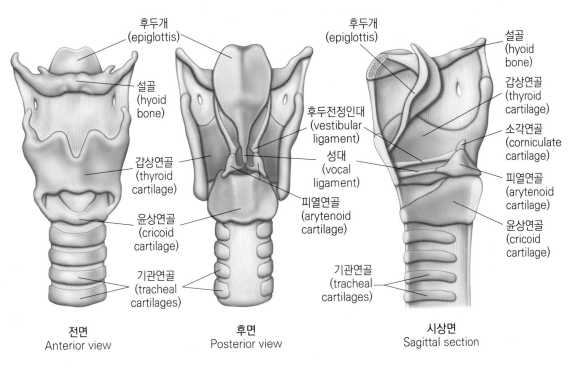

전면
Anterior view

후면
Posterior view

시상면
Sagittal section

그림 1 후두의 구조

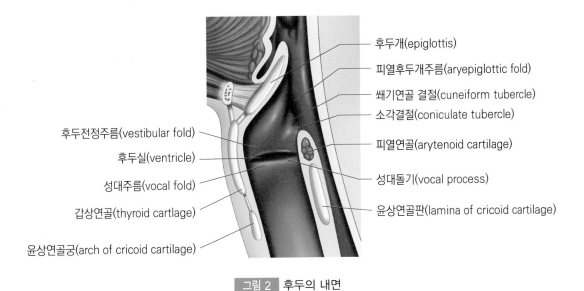

그림 2 후두의 내면

후두개연골은 나뭇잎 모양으로 하단은 갑상연골 및 설골과 인대로 연결되어 있다. 갑상연골은 후두를 전면에서 감싸고 있고, 후두 내면 중간위치에 성대의 전단이 부착되어 있으며 설골과는 갑상설골막(thyrohyoid membrane)과 갑상설골인대로 연결되어 있다. 윤상연골은 후두의 기본 틀이 되는 반지 모양의 연골로서 후두에서 유일하게 완전한 고리를 이루고 있으며, 후두의 후면 구조를 지지하고 있다. 윤상연골은 완전한 고리형태이기 때문에 임상적으로 외상 후 치유과정에서 기도협착이 잘 일어난다. 측면에서 갑상연골의 하연과 윤상연골궁의 상연이 이루는 각도를 면접각 (visor angle)이라고 한다. 이 면접각의 각도는 평상시에는 일정하나 발성 시 음성의 높낮이에 따라 변한다.

성문을 형성하고 있는 성대는 호흡과 발성 시에 열렸다 닫혔다 하는데 이런 성대운동에 관여하는 내후두근(intrinsic laryngeal m.)은 성문폐쇄근인 갑상피열근(내근, thyroarytenoid m.), 외측윤상피열근(측근, lateral cricoarytenoid m.) 및 피열근(횡근, interarytenoid m.) 등과 성문개대근인 후윤상피열근(후근, posterior cricoarytenoid m.)을 포함한다.

후두의 지각신경은 상후두신경(superior laryngeal n.)의 내지(internal branch)이고, 운동신경은 윤상갑상근을 지배하는 상후두신경의 외지(external branch)와 나머지 후두내근에 분포하는 하후두신경 즉, 반회후두신경이다.

반회후두신경(recurrent laryngeal n.)은 미주신경(10th CN)의 분지로서 좌측은 대동맥궁의 하부를, 그리고 우측은 우측 쇄골하동맥(subclavian a.)의 하부를 돌아 기관과 식도 사이의 측방에서 상행하여 후두에 들어가며 좌측이 우측보다 10cm 가량 길다.

성대는 점막상피의 아래에 거친 조직으로 된 점막고유층 천층이 있어서 그 심부에 있는 성대인대에 비해 비교적 자유롭게 움직이며 변형이 된다(그림 3). 천층, 중간층, 심층으로 이루어진

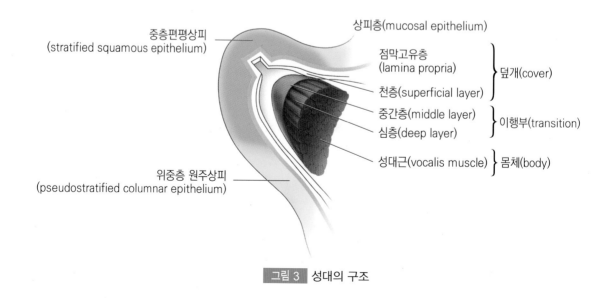

그림 3 성대의 구조

점막고유층을 Reinke's space라 하며 염증이나 기타 자극으로 쉽게 부종이 생겨서 후두폴립 등이 호발하게 되는 부위이다. 성대의 유리연(진동 부분)은 상피 및 점막고유층 천층으로 된 바깥부분과 성대근을 주체로 하는 안부분이 물리적 성질이 다른 이중구조로 되어 있기 때문에 후두근의 조절을 통해 진동의 양상을 여러 가지로 변화시킬 수 있다.

소아, 특히 신생아의 후두 크기는 자기 몸 전체에 비하여 아주 작다. 특히 성문부와 성문하부의 통로가 매우 좁으므로 약간의 부종으로도 쉽게 기도가 좁아질 수 있고 호흡곤란이 온다. 또한 소아의 후두연골은 성인에 비하여 약하고 유연하며 유아의 후두개는 주름이 잡혀 있고, 오메가 형으로 되어 있다가 2세 이후 성장하면서 성인의 모양과 같아진다. 소아 후두의 점막 특히 성문하부는 아주 연하여 성인보다 부종이 쉽게 생긴다. 또한 풍부한 감각신경이 있어 외부자극에 아주 예민하다.

2. 후두의 기능(Function of the larynx)

후두는 호흡, 기도의 보호, 발성, 연하와 같은 네 가지의 중요한 기능이 있다.

후두는 기도의 일부로서 성문은 흡기 시에 넓게 열리고, 호기 시에 좁게 닫히며 발성 시 성대는 정중위로 되어 성문은 닫혀진다. 심호흡기에 성대는 개대위로 되어 성문은 크게 열리고, 안정 호흡 시에 성대는 발성 시와 심호흡기의 중간에 위치(중간위)를 취한다. 연하나 기침할 때는 성문과 같이 가성대도 강하게 내전하여 후두강을 닫는다.

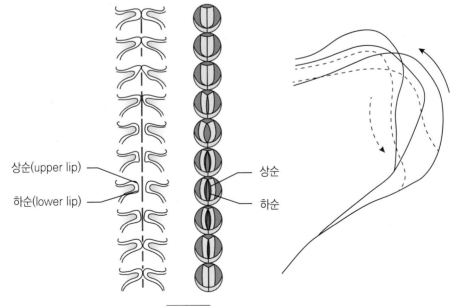

상순(upper lip)
하순(lower lip)
상순
하순

그림 4 발성 시 성대의 진동

후두는 연하 시 기관 및 기관지로 음식물이 들어가지 못하게 방어하거나 들어간 이물을 배출하는 기능이 있고, 이것은 주로 성대, 가성대 및 후두개를 포함한 후두 입구부의 폐쇄 및 기침 반사로 이루어진다.

발성 시 성대의 진동은 단순한 수평폐쇄 운동이 아니고 입체적인 복잡한 운동을 한다. 성대는 성문하압(호기압)에 의해 외상방으로 눌려서 넓혀지며 성문이 열리고, 성문이 열리면 호기가 유출되면서 성문하압은 저하한다. 눌려 올려진 성대점막의 탄성과 성문하압의 저하로 이번에는 역으로 성대는 내하방으로 이동하며 원위치로 변한다. 성문이 폐쇄되면 다시 성문하압이 상승하여 성대를 누르면서 넓힌다. 이런 반복운동이 발성 시의 성대운동이다.

연하작용을 할 때 후두는 기계적으로 보조역할을 한다. 즉, 연하운동 시 후두를 들어올려 음식물의 덩어리가 식도 쪽으로 내려가도록 하며 이때, 후두입구부의 수축과 후두개연골의 기도보호로 기능을 통해 후두강 쪽으로 잘못 삼켜지는 것을 막는다.

3. 기관(The trachea)

기관(trachea)은 제6 경추 높이에서 후두의 윤상연골 하단으로부터 시작하여 아래쪽은 제5 흉추 높이에서 주기관지로 분지하고 이 부분을 기관 분지부라고 부른다. 기관의 길이는 성인이 약 10.5cm이며 기관지경검사 시에는 상절치(incisor)로부터 약 25cm의 거리에 분지부가 보인다. 우측 기관지는 짧고 굵으며 정중선에서 약 30도 우측으로 향하여 있다. 좌측 기관지는 가늘고 길며 정중선에서 약 70도 좌측으로 향하여 있다. 따라서 기관지 이물은 좌측보다 우측으로 들어가기 쉽다. 주 기관지가 폐로 들어가는 부분을 폐문이라고 하며, 우측에서 3개, 좌측에서는 2개의 기관지로 분지되나 다시 말초로 2개씩 분지되어서 기관지 수(bronchial tree)를 이루며 폐포에 연결된다. 기관 및 기관지의 점막은 섬모상피로 덮여 있으며 점액선을 갖고 있다.

4. 식도(The esophagus)

식도는 길이 23~25cm, 내경 1.4cm, 두께는 약 4mm이며 내측으로부터 점막층, 근육층 및 결합조직층의 3층으로 되어 있다. 식도의 입구부는 윤상연골의 하단인 제6 경추 높이이며 식도의 하단은 입구인 분문에 접속되어 있으며 제10 흉추 높이에 해당된다. 경부(neck)에서는 식도는 기관의 후방에 있으나 흉부(chest)에서는 점차 좌측으로 치우쳐서 기관 분지부에는 완전히 좌측 후방에 위치한다. 또 이 부분은 대동맥궁에 접해 있으므로 식도경검사 때에 동맥의 박동이 식도경에 전달되는 것을 볼 수 있다. 복부식도가 횡경막을 통과하는 위치는 정중선보다 좌측으로 치우쳐 있다(그림 5).

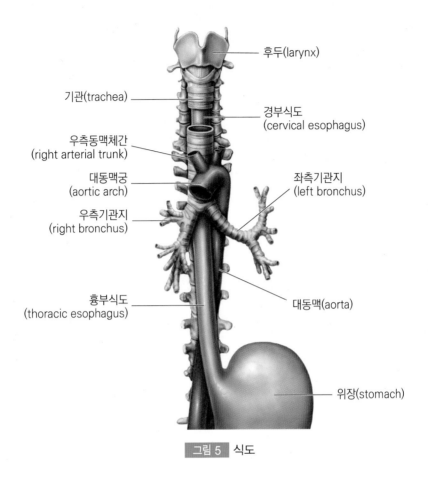

후두(larynx)

기관(trachea)

경부식도
(cervical esophagus)

우측동맥체간
(right arterial trunk)

대동맥궁
(aortic arch)

좌측기관지
(left bronchus)

우측기관지
(right bronchus)

흉부식도
(thoracic esophagus)

대동맥(aorta)

위장(stomach)

그림 5 식도

식도는 전장이 꼭 같은 굵기가 아니며 세 곳에서 생리적인 협착이 있어서 식도이물이 이곳에 많이 걸리게 된다. 제1 협착부는 식도 입구부로 앞니로부터 16cm의 거리이고, 제2 협착부는 대동맥궁과 교차하는 곳으로 앞니로부터 23cm의 거리이며, 제3 협착부는 횡경막을 통과하는 곳으로 앞니로부터 34~40cm의 거리이다.

5. 갑상선과 부갑상선(The thyroid gland and the parathyroid glands)

갑상선은 갑상선 호르몬을 분비하는 내분비 기관으로서 경부의 아래쪽 중앙에 위치하며, 피라미드 모양의 양측의 엽(lobe)과 그 엽을 연결하는 협부(isthmus)로 구성되어 있다. 무게는 약 15~25g 정도이다. 협부는 보통 두 번째에서 네 번째 기관륜(tracheal ring)에 걸쳐 있으며, 일측 엽은 대개 높이가 4cm, 넓이는 1.5cm, 깊이는 2cm 정도의 피라미드 모양을 하고 있다. 여자가 남자보다 약간 크고, 임신 중에 커진다. 그리고, 약 40~50%의 정상인에서 추체엽(pyramidal lobe)을 관찰할 수 있다.

갑상선은 후두 하부와 기관상부의 전측방을 싸고 있으며, 내측으로는 기관과 식도, 후방으로는 경동맥초(carotid sheath), 외측과 전방으로는 흉쇄유돌근, 흉골설골근, 흉골갑상근 사이에 위치하고 있다. 갑상선은 부드럽고, 진한 붉은 포도주 색을 띠고 있으며, 심경근막의 전기관층 (pretracheal layer of deep cervical fascia)에서 유래된 섬유 피막으로 싸여있다. 이 피막은 갑상선과 주위 조직을 분리하는 중요한 역할을 하며, 수술 시 쉽게 박리되는 조직이다. 피막은 윤상연골과 상부 기관 연골에 외측 현수인대(Berry's ligament)로 단단히 부착되어 있으며, 이 부위 이외의 주위 구조물과는 비교적 느슨하게 부착되어 있다. 갑상선은 4개의 주요 혈관으로부터 혈액공급을 받는데 2개의 상갑상선동맥과 2개의 하갑상선동맥으로부터 이중의 혈액공급을 받으며 이 동맥들은 동측과 반대측으로 많은 교통혈관을 형성한다. 반면 정맥의 분포는 3쌍의 정맥으로 이루어지고, 그 중 상갑상선정맥은 상갑상선동맥과 같이 주행하다 내경정맥이나 안면정맥으로 이어지고, 가장 짧은 중갑상선정맥은 총경동맥 위를 지나 내경정맥으로 연결되며 하갑상선정맥은 하갑상선동맥이 갑상선 후면에 놓인 것과는 반대로 전면에 위치한다 (그림 6).

갑상선의 기능은 여포세포에서 티록신(thyroxine, T4)과 삼요오드타이로닌(triiodothyronine, T3) 등과 같은 갑상선 호르몬을 생산하고 분비하는 것이다. 칼시토닌(calcitonin)은 부여포세포에서 생산되고 분비된다. 갑상선 호르몬의 기본적인 기능은 단백질 합성이며 세포호흡과 열생산에 필수적이다. 갑상선 호르몬은 베타아드레날린성 수용체 생성을 증가시킴으로써 혈액 내 카테콜라민에 대한 심근의 민감도를 상승시킨다. 그 외에도 조혈, 폐, 신장기능 등 여러 생리 기능에 요구된다.

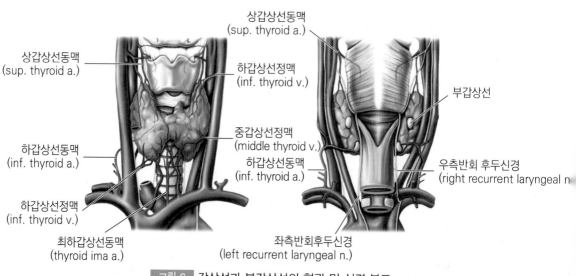

상갑상선동맥
(sup. thyroid a.)

상갑상선동맥
(sup. thyroid a.)

하갑상선정맥
(inf. thyroid v.)

부갑상선

중갑상선정맥
(middle thyroid v.)

하갑상선동맥
(inf. thyroid a.)

하갑상선동맥
(inf. thyroid a.)

우측반회 후두신경
(right recurrent laryngeal n.

하갑상선정맥
(inf. thyroid v.)

최하갑상선동맥
(thyroid ima a.)

좌측반회후두신경
(left recurrent laryngeal n.)

그림 6 갑상선과 부갑상선의 혈관 및 신경 분포

부갑상선은 대개 좌우로 상부갑상선과 하부갑상선의 두 쌍으로 되어 있으며 대부분 갑상선의 피막으로 둘러싸여 갑상선과 밀착되어 있다. 황토색의 난형 구조물로, 크기는 1~20mm까지 다양하지만 대략 높이는 6mm, 너비는 2mm, 두께는 1~2mm 정도이다. 무게는 0.10~0.14g이다. 상부갑상선은 대개 갑상선의 측엽의 위쪽 중앙부분에 하나씩 붙어 있고, 하부갑상선에 비해 위치가 일정하고, 갑상선의 측엽 상극의 후면에 위치하는 반회후두신경과 인접해 있다. 하부갑상선은 측엽의 아래 중앙에 붙어 있다.

부갑상선 호르몬은 칼슘과 인의 혈중 수치를 유지하며 세포 외 칼슘의 농도를 일정하게 유지시키는 역할을 한다. 파골세포(osteoclast)의 작용을 촉진하여 뼈로부터 칼슘을 방출시키고, 신장에서는 칼슘의 배출을 억제하며 인산염(phosphate)의 배출을 촉진하는 기능을 한다.

6. 경부의 구조(Structure of the neck)

경부는 흉쇄유돌근(sternocleidomastoid m.)에 의해서 전삼각(anterior triangle)과 후삼각 (posterior triangle)으로 나뉘며, 후삼각의 후방은 승모근(trapezius m.)의 전연이고 하방은 쇄골 (clavicle)이다. 전삼각은 하악과 이복근(digastric m.) 사이의 이하삼각(submental triangle), 견갑설골근(omohyoid m.)과 이복근후복, 흉쇄유돌근 사이의 상경동맥삼각(superior carotid triangle), 견갑설골근과 흉쇄유돌근, 그리고 경부 정중선으로 이루어진 하경동맥삼각(inferior

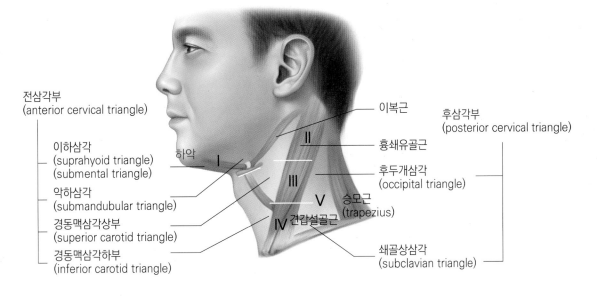

그림 7. 경부의 삼각

carotid triangle)으로 구성된다(그림 7).

상경동맥삼각에는 경동맥의 분기부, 내경정맥과 미주신경이 싸여있는 경동맥초(carotid sheath)가 포함되고, 악하삼각에는 악하선, 설신경, 설하신경과 안면동맥이 포함되어 있다.

경부의 림프절은 몇 개의 그룹으로 나누면 이해하기 쉽다. 제1 구역(level I)은 악하삼각 및 이하삼각 림프절군을 말하며 구강저, 구순, 협점막과 전비강등에서 림프관이 연결된다. 제2 구역(level II)은 내경정맥주위 림프절군을 경동맥분기부 및 견갑설골근의 위치로 삼등분하여 제2 구역(level II)은 상연은 두개저, 경동맥 분기점과 흉골설골근의 외연으로 둘러싸인 구역 이며 두경부암의 경부림프절 전이가 가장 흔하게 발견된다. 제3 구역(level III)은 내경정맥의 중간 1/3 주위에 위치하고, 제4 구역(level IV)은 외연은 흉쇄유돌근이고, 내연은 흉골설골근이 다. 제5 구역(level V)은 승모근의 전연, 흉쇄유돌근의 후연과 쇄골의 상연으로 이루어진다. 이 외에 제6 구역(level VI)은 설골의 상연, 흉골상절흔과 경동맥초 내측으로 이루어지고, 여기에 갑상선주위 림프절, 기관주위 림프절과 Delphian 림프절이 포함된다.

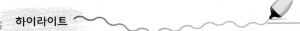

- 후두는 성문상부(supraglottis), 성문부(glottis), 성문하부(subglottis)와 같이 3부분으로 나눠지고, 성문상부는 후두개첨에서 후두전정까지이고, 성문부는 성대를 포함하여 성대인대의 5~7mm 아래까지이며 성문하부는 성문부의 최하단에서 윤상연골의 하연까지이다.

- 윤상연골은 후두의 기본틀이 되는 반지모양의 연골로서 후두의 후면구조를 지지하고 있다. 윤상연골은 완전한 고리형태이기 때문에 임상적으로 외상 후 치유과정에서 기도협착이 잘 일어난다. 측면에서 갑상연골의 하연과 윤상연골궁의 상연이 이루는 각도를 면접각(visor angle)이라 하고 이 각도는 발성 시 음성의 높낮이에 따라 변한다.

- 유소아의 후두의 크기는 신체에 비하여 아주 작고, 성문부와 성문하부의 통로가 약간의 부종으로 쉽게 기도가 좁아지고, 호흡곤란이 올 수 있는 특징이 있다. 또한, 소아의 후두연골은 성인에 비하여 약하고 유연하며 유아의 후두개는 주름이 잡혀 있어 오메가형으로 되어 있다가 2세이후 성장하면서 성인의 모양으로 된다.

- 후두의 기능은 호흡, 기도의 보호, 발성, 연하이다.

- 경부는 흉쇄유돌근에 의해서 전삼각과 후삼각으로 나뉘며, 후삼각의 후방은 승모근의 전연이고 하방은 쇄골이다. 전삼각은 하악과 이복근 사이의 이하삼각, 견갑설골근과 이복근후복, 흉쇄유돌근 사이의 상경동맥삼각, 견갑설골근과 흉쇄유돌근, 그리고 경부 정중선으로 이루어진 하경동맥삼각으로 구성된다

- 경부림프절의 Level I 은 악하삼각 및 이하삼각 림프절군이고, Level II 는 상연은 두개저이고, 경동맥 분기점과 흉골설골근의 외연으로 둘러싸인 구역이고, Level III 는 내경정맥의 중간 1/3 주위에 위치하며 Level IV 의 외연은 흉쇄유돌근, 내연은 흉골설골근이며, Level V 의 경계는 승모근의 전연, 흉쇄유돌근의 후연, 쇄골의 상연이다.

II. 증상과 검사법

II-1. 증상

1. 호흡곤란(Respiratory difficulty)

후두의 병변은 어느 부위에 생기더라도 어느 정도 이상의 크기가 되면 정상적인 호흡의 흐름을 만들지 못해서 호흡곤란과 호흡 시 잡음(천명, stridor)을 일으킨다. 해부학적 관점에서 보면 성문이나 성문하강에 미만성 변화(diffuse change)가 생기는 성문부종이나 가성 크루프의 경우에 호흡곤란이 심하고, 기관 내의 호흡기도를 방해하는 경우 즉, 기관이물의 경우에도 호흡곤란이 있다.

2. 기침(Cough)

기침이란 짧은 시간에 생기는 특수한 형태의 강제성 호기이고, 재채기와 마찬가지로 기도 내의 이물을 제거하기 위한 정상적인 생리적 방어반사이며 후두나 기관에 이상 자극이 가해지거나 기도분비물이 많아지면 횟수와 강도가 증가된다. 기침은 소리의 종류가 다양하다. 개짖는 소리(barking cough)는 후두 디프테리아나 가성 크루프 때 특징적이고, 쉰 목소리나 목소리가 나오지 않는 기침은 후두암에 흔하며 후두결핵, 급성후두염, 만성후두염의 피리 소리 같은 기침은 후두협착에서 들을 수 있다.

3. 천명(Stridor)

천명은 기도의 부분적 협착부위 사이로 공기가 통과할 때 생기는 거친 음과 함께 주변조직의 진동으로 인해 발생하게 된다. 갑자기 시작된 천명이 심한 기도협착 소견과 함께 있으면 신속한 진단 및 적절한 처치를 하는 것이 필요하다. 이런 증상이 올 수 있는 경우는 선천성 또는 감염성 질환, 종물, 후두협착, 양측 성대마비 등이 있다. 기관지 이물은 흡인 직후에는 기침발작, 호흡곤란이 생기나 시간이 지나면 급성 증상이 없어지고, 잦은 기침이 나오게 된다. 이물의 위치에 따라 천명이 지속되는 일도 있으나 증상이 전혀 없는 경우도 있다. 오래 정체되면 폐의 2차적 변화로 폐렴 증상이 발생한다. 기관지 이물은 흉부방사선검사 소견상 무기폐(atelectasis)와 폐기종(emphysema)의 소견을 보이는 것이 특징적이고, 병력 및 증상 소견상 의심은 되지만 단순방사선소견상 진단이 안되는 경우 진단 및 처치를 위한 기관지내시경술을 시행할 수 있다.

4. 음성장애(Voice disorder)

음성장애란 소리의 구성요소인 음질, 높이, 세기(크기), 지속시간 등에 이상이 있는 것을 말하며 원인으로는 1) 발성기구인 후두에 병변이 있는 경우 2) 전신질환에 의한 경우 3) 기능성 발성장애를 가진 경우 등이 있다.

후두 병변으로는 후두염, 성대결절 및 어린이 성대결절, 성대폴립, 후두마비, 후두종양, 후두외상이 많고, 전신적 원인으로는 내분비(호르몬) 장애가 흔하며 기능성 발성장애의 원인으로는 정신심리적인 원인과 잘못된 발성습관 등이 있다.

성대의 운동(움직임)이 정상적이 아니어도 쉰 목소리(hoarseness)가 생길 수 있는데, 이때에는 성대의 병변으로 인한 경우와 성대운동을 지배하는 신경장애로 인한 경우가 있다.

언어장애는 구음장애, 리듬장애, 상징화장애로 나뉜다. 구음장애는 가장 흔한 언어장애로 입술, 혀, 치열, 구개, 인두 등에 기형이나 손상 또는 신경장애로 생긴다. 리듬장애의 대표적인 것은 말더듬이가 있고, 상징화장애는 실어증과 언어발달지체가 있다.

5. 연하장애(Dysphagia)

연하장애는 구인두, 하인두, 또는 식도에 기계적 장애물이 있어 음식물의 연하장애가 있을 때, 운동신경의 마비가 있어 연하 시 일어나는 인두의 반사기능이 원활하지 않을 때, 지각신경 마비가 있어서 기도로 잘못 삼킴을 방지하는 기능이 원활하지 않을 때, 또는 심한 통증으로 인해 연하운동이 원활하지 않을 때 일어나게 된다. 후두 성문상부암의 경우에는 연하통이 초기 증상인 경우도 있다.

식도로 인한 연하곤란으로는 식도이물과 식도암이 대표적인 질환이다. 식도이물로는 어린이에서는 동전과 장난감이, 어른에서는 의치나 못이 많으며 식도부식증의 후유증으로 인한 식도협착의 경우에는 고기가 많다. 식도이물의 경우에도 연하통이 있을 수 있는데 이때는 식도 암과 감별이 필요하다.

II-2. 검사법

1. 후두 및 기관식도(The larynx and the tracheo-esophagus)

후두의 진찰은 먼저 문진을 하면서 환자의 호흡이나 음성에 이상이 있나 없나를 귀로 들어서 판단한다. 다음에는 이전 수술의 후유증으로 생긴 반회신경마비가 쉰 목소리의 원인이 되는 수가 있으므로 과거력을 물어서 흉부 수술이나 갑상선 수술을 받은 일이 없는지 알아보고, 연하운동을 시키면서 목의 앞부분을 촉진하여 후두의 가동성을 확인한다. 경부에서 후두부위의 대칭성 여부와 종창, 피부색의 변화를 관찰한 후에 촉진하여 가동성을 살피고, 윤상갑상막에 튀어나온 곳이 있는지 살펴보아야 하며 구강, 인두, 비인두, 설근부에 대한 진찰도 병행해야 한다. 경부에서 림프절이 만져지면 경도, 가동성, 크기, 위치, 숫자 등을 확인하고, 림프절 전이 가능성을 판단해야 한다. 후두나 기관 및 식도의 내부를 관찰하기 위해서는 간접후두경, 직접후두경, 후두내시경(flexible fiberscope, telescope, direct laryngoscope, 및 suspension laryngoscopy), 기관지경 및 식도경검사 등을 시행해야 한다(그림 8).

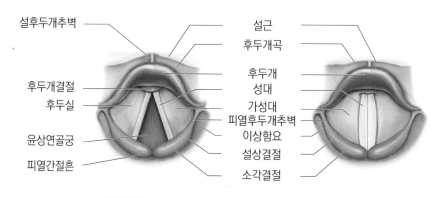

설후두개추벽

설근
후두개곡

후두개결절
후두실

후두개
성대
가성대
피열후두개추벽
이상함요
설상결절
소각결절

윤상연골궁
피열간절흔

그림 8 후두의 간접후두경에서 보이는 구조물

1) 간접후두경검사(Indirect laryngoscopy)

환자를 의자에 반듯이 앉게 한 후 머리를 뒤로 기대지 않고 될 수 있는 대로 앞으로 내미는 자세를 취한다. 혀를 내밀게 하여 거즈로 싸서 왼손으로 아래쪽으로 당기면서 김이 서리지 않게 오른손의 후두경을 약간 데운 후에 연구개와 목젖을 살짝 뒤쪽으로 밀면서 환자에게 "이" 혹은 "에" 소리를 내게 하여 거울에 비친 후두를 관찰한다.

2) 후두내시경검사(Laryngoscopy)

아래방향을 볼 수 있는 후두경을 구인두 쪽으로 삽입하여 후두를 관찰하는 강직형(rigid) 후두내시경은 병변을 선명하게 볼 수 있고 비디오 영상장치를 연결할 수도 있으며 비강을 경유하여 인두 및 후두의 성문까지 관찰이 가능한 굴곡형 후두내시경은 조작이 간편하여 외래와 병실 어디에서나 사용이 가능하다. 입이 잘 벌어지지 않거나 진찰자세가 어려운 경부 척추질환 환자에서도 검사가 가능하며 굴곡내시경의 끝을 자유자재로 구부릴 수 있으므로 병소를 구석 구석 관찰할 수 있고, 비디오와 연결해서 녹화를 할 수 있는 등 장점이 많다(그림 9).

3) 후두의 방사선검사

경부 단순방사선검사 정면 및 측면촬영, 후두조영촬영(laryngography), 단층촬영(tomography)과 xeroradiography 등이 이용되어 왔으나 최근에는 컴퓨터단층촬영(CT Scan)과 자기공명영상검사가 월등히 우수하고 더 많은 정보를 제공한다. CT와 MRI는 부위에 따라 상대적인 장단점이 있어 후두처럼 정상적으로 움직임이 있는 구조의 영상에는 CT가 유리하고, 3차원적인 입체적 영상을 얻을 수도 있으며 상대적으로 움직임이 적고 연조직간의 대조를 통한 진단

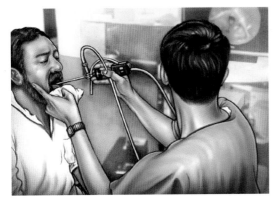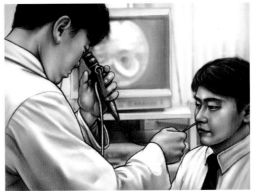

그림 9 강직형 내시경과 굴곡형 후두내시경

이 필요한 경우에는 MRI가 더 유리하다. 초음파검사는 부위에 따라 많은 역할을 하는데 연조직의 경우 다른 영상 진단에 비해 뒤지지 않는 해상력을 보이고, 특히, 낭성 종괴나 병변 내의 혈류 확인시 탁월한 효과를 보인다. PET (positron emission tomography)는 대사과정을 반영하는 기전으로 개발된 검사로 악성종양의 수술 후 또는 방사선치료 후 국소적 염증 반응과 해부학적인 변화 때문에 CT나 MRI로 진단하기가 어려운 경우에 사용되고 있고, 악성종양의 치료전에 병변의 원격 전이의 유무 등의 정보를 얻기 위한 검사로 흔히 활용되고 있다.

4) 음성검사

음성검사는 발성과정에 대한 여러 정보를 포함하며 여기에는 신경학적 검사, 호흡기 계통의 검사, 병리조직학적 검사 등이 포함된다. 음성과 발성에 대한 고유한 검사는 다음과 같다.

① **신경생리학적 검사(neurophysiologic test)** : 성대의 진동상태를 규정하고 조절하는 신경, 근육에 관한 검사이다.

② **공기역학적 검사(aerodynamic test)** : 성대의 진동상태를 규정하는 물리적 요소 중에서 성문하압, 호기류율, 성문저항 등에 관한 검사이다. 이 중 가장 쉽고 흔히 시행되는 것은 최장발성지속시간(maximum phonation time: MPT)으로서 피검자가 아주 편안한 자세에서 편안한 발성으로 "아" 소리를 가능한 한 지속적으로 길게 3번 발성시키고 그 중 가장 긴 수치를 택하는 것이다. 한국 성인의 정상 수치는 평균적으로 남자 30.5초, 여자는 19.1초이다.

③ **성대 진동상태에 관한 검사(vibratory test)** : 후두 스트로보스코피가 가장 보편적인 검사이며 일상적인 회화 중 성대는 남성에서 100~150Hz, 여성에서는 200~300Hz 진동한다.

④ **음향분석에 의한 검사(acoustic analysis)** : 음성파의 3가지 음향학적 구조인 주파수(frequency), 세기(intensity) 및 시간(time)을 시각적으로 표시해주는 sound spectrography를 이용해서 음성 주파수의 스펙트럼을 시각적으로 보여준다.

⑤ **청각심리검사(psychoacoustic analysis)** : 쉰 목소리의 특징을 청각적인 느낌으로 평가하는 데 대개는 쉰 목소리 정도를 나타내는 grade (G)로 표시하고, 음성의 이상을 조조성(rough), 기식성(breathy), 무력성(asthenic), 노력성(strained)의 네 가지로 분류하여 그 정도를 0, 1, 2, 3 등급으로 표시한다.

⑥ **발성 능력에 관한 검사** : 어느 정도의 강한 소리를 내는가, 얼마나 길게 발성을 지속할 수 있나, 그리고, 어느 정도 효율적으로 발성할 수 있는가 등을 검사한다.

2. 경부질환의 진단(Diagnosis of diseases of the neck)

1) 경부종물

(1) 신체검사

경부질환의 진단을 위해서 환자의 병력, 시진 및 촉진의 신체검사가 매우 중요하다. 경부의 시진으로 피부의 병변이나 누공 등을 관찰할 수 있으며, 갑상선, 악하선, 이하선, 림프절에서 심부구조물의 병변으로 생기는 변화를 알아볼 수 있다. 경부의 촉진은 환자의 경부 연조직을 이완시키기 위하여 머리를 약간 앞으로 기울이게 한 후, 환자의 정면이나 후면에서 양손으로 시행해야 하며, 양측을 동시에 비교해야 한다.

경부종괴(neck mass)는 매우 다양하여 선천적 이상, 염증성 또는 신생물 등에 의해 생길 수 있다. 가장 먼저 의심할 수 있는 질환은 급만성의 림프절염, 림프절로의 전이암, 갑상선종 등이다.

급성림프절염은 세균감염에 의한 화농성과 바이러스에 의한 감염의 두 가지로 나눌 수 있다. 화농성의 경우는 편도염, 편도주위농양 외에 충치나 외이염 등에서 생기는 경우가 흔하나 원인이 명확하지 않은 경우도 적지 않다. 일반적으로 림프절이 딱딱하고 크게 만져지며 압통이 심하다. 바이러스 감염에 의한 경우 중 특히, 문제가 되는 것은 Epstein Barr 바이러스에 의한 감염으로 "전염성단핵구증" 이라 하며 급성질환이고, 자연 치유된다. 만성림프절염은 결핵성 림프절염이 대표적이며 폐결핵 병변 없이도 발생할 수 있으며 일반적인 항생제에 반응을 하지 않아 조직검사에 의해서 비로소 결핵으로 진단되는 경우가 드물지 않다.

경부종괴의 진단에서 환자의 나이는 진단에 매우 중요한 지표가 된다. 소아에서는 염증에 의한 경부림프절 종창이 흔하며, 다음으로 선천적 원인과 신생물순으로 발생한다. 림프절 종창이 여러 개가 있어도 서로 붙어 있지 않고, 딱딱하지 않고 연하며, 잘 움직이고, 만졌을 때 국소열감이 없고, 눌러도 통증이 없으며, 크기가 1cm 이하인 6가지 조건을 갖추었으면 정상이라고 볼 수 있고, 서로 붙어 있고, 딱딱하고, 움직이지 않고, 1cm 이상이지만, 동통, 압통, 발열 등의 증상이 없으면 종양의 가능성을 고려해야 한다. 성인에서는 소아와는 달리 신생물에 의한 것이 가장 많으며, 다음이 선천성, 염증성 원인에 의한다. 특히, 50세 이상에서 일측성 경부종괴는 상부호흡기와 소화기에서 발생한 악성종양이 경부림프절로 전이된 경우가 많다. 이외에도 경부림프절 전이를 일으킬 수 있는 두피, 안면피부의 종양 등과도 감별해야 한다. 코인두암, 갑상선암, 이하선암, 후두암 등은 경부의 상, 중부로 전이하고 유방, 폐, 복부 내장의 암은 하부 특히, 쇄골 가까운 림프절에 전이된다. 림프절 전이가 의심되면 림프절의 위치에 따라 원발부위가 의심되는 원발병소의 조직검사를 통해 확진하게 된다. 경부종괴의 위치는 감별진단에 매우 중요하다. 종괴가 설골 높이의 정중부에 위치할 경우 갑상설관의 잔유물로부터 발생하는 갑상설관낭종이나 선천성유피낭종(dermoid cyst)을 쉽게 의심해 볼 수 있고, 경부 외측에 위치할 경우는 중경정맥 림프절이나 새궁에서 기원한 새열낭종(branchial cleft cyst)을 의심할 수 있다. 촉진으로 종괴가 낭성인 경우 대부분은 양성 종물이고, 통증을 동반할 경우 염증에 의한 것이 흔하다. 청진상 잡음이 존재할 경우에는 동맥류, 동정맥기형, 혈관종 등의 혈관질환을 의심해 볼 수 있다. 촉진상 파동(fluctuation)이 있는 경우는 천자를 통해 내용물을 확인하고 농성인 경우 세균검사를 시행하여 유효한 약물을 투여하고, 세균검사에서 균이 배양되지 않는 경우 결핵성림프절염을 의심하여야 한다. 파동이 없는 경우에는 약물치료를 시행하며 치료반응이 나쁜 경우에는 결핵성이 아닌지 의심해볼 수 있다. 소아에서는 악성림프종이나 급성백혈병에 의한 림프절 종대를 감별하여야 한다.

(2) 방사선학적 검사

일반적인 단순방사선검사는 종괴의 감별진단에 큰 도움이 되지 못한다. 초음파검사는 낭종성 종괴와 고형성 종괴를 감별하는 데 편리하고, 종괴의 위치 및 크기 등의 측정이 용이하며 그 정확도가 90~95% 범위로 보고되어 있어서 경부종괴의 감별을 위한 선별검사(screening test)로서 유용하게 사용되고 있다. 전산화단층촬영은 낭종성 종괴와 고형성 종괴의 감별, 선 구조(glandular structure) 속에 있는 종괴의 위치 파악, 림프절인지 선천성 또는 혈관성병변인지 감별하는 데에 도움이 될 수 있고, 자기공명영상은 흔히 점막하병변을 확인하는 데 유용하게 쓰일 수 있다. 그 밖에 혈관조영술이나 방사성동위원소 촬영이 필요할 때도 있다.

(3) 세침흡인세포검사(fine-needle aspiration cytology)

모든 경부 종괴는 오직 병리조직검사로만 확진할 수 있으며 병리조직검사에는 세침흡인세포검사(fine needle aspiration biopsy)와 절개생검(incisional or excisional biopsy)하는 방법이 있다. 최근 세침흡인세포검사는 대부분의 갑상선암과 전이암의 진단에 도움을 준다. 세침흡인세포검사의 장점은 주사침이 22게이지로 가늘기 때문에 동맥을 천자한 경우라도 압박으로 쉽게 지혈할 수 있으며 혈종의 형성, 악성종양의 세포오염 등의 위험성이 거의 없으면서 해부학적으로 절개생검이 곤란한 부위에도 시술이 간편하며 비교적 진단율이 높다. 절개생검의 가장 큰 문제점은 창상부위를 통한 악성종양의 오염이다.

세침흡인세포검사는 갑상선결절의 감별진단에 중요하고, 낭성종양을 감별하는 데도 필요하다. 또한, 원발성 암을 가지고 있는 환자에서 경부종물이 발견되었을 때도 치료방침을 정하기 위하여 경부종물의 세침흡인생검을 시행하는 조직학적인 진단이 필요하다. 그러나 세침흡인세포검사는 검체를 채취하는 검사자의 기술에 따라 결과가 달라질 수 있으므로 임상적으로 암이 의심되는 환자인 경우 세침흡인세포검사가 음성으로 나오더라도 확진에 필요한 조직검사나 내시경적 검사는 병행할 필요가 있다. 또한, 세침흡인세포검사를 통해 양성과 악성종양 간의 감별 및 림프종과 상피성암과의 감별은 가능하지만, 세포 형태까지 분류하는 것은 어렵다.

2) 갑상선 질환

(1) 병력청취

갑상선기능항진증은 신경증, 수면장애, 발한, 체중 감소와 심계항진, 진전과 같은 증상을 보이고, 여자에서 약 10배 정도 많이 나타나며 그레이브스병은 항갑상선 자극호르몬 수용체 항체생성으로 발생하고 안구돌출이 특징적이며 그 외에 중독성 선종과 과다한 갑상선호르몬 유출을 유발하는 아급성 갑상선염 등이 있다.

갑상선기능저하증은 피로 및 근쇠약감, 감정둔화, 추위에 민감하거나 졸음, 체중 증가, 식욕 감퇴, 변비, 근육통, 부종 등의 증상을 보이고, 하시모토병, 아급성 갑상선염과 같이 갑상선종 대를 동반하는 경우와 방사선 요오드치료나 갑상선전절제 후나 하시모토병, 또는 그레이브스 병의 말기와 같이 갑상선의 종대 없이 발생하는 경우가 있다. 갑상선결절이 만져지는 환자에서 목이 쉬고, 결절의 크기가 커지고, 연하곤란, 호흡곤란, 통증이 나타나는 경우에는 갑상선암의 가능성을 시사한다.

(2) 신체검사

갑상선 촉진검사 시에는 경부를 이완시킨 상태에서 환자의 뒤에서 양손을 이용하여 시행하거나 환자의 정면에서 양손 엄지로써 검사한다. 환자에게 연하를 시키면 갑상선이 위쪽으로 움직이며 갑상선의 경도 등을 좀 더 정확히 알 수 있다. 신체검사로 양성과 악성을 구분하기는 어렵지만, 결절이 고정되어 있거나 매우 견고한 경우, 또는 성대마비가 있거나 주위 경부림프절이 커져 있는 경우에는 악성의 가능성이 높다. 갑상선의 정확한 크기나 종양의 유무와 성상을 알아보기 위해서 경부초음파를 시행하며 반회후두신경마비를 보기 위해 간접후두경으로 검사하고, 직접후두경과 기관지경은 종양이 의심될 때 사용된다. 그 밖에 Technetium[99]이나 다른 동위원소 스캔 전산화단층촬영이나 자기공명영상도 사용된다.

(3) 기능검사

갑상선 상태의 평가를 위해서는 뇌하수체-갑상선 축의 변화를 보는 검사법이 가장 우수하며 혈청내의 TSH와 유리T_4의 두 가지를 동시에 측정하는 것이 가장 좋다. 특히, 혈청 TSH는 가장 예민한 검사로 정상 이하로 억제되어 있으면 갑상선기능항진증으로 진단할 수 있고 정상 이상이면 원발성 갑상선기능저하증으로 진단이 가능하다. TRH 자극검사는 뇌하수체의 TSH

분비능을 측정하기 위해서 이용된다. 방사선 옥소검사는 이소성 갑상선 조직을 알아보기 위해서 사용된다. 갑상선글로불린은 양성 갑상선결절에서도 비슷한 비율로 증가되어 나타나지만, 갑상선암 환자의 상당수에서 증가되어 나타나기 때문에 갑상선암의 수술 후 재발여부의 판단에 이용된다.

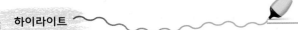

하이라이트

- 후두와 기관식도에 이상이 있을 때 나타날 수 있는 증상은 호흡곤란, 기침, 천명, 언어장애(구음장애, 리듬장애, 상징화장애), 음성장애 및 연하장애이다.

- 기관지이물의 증상은 흡인 직후에는 기침발작, 호흡곤란이 생기고, 그 후에 잦은 기침이 나오게 된다. 이물의 위치에 따라 천명이 지속되는 일도 있으나 전혀 증상이 없는 경우도 있다. 흉부 단순방사선검사상 무기폐(atelectasis)와 폐기종(emphysema)의 소견을 보이는 것이 특징적이다.

- 정상 후두의 후두경 소견 → 그림 9

- 후두질환의 진단 방법으로는 병력청취, 경부 신체검사, 후두나 기관 및 식도의 진찰(간접후두경, 직접후두경, 후두내시경(flexible fiberscope, telescope, direct laryngoscope, 및 suspension laryngoscopy), 기관지경 및 식도경검사) 그리고, 방사선검사는 단순방사선검사(정면 및 측면), 후두조영촬영(laryngography), 단층촬영(tomography), xeroradiography, 전산화단층촬영 및 자기공명영상검사를 한다.

- 경부종물의 진단과정에서 절개생검(open biopsy)이 좋지 않은 이유는 세침흡인세포검사의 주사침이 22게이지로 가늘기 때문에 동맥을 천자한 경우라도 압박으로 쉽게 지혈할 수 있으며 혈종의 형성, 악성종양의 세포오염의 위험성이 거의 없으면서 해부학적으로 절개생검이 곤란한 부위에도 시술이 간편하면서 비교적 진단율이 높기 때문에 보통은 창상부위를 통한 악성종양의 오염 가능성이 있는 절개생검을 시행하지 않는다.

III. 후두 질환

1. 후두연화증(laryngomalacia)의 진단 및 치료원칙을 설명할 수 있다.
2. 급성후두개염의 증상과 치료원칙을 설명할 수 있다.
3. 성대폴립의 원인과 치료원칙을 설명할 수 있다.
4. 성대결절의 호발부위와 그 이유를 설명할 수 있다.
5. 성대결절의 치료원칙을 설명할 수 있다.
6. 반회신경마비의 원인을 열거할 수 있다.
7. 후두 외상 환자의 증상과 응급치료법을 설명할 수 있다.
8. 후두암의 해부학적 분류에 따른 증상을 설명할 수 있다.
9. 후두암의 치료방법의 종류를 열거할 수 있다.
10. 성문암의 예후가 다른 부위의 암에 비해 좋은 이유를 설명할 수 있다.

1. 후두연화증(Laryngomalacia) 또는 선천성 천명(Congenital stridor)

원인 및 증상 : 후두개 연골이 지나치게 부드러워서 후구개가 흡기 시 후두개강으로 말려들어가 기도폐쇄를 일으키고 천명, 호흡곤란이 발생한다. 선천성 후두천명과는 동의어이고, 보통 유아나 생후 얼마 안 되어서 증상이 나타난다.

진단 및 치료 : 진단은 후두경검사가 필수적이다. 후두경검사는 자기호흡이 있는 상태에서 강직형 직접후두경이나 굴곡형 후두경을 사용한다. 후두경 소견상 후두개는 길고 좁고 접혀 있으며, 양측 변연이 서로 가깝게 근접해 있는 오메가 모양 후두개로 관찰된다. 후두개의 모양보다 이완되는 정도와 후두상부의 함몰 경향이 더 중요한 소견이고, 경부 측면 연조직 촬영 방사선검사도 다른 기형의 동반여부 판별을 위해서 필요하다. 피에르로빈증후군(glossoptosis, micrognathia, cleft palate) 등과 감별해야 한다.

치료 : 특별한 치료 없이 호전되고, 생후 12~24개월에 대부분 증상이 소실되므로 보호자를 안심시키는 것이 필요하고, 중증에서는 기관절개술, 내시경을 이용한 후두개성형술, 성문상부성형술, 피열후두개성형술 등을 시행할 수 있고, 최근에는 레이저를 이용한 수술법도 사용하고 있다.

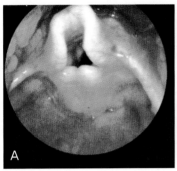
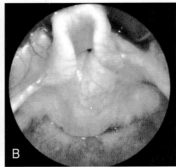
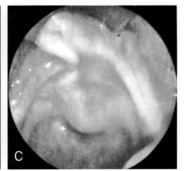

그림 10 후두연화증

A: 호기 시, B와 C: 흡기 시

2. 급성후두개염(Acute epiglottitis)

원인 : 주로 6, 7세의 소아에서 흔하고 *Hemophilus influenza* 균에 의해서 후두개의 봉와직염 (cellulitis)이 생기면서 후두개가 심하게 종창되는 질환이다.

증상 : 갑자기 39℃ 이상의 고열, 연하통, 흡기 시 천명 및 호흡곤란이 생기며 단시간 내에 악화 되어 청색증(cyanosis)에 빠질 수 있다. 호흡곤란으로 환자는 앉아 있으려 하고 입을 벌 리며 muffled voice를 낸다. 의심이 되면 경부측면 X-선 사진으로 진단한다.

치료 : 치료 원칙에서 기도의 확보가 가장 중요하며, 입원하에 산소와 수액을 공급하고 스테로 이드와 광범위 항생제 투여를 시행한다. 기도를 확보하는 데 있어 중요한 점은 기관절 개술이나 기관내 삽관이 필요한 경우, 언제 시행할 것인지 적당한 시기를 판단하는 것이 다. 즉 증상이 차츰 심해지고, 맥박수와 호흡수가 빨라지며, 흉벽이 점점 더 안으로 들어 가게 되면 기관내 삽관이나 기관절개술의 적응증이 된다. 후두개 염증에 의한 부종을 완 화시킬 목적으로 스테로이드를 사용할 수 있으며, 스테로이드 사용은 발관(extubation) 시간을 단축시킬 수 있다.

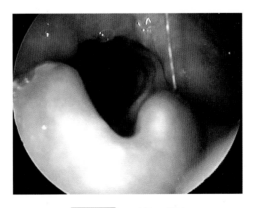

그림 11 급성후두개염

3. 급성후두염(Acute laryngitis)

원인 : 급성비염이나 급성인두염과 같은 상기도염의 일환으로 발생하며 위의 질환과 동시에 발병하기도 한다. 특수한 형태의 급성염증으로 비교적 자주 볼 수 있는 것이다. 전자는 유소아에서 흔히 볼 수 있고 성문하점막의 부종이 특징적이며 대개는 밤에 발생한다. 증상은 후두 디프테리아와 유사하여 가성 크루프라고도 불리운다. 후두개 농양은 원발성으로 후두개에 심한 부종과 종대가 초래된다.

증상 : 성대의 발적이나 부종에 의한 음성장애가 주증상이다. 이상 감각이나 자극적인 기침도 동반되지만 보통 호흡곤란은 없다. 성문하 후두염의 주증상은 호흡곤란으로 개 짖는 모양의 기침(barking cough), 흡기성 호흡곤란, 천명이 있으며 때로는 청색증(cyanosis)이 올 수도 있다. 후두개농양은 자발통이나 연하통이 심하며 종창이 심하면 호흡곤란도 동반된다. 간접후두경검사로 이상의 여러 특이한 소견을 보고 진단한다.

치료 : 일반적인 급성후두염의 치료는 급성비염이나 급성인두염의 치료에 준한다. 성문하 후두염의 종창은 에피네프린에 잘 반응하므로 국소적인 분무나 주사 혹은 피하주사를 투여하고, 부종이 심한 경우는 스테로이드를 사용한다. 그러나 호흡곤란이 심한 경우에는 질식할 우려가 있으므로 기관 절개술이 필요할 때도 있다. 후두개농양에서는 전신적인 항생제와 소염제의 투여가 필요하며 일단 농양이 생기면 절개배농하는 것이 원칙이다.

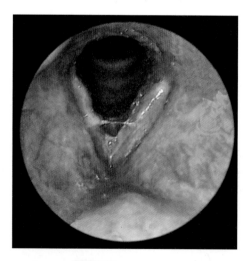

그림 12 급성후두염

4. 만성후두염(Chronic laryngitis)

원인 : 매연이나 흡연과 같은 지속적인 후두의 자극, 음성의 남용, 비강질환으로 만성적으로
구호흡을 하는 경우, 기관지확장증에 의한 가래나 부비동염 후비루로 분비물이 계속
점막을 자극하는 경우에 생긴다.

증상 : 음성변화로 쉰 목소리가 나고 쉽게 성대가 피로하며 이물감을 느끼기도 하지만, 보통
통증은 없다.

치료 : 원인을 제거하고 성대 휴식을 취하며 적당한 습도를 유지하게 한다. 또한, 발성 교육이
도움이 되기도 한다.

5. 후두폴립(Vocal polyp, laryngeal polyp)

원인 : 후두폴립은 과격한 발성과 흡연이 주원인이고, 성대의 남용에 의한 2차적 손상, 상기도
감염 후에 잘 생기며 만성염증에 의한 점막하출혈이 선행한다. 특히, 낮은 피치의 소리
로 과긴장성 발성을 하는 성인에서 잘 생기고 소아에서는 드물다. 성대폴립은 성대손상
이 장기적이 아닌 단 한 번의 큰 소리를 낸 후에도 발생할 수 있고, 가장 흔한 후두의 양
성질환 중의 하나이다.

증상 : 쉰 목소리가 주 증상이며 폴립의 크기와 위치에 따라 거의 목소리의 변화가 없는 경우
에서부터 폴립이 성대 사이로 돌출하여 거의 목소리를 내지 못하는 경우까지 다양하다.
주로 한쪽 성대의 전 1/3에 생기나 양측에 생길 수도 있으며 성대 전체가 부종처럼 변
한 경우도 있는데 이를 범발성후두폴립(diffuse polyp)이라 한다. 진단은 후두내시경 또
는 화이버내시경으로 병소를 확인함으로써 가능하다.

치료 : 보존적 치료로 음성오용(misuse), 흡연 등의 원인을 없애고, 작은 폴립이나 초기에 형성
된 폴립일 경우 단기적으로 음성치료를 시도할 수 있다. 하지만 대부분의 경우에 수술
적 치료가 필요하다. 전신마취 후 자보직접후두경과 수술현미경을 사용하여 확대된 시
야에서 미세수술로써 폴립을 제거한다. 시술 후 치유기간 단축이나 음성 호전을 위해서
는 성대 정상점막과 점막하 조직의 보존이 필수적이다. 범발성후두폴립은 현미경하 미
세수술 또는 레이저수술로써 치료한다. CO_2 레이저는 비접촉성으로 지혈 작용이 용이
하며 술 후 부종이 심하지 않다는 장점이 있다. 술 후 수술 상처가 낫는 첫 2~3주 동안
가급적 말을 하지 않는 것이 필수적이고(침묵요법) 건조하고 먼지가 많은 공기를 피하
도록 해야 한다.

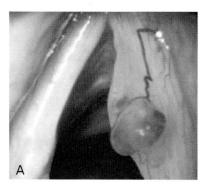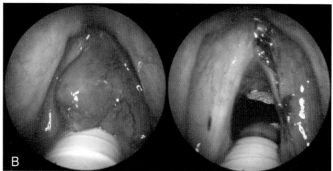

그림 13 후두폴립(A), 범발성폴립의 술 전, 술 후(B)

6. 성대결절, 결절성성대염(Vocal nodule, singer's nodule)

원인 : 성대결절은 성대의 남용, 특히, 높은 피치로 과긴장성 발음(힘을 잔뜩 주어서 소리를 내는 것)이 원인이다. 어린이에서는 남자에서, 성인에서는 여자에서 많은 편이며 주로 교사, 가수, 상업종사자, 소리를 크게 지르며 노는 어린이 등 만성적으로 성대 남용을 하는 급한 성격의 사람에서 잘 생긴다. 어린이에게서 생긴 결절을 screamer's nodule이라고도 한다.

증상 : 주 증상은 쉰 목소리며 쉽게 음성이 피로해지며 고음에서 음성의 분열과 중복음이 있다. 성대결절은 성대의 전 1/3 양측 또는 막성성대의 중간지점에 양측성으로 발생하고, 기저부가 넓고, 희고 반짝이는 결절로 관찰되는데 이 부위가 발성 시 진동 및 마찰이 가장 큰 부위이기 때문이다. 진단은 후두경검사, 화이버내시경검사 등으로 병소를 직접 확인한다.

치료 : 성대점막의 원활한 윤활작용을 위한 충분한 가습, 음성 휴식 및 음성치료와 같은 보존적 치료를 수술적 치료보다 먼저 하는 것이 원칙이다. 음성치료로써 80% 이상 증상을 호전시킬 수 있으며, 술후 상흔이나 과형성 때문에 증상이 악화 되는 경우가 60% 이상인 것을 고려할 때 음성치료를 수술보다 우선적으로 시행해야 하고, 잘못된 발성법을 고치는 것이 중요하다. 특히, 어린이에서는 너무 소리를 지르며 놀지 않도록 생활지도를 해주어야 한다. 초기 병변은 성대 휴식을 위한 침묵요법으로 소실되기도 한다. 최소 3개월 이상 보존적 치료를 했음에도 불구하고 음성에 장애가 있는 경우에 겸자나 CO_2 레이저 등을 사용하는 후두미세수술을 시행하며 수술 현미경하에서 성대에 최소한의 외상을 주면서 병변을 제거한다. 수술 후 약 1~2개월 정도 성대 사용을 최소화하고 건조한 공기를 피하는 것이 좋다. 어린이 성대결절은 학자에 따라서 사춘기를 지나면서 자연히 소실되기도 하고, 수술 수기가 어렵고 수술 후 재발이 많으므로 수술하지 않는 것을 권

장하고 있으나 쉰 목소리가 심해져서 친구들이나 학급에서 소외되거나 정신적 스트레스를 받는 경우 후두미세수술을 받는 편이 좋다.

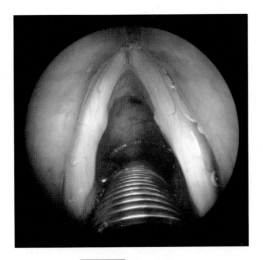

그림 14 성대결절

7. 후두마비(Laryngeal paralysis)

원인 : 후두의 운동마비는 중추성마비와 말초성마비가 있으며 가장 흔히 볼 수 있는 것은 말초성마비인 반회후두신경마비(recurrent laryngeal nerve paralysis)이다. 반회후두신경은 미주신경(vagus nerve)에서 나와 후두에 분포하기까지 여러 가지의 원인으로 마비가 올 수 있고, ① 원인미상, ② 갑상선수술 등에 의한 의인성 원인, ③ 반회후두신경의 경로에 생기는 악성종양(갑상선, 식도, 폐의 종양), ④ 후두외상, ⑤ 대동맥류, 흉막유착, ⑥ 다발성신경염이나 바이러스감염. ⑦ 중추성원인 : 뇌실질 내 병변, 뇌간의 손상을 들 수 있다. 반회후두신경은 미주신경의 하후두신경으로 좌측은 대동맥궁을 뒤로부터 앞으로 돌고 우측은 쇄골하동맥분지부를 앞에서 뒤로 돌아 좌측이 더 긴 주행을 하므로 더 손상받기 쉬워서 반회후두신경마비는 좌측이 더 많다. 마비된 쪽의 성대는 고정되어 발성이나 호흡 시에 움직이지 않는다.

증상 : 발성 시에는 성문이 닫혀지지 않으며 성대근육의 긴장도가 저하되어서 쉰 목소리가 생긴다. 건측의 성대운동의 보상작용으로 성문의 폐쇄부전은 약간 호전되는 수도 있다. 양측 성대마비로 호흡 시 성문이 열리지 않으면 심각한 호흡곤란이 초래되므로 기관절개술이 필요하게 된다.

전신마취 수술을 받기 위한 기관내 삽관 후에 생긴 마비나 바이러스성 신경염에 속발하는 마비는 예후가 좋다. 또한 후두검사로 성대마비가 정중위이거나 성문폐쇄기가 길고 발성 시 점막 파동이 현저하여도 예후가 좋다. 외상이나 수술로 신경이 완전히 절단 되거나 암의 침윤으로 인한 마비, 뇌졸중 등 중추성 마비는 예후가 좋지 않으며 발병 후 6개월 이상 경과되어도 회복 가능성은 낮다. 진단은 최장발성 지속시간 측정이나 내시 경으로 간단히 할 수 있다.

치료 : 원인이 되는 질환을 치료해야 한다. 호흡곤란이 심하면 기관절개술이나 성문개대술을 시행한다. 6~10개월 이상 성대마비가 진행되어 회복이 불가능하며 성대의 위축이 생겼 을 때에는 자가지방, 콜라겐, 하이아루론산 등을 성대에 주입하거나 마비된 성대를 안 쪽으로 밀어주는 갑상성형술을 하거나 성문 간격이 큰 경우, 피열연골의 근돌기에 실을 걸어서 성대를 정중위로 고정하는 피열연골내전술을 시행하여 음성을 개선할 수 있다.

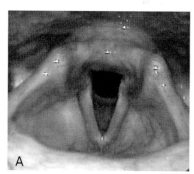 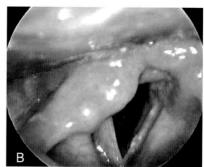

그림 15 정상(A), 좌측 성대마비(B)

8. 후두외상(Trauma of the larynx)

증상 : 수상 직후 혈담, 애성, 연하통, 피하기종이 있고, 호흡곤란은 수 시간이 지난 후에도 일 어날 수 있으므로 주의를 요한다. 징후로는 후두강내 점막하 출혈, 성대의 전위, 피열부 의 고정, 부종 등의 소견이 보인다. 수개월 경과하면 육아종이나 반흔에 의한 협착이 올 수 있다. 삽관육아종의 경우 수술 뒤부터 애성이 초래되며 성대돌기 부위에 양측성 육아 종이 보이고, 음성 남용 후 생기는 접촉성궤양은 수일~수주 후부터 애성이 생기고 성대 돌기 내측에 궤양이 보이며 시간이 지나면 육아종이 생긴다

치료 : 신선례(fresh case)에서는 수상 후 1~2일간은 호흡곤란이 생기는 것을 주의해서 관찰 하고 항생제, 스테로이드 등을 투여한다. 필요하면 기관절개를 하고, 손상부위의 정복 술 후 봉합 및 후두내강에 확장자(core mold)를 삽입해야 하는 경우도 있다. 진구례 (old case)에서는 성문횡격종(web)은 laser vaporization 후 또는 횡격막절제 후 keel을 삽입하거나, 미세수술로 피판을 만들어 성대재건술을 하고, 반흔협착이 심한 경우에는

① core mold로 보존적 확장술을 시도하거나 ② 반흔을 절제하고 피부 또는 점막이식 후 core mold를 삽입하거나 ③ 협착부위를 완전히 절제해 내고 기도의 단단문합(end-to-end anastomosis)을 시행한다. 삽관육아종이나 접촉성궤양의 경우 음성휴식과 스테로이드 분무와 같은 보존적인 치료에 반응이 없으면 laser vaporization를 시행하고, steroid 국소주사와 항생제, 소염제를 경구복용하며 수술 후 최소 10일~2주간 침묵요법으로 치료한다.

9. 후두유두종(Papilloma of the larynx)

원인 : 인체 유두종 바이러스(human papilloma virus: HPV) 6형과 11형이 원인인 바이러스 질환으로 주로 후두를 침범하는 신생물이다. 소아에서 발생하는 후두종양의 가장 흔한 원인이며 소아에서 쉰 목소리를 일으키는 두 번째로 흔한 질환이다. 후두의 어느 부위에나 발생할 수 있고 기관, 기관지, 인두까지 퍼지는 경우도 있다.

증상 : 쉰 목소리, 천명, 호흡곤란 등이 온다. 소아형은 성인형과 조직학적으로는 차이가 없으나 임상적으로 차이가 있다. 즉, 소아에서는 심재성, 다발성이고 재발율이 높고 이에 반하여 성인형은 표재성이며, 다발성이고, 재발은 적으나 드물게 악성화되는 경우가 있다.

치료 : 재발성 호흡기 유두종의 치료는 CO_2레이저를 이용한 후두미세수술법이 원칙이나 자주 재발하는 경우나 수술로 제거가 힘든 부위(기관지, 폐실질)에 발생한 경우에는 인터페론, 아사이크로버, cidofovir, indol-3-carbinol 등 보조적인 내과 치료가 시도되고 있다. 성인에서의 유두종은 악성화되는 경향을 보이기도 한다.

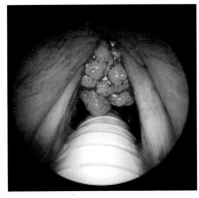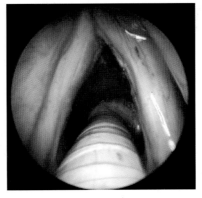

그림 16 후두유두종 – 수술 전, 레이저조사 후

10. 인후두역류증(Laryngo-pharyngeal reflux, LPR), 역류성인후두염(Reflux pharyngo-laryngitis)

위장 안에 있는 내용물, 주로 위산이 식도나 목으로 올라와서 증상을 일으키는 질환을 말한다. 정상적으로는 한 번 삼킨 음식물은 위에 내려가서 다시 올라오지 않고 위에서 소화되어야하나 역류성인후두염에서는 위장의 내용물이 거꾸로 올라와 후두나 인두(목구멍 속)를 자극하여 염증을 일으키게 된다.

인후두역류는 밤낮으로 언제든지 일어날 수 있으며, 아무 것도 먹지 않아도 일어날 수 있다. 하지만, 역류가 있는 모든 사람에서 인후두역류가 있는 것은 아니다. 일부 사람에게는 역류가 단지 식도까지만 일어나고, 이런 경우는 '위-식도 역류(gastro-esophageal reflux disease: GERD)'라고 하며 역류성식도염을 일으키게 된다. 위-식도 역류가 있는 경우에는 가슴이 쓰리거나 통증을 유발할 수 있다.

이 질환은 성인에서 발생하는 비감염성 인후두염의 가장 흔한 원인이며, 후두와 관련된 증상을 호소하는 환자들의 50%를 차지할 정도로 유병률이 높은 질환이다. 또한, 성대육아종, 후두암, 후두협착, 재발성 후두경련, 후두연화증, 급성영아사망증후군 그리고 만성기침, 천식, 기관지확장증 등과도 관련이 있는 것으로 알려져 있으며, 특히, 후두협착과 연관성이 큰 것으로 보고되고 있다.

원인 : 위산분비를 촉진하는 음식물, 생활습관, 스트레스, 약물, 또는 위식도괄약근(주로 상부괄약근)의 기능저하 등에 의하여 발생하는 것으로 알려져 있으며, 후두나 인두의 손상은 주로 위액에 포함되어 있는 펩신이라는 소화효소에 의해 발생한다.

식도기능저하의 원인으로는 상부식도괄약근의 약화 이외에, 하부식도괄약근의 약화, 식도운동의 장애, 식도 점막 저항성의 장애, 복압의 증가 및 위에서 장으로의 배출 시간이 연장되는 모든 상황에서 발생한다. 선천성 및 후천성탈장, 구강건조증, 위궤양 외에도 흡연, 음주, 과식의 단순한 원인까지 다양하다. 특히, 지방질, 초콜릿, 민트 등 식도괄약근의 약화를 유발하는 음식을 섭취한 경우에 잘 발생하며 허리띠를 단단히 조이고 다니는 것도 원인이 될 수 있다.

증상 : 만성적으로 목소리가 쉽게 변하고, 기침을 많이 하거나 헛기침을 하며 또한, 목안에 무엇인가 걸려 있는 듯한 느낌이 들고, 음식물을 삼킬 때 힘이 들거나 가슴이 쓰리기도 하고, 목에 가래가 많이 끼기도 한다. 인후두역류는 위식도역류와는 달리 인후두 증상이 주로 나타나는 것이 특징이며 선 자세에서도 역류가 빈번하게 일어나지만 식도에는 특별한 이상이 없는 경우가 많다. 천식, 인후통, 재발하는 크룹, 폐쇄성 무호흡증 등의 증상이 동반되기도 한다. 인후두역류 증상과 질환의 심한 정도에 따른 분류는 표 1과 같다.

표 1. 인후두역류와 관련 있는 증상이나 질환의 심한 정도에 따른 분류

경도	중등도	고위험도
쉰 목소리(음성비전문인)	쉰 목소리(음성전문인)	성문하 후두협착증
궤양/성대육아종(음성비전문인)	궤양/성대육아종(음성전문인)	후방 성문협착증
인두신경증	후두백반증	피열연골 고정
연하곤란	후두경피증	후두암(특히, 비흡연자)
만성 헛기침	이형성증	후두경련
만성 기침(경도)	만성 기침(경도)	

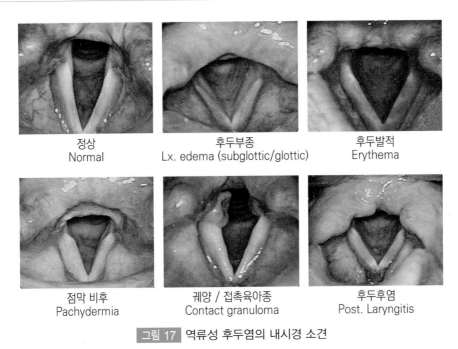

| 정상 | 후두부종 | 후두발적 |
| Normal | Lx. edema (subglottic/glottic) | Erythema |

| 점막 비후 | 궤양 / 접촉육아종 | 후두후염 |
| Pachydermia | Contact granuloma | Post. Laryngitis |

그림 17 역류성 후두염의 내시경 소견

인후두역류와 위식도역류 증상의 차이는 표 2와 같다

진단 : 병력청취로만 진단의 추정이 가능하며, 후두내시경을 통해 식도와 접해있는 후두 후반부의 부종이나 발적, 성대부종, 성문하 부종, 후두실 폐쇄, 육아종, 범발성 후두부종, 후두내 진한 점액과 같은 특징적인 후두양상을 관찰하면 확진할 수 있다. 조영제를 이용한 방사선 촬영을 통해 조영제의 역류의 확인으로 진단하기도 하며 현재 확진을 위한 표준적인 방법은 식도 내 24시간-pH 검사이다. 이 검사는 위산을 비롯한 위 내용물의 역류에 의해 후두 가까운 부위가 낮은 pH(산성)를 나타내는 것을 측정하여 진단하게 된다.

치료 : 보존적 치료, 약물요법, 수술 등의 3단계의 치료가 순차적으로 시도되며, 보존적 치료로서는 체중조절, 금연, 취침 2시간 전부터 금식, 침대머리 부위의 거상, 음식 조절 등을

들 수 있다. 제산제나 H2-수용체 차단제, 양성자 펌프 억제제, 하부식도괄약근의 기능을 항진시키고 위 운동성을 증가시키는 위장관운동촉진제나 식도상피의 보호약제 등을 사용한다.

표 2. 인후두역류와 위식도역류의 증상비교

	인후두역류	위식도역류
기침	있음	없음
타는 듯한 흉통	없음	있음
발성장애	있음	없음
식도의 위산 제거기능	정상	지연
식도괄약근 이상부위	상부식도괄약근	하부식도괄약근
점막보호	안 됨	비교적 잘 됨
선자세에서 역류현상	빈번함	때때로
누운자세에서 역류현상	때때로	빈번함

11. 후두암(Laryngeal cancer)

원인 : 대부분이 편평세포암으로 남녀비는 10:1로 남성에서 많고 흡연자에게서 발생빈도가 높다. 다른 부위의 암종과 같이 원인불명이나 관계있는 인자로서는 유전적요인, 음성의 혹사, 과다한 흡연, 대기오염, 유두종의 악성변화, 전암상태(각화증(hyperkeratosis), 경피증(pachydermia), 백반증(leukoplakia))에서 암으로 변화하는 것 등이다.

발생부위에 따라 성문상부암(supraglottic Ca.), 성문암(glottic Ca.), 성문하부암(subglottic Ca.)으로 나누며 성문암이 가장 많다. 암(tumor)의 진행된 정도에 따라 T_1, T_2, T_3, T_4로 분류하고 경부의 림프절(node) 전이여부로 N_0, N_1, N_2, N_3로 분류하며 원격전이(distant metastasis) 유무로 M_0, M_1으로 구분하며 이상을 종합하여(TMN system) 병기별로 stage I, II, III, IV로 분류한다.

증상 : 성문상부암은 인후두 이물감과 연하곤란의 증상이 비교적 늦게 나타나며 쉰 목소리와 호흡곤란도 아주 늦게 발생한다. 또한, 후두암 중에서 경부림프절 전이가 가장 흔히 발생한다.

성문암은 초기부터 쉰 목소리가 생기므로 조기에 발견되는 경우가 많고 따라서 치유율도 제일 높다. 성문하부암은 가장 발생 빈도가 낮으며 성문암과 같은 증상으로 시작하고 종양이 커지면 호흡 곤란을 동반한다.

후두암은 대개는 외래진찰 시 간접후두경으로 진단이 되나 후두내시경검사, CT scan 등의 정밀검사가 필요하며 병리 조직검사로써 확진한다. 성인남자에서 특별한 이유 없이 2주 이상 쉰 목소리가 지속되거나 경부림프절이 만져지면 반드시 이비인후과 진찰을 받아야 한다.

치료 : 후두암의 치료방법에는 수술요법, 방사선치료, 화학요법 등이 있고, 수술요법에는 보존적수술, 후두전적출술 및 경부곽청술이 있으며 암의 진행 정도에 따라 수술, 방사선, 화학요법 등을 단독 혹은 병합하여 시행한다. 암종이 국한되어 있는 초기암(T1)의 경우에는 약 6,000~7,000rad의 방사선치료나 레이저 성대절제술 또는 후두부분절제술을 시행하는데 이때는 일측 혹은 양측 성대의 일부분을 절제하는 방법을 사용하고, 수술 후 거의 정상적인 발성이 가능하다. 그러나 진행암인 경우에는 방사선치료보다는 후두전적출술을 시행하며 이때에는 술 후에 인공후두나 식도발성으로 발성을 하게 되거나 혹은 shunt 수술을 하거나 음성장치를 통하여 발성함으로써 의사전달하는 데에 도움을 받을 수 있다.

일반적인 후두암의 치료성적은 아주 좋아서 후두암 제1기인 초기암은 약 90%가 완치가 능하며 제2기는 70% 내외에서 완치될 수 있으며 치료 후 정상적인 사회생활을 할 수 있다. 성문암은 성대에 발생하는 암을 말하며 후두암 중에서 성문암은 다른 부위의 암에 비해 예후가 월등하게 좋다. 성문부는 성대의 유리연으로부터 아래쪽으로는 약 1cm이며 위쪽으로는 성대의 상면을 지나는 수평면까지의 매우 좁은 부위이지만 암의 발생빈도는 가장 높은 부위이고, 이 부위에 암이 생기면 초기에 음성의 변화가 나타나므로 조기발견이 잘 된다. 또한, 성문부에는 림프관이 거의 분포되어 있지 않아서 경부림프절 전이가 초기에는 거의 없으므로 예후가 매우 양호한 편이다.

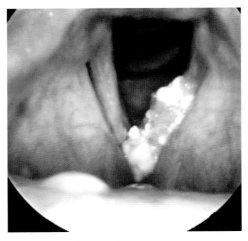

그림 18 후두암 (T₁)

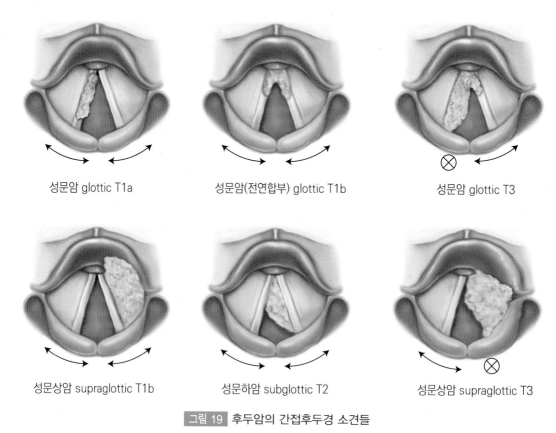

성문암 glottic T1a   성문암(전연합부) glottic T1b   성문암 glottic T3

성문상암 supraglottic T1b   성문하암 subglottic T2   성문상암 supraglottic T3

그림 19 후두암의 간접후두경 소견들

12. 후두레이저수술(Laser surgery of the larynx)

후두는 기도의 입구일 뿐 아니라 발성기관이므로 후두수술은 반드시 현미경하에서 섬세하게 시행하여야 음성을 잘 보존할 수 있다. 레이저수술은 이런 목적에서 여러 가지 후두질환의 미세수술에 널리 보급되어 아주 유용하게 사용되고 있다.

임상적으로 많이 쓰이고 있는 외과용 레이저는 CO_2, Nd-YAG 및 KTP의 세 종류가 있다. CO_2 레이저는 파장이 10.6μm의 원적외선으로 조직에 조사하면 열 에너지로 변환되어 조직 내의 수분이 순간적으로 증발되고 조직이 기화되어 소멸되며 이러한 기전으로 조직의 절개가 이루어진다. Nd-YAG 레이저의 파장은 1.06μm의 근적외선으로 조직 내의 침투성이 좋아 CO_2 레이저 보다 조직응고에 더 우수하다. KTP 레이저는 CO_2와 Nd-YAG의 장점을 고루 갖고 있다. 레이저수술의 일반적인 장점으로는 ① 출혈이 적고, ② 수술 시야가 깨끗하고, ③ 기계에 의한 수술 시야의 방해를 받지 않으므로 구강, 인후두 등 좁은 시야의 수술에 편리하고, ④ 절개면의 응고 괴사층이 얇아 창상치유가 빠르고, ⑤ 암조직을 절제할 때 림프관과 혈관이 막히므로 전이의 가능성이 적고, ⑥ 국소의 염증반응이 적어서 수술 후 통증이 적은 점 등이 있다.

후두레이저수술의 적응증은 거의 모든 후두의 양성종양에 적용할 수 있으나, 특히, 후두 육아종과 후두 유두종, 후두 혈관종, 후두 백반증 등에는 절대적 적응이 된다. 레이저수술을 시행할 때 병변부위가 작은 경우는 괜찮으나 성대의 전연합이나 양측성대의 전 1/3에 걸쳐서 조사하여 점막손상이 있는 경우에는 후두격막의 재발이 빈번하므로 양측성대 사이에 약 4~8주간 stent를 설치하여 유착을 방지하여야 한다.

후두암의 경우는 T1s 또는 초기의 T1 병변까지는 레이저단독 또는 레이저수술 후 방사선치료를 함으로써 다른 치료방법과 동등한 치료효과를 거둘 수 있다. 한쪽 성대에만 국한된 성문암(T1a)의 경우는 성대근육까지 포함하여 충분히 내시경적으로 절제가 가능하므로 외부절개를 가하지 않고 수술이 가능한 장점이 있을 뿐 아니라 수술창이 치유된 후에도 거의 정상적인 발성을 할 수가 있다.

레이저수술 시 주의점으로는 수술 중 잘못 조사하여 병변부위 이외의 불필요한 곳에 조사하거나 금속성 수술기구에 조사하여 반사광에 의한 각막장애가 생길 수 있으므로 유의해야 한다.

수술부위 이외의 곳은 물에 적신 거즈로 덮어주고 레이저수술실에 출입하는 사람은 보안경이나 그냥 안경(유리, 혹은 플라스틱안경)을 착용하도록 해야 하고, 수술실 출입구에는 반드시 레이저 위험표시를 부착시켜 주의를 환기시켜야 한다.

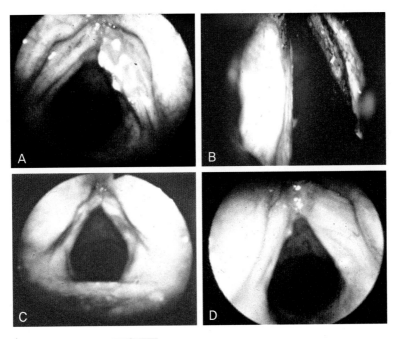

그림 20 후두암(T1a)의 레이저치료
A: 술 전, B: 레이저 성대절제술 후, C: 술 후 2개월째, D: 술 후 3년째

- 후두연화증의 진단은 후두경검사가 필수적이고, 국소마취하 자기호흡이 있는 상태에서 강직형 직접후두경이나 굴곡형 후두경을 사용한다. 치료는 특별한 치료 없이 생후 12~24개월에 대부분 증상이 소실되므로 보호자를 안심시키는 것이 필요하고, 중증에서는 기관절개술, 내시경을 이용한 후두개성형술, 성문상부성형술, 피열후두개성형술 등을 시행할 수 있다.

- 급성후두염의 주 증상은 ① 연하통(odynophagia), ② 호흡곤란, ③ 흡기 시 천명, ④ 고열 및 ⑤ muffled voice (hot potato voice)이며 치료의 원칙은 기도의 확보가 가장 중요하며, 그 후에 스테로이드제와 항생제를 사용하며 보존적 치료를 해야 한다.

- 성대폴립의 주원인은 과격한 발성과 흡연이고, 성대의 남용에 의한 2차적 손상, 상기도감염 후에도 생기며 치료는 보존적치료로서 음성오용(misuse), 흡연 등의 원인을 없애고, 작은 폴립이나 초기에 형성된 폴립일 경우 단기적으로 음성치료를 시도할 수 있으나 대부분의 경우에 수술적 치료가 필요하다.

- 성대결절은 성대의 전 1/3 양측 또는 막성성대의 중간지점에 호발하는데 이 부위가 발성 시 진동 및 마찰이 가장 큰 부위이기 때문이다.

- 성대결절의 치료는 성대점막의 원활한 윤활작용을 위한 충분한 가습, 음성 휴식 및 음성치료와 같은 보존적치료를 먼저 하는 것이 원칙이다.

- 반회후두신경마비의 원인은 ① 원인미상, ② 갑상선수술 등에 의한 의인성 원인, ③ 반회후두신경의 경로에 생기는 악성종양(갑상선, 식도, 폐의 종양), ④ 후두외상, ⑤ 대동맥류, 흉막유착, ⑥ 다발성신경염이나 바이러스감염. ⑦ 중추성 원인 : 뇌실질 내 병변, 뇌간의 손상 등이다.

- 후두외상의 증상은 수상 직후 혈담, 애성, 연하통, 피하기종과 수시간 지난 후에도 일어날 수 있는 호흡곤란이 있다. 신선례의 응급치료는 수상 후 1~2일간은 호흡곤란이 생기는 것을 주의해서 관찰하고 항생제, 스테로이드 등을 투여하고, 필요에 따라 기관절개, 손상부위의 정복술 후 봉합 및 후두내강에 확장자(core mold)를 삽입해야 하는 경우도 있다.

- 인후두역류증은 위장 안에 있는 내용물이 식도나 목속으로 역류하면 인두이물감, 만성적인 헛기침, 쉰목소리, 목의 점액과다, 만성기침 등의 증상을 일으키는 성인에서 발생하는 비감염성 인후두염의 가장 흔한 원인이다. 후두경상 후두후부의 부종이나 발적, 점막비후, 궤양, 성대부종 등의 소견이 보이고, 확진은 식도의 24시간 pH검사이다. 역류를 줄이기 위한 생활습관개선과 음식조절이 꼭 필요하며 제산제, H2 수용체 차단제, 양성자억제 펌프제, 위장관 운동 촉진제 등으로 치료한다.

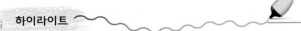

하이라이트

- 후두암의 해부학적 분류에 따라 성문상부암은 인후두 이물감과 연하곤란 등의 증상이 비교적 늦게 나타나고, 쉰 목소리와 호흡곤란도 아주 늦게 발생하며 후두암 중에서 경부림프절 전이가 가장 흔히 발생한다. 성문암은 초기부터 쉰 목소리가 생기므로 조기에 발견되는 경우가 많고, 치유율도 제일 높다. 성문하부암은 가장 발생빈도가 낮으며 성문암과 같은 증상으로 시작하고 종양이 커지면 호흡곤란을 동반한다.

- 후두암의 치료방법에는 수술요법, 방사선치료, 화학요법 등이 있고, 수술요법에는 보존적수술, 후두전적출술 및 경부곽청술이 있으며 암의 진행 정도에 따라 수술, 방사선, 화학요법 등을 단독, 또는 병합하여 시행한다.

- 성문암의 예후가 다른 부위의 암에 비해 좋은 이유는 성문 부위에 암이 생기면 초기에 음성의 변화가 나타나므로 조기발견이 잘 되고, 성문부에는 림프관이 거의 분포되어 있지 않아서 경부 림프절 전이가 초기에는 거의 없기 때문이다.

Ⅳ. 기관식도 질환

1. 만성기관지염(Chronic bronchitis)

장기적인 대기오염의 노출이나 흡연 등으로 기관지 점막에 대한 유해한 자극에 의해 기침과 객담이 발생하는데, 객담의 색이 진해지거나 농성으로 변하면 박테리아 감염을 의심하여 배양검사를 실시해 보아야 한다. 경우에 따라 방사선검사 및 기관지경검사를 시행하여 타질환을 감별진단해야 한다. 원인이 된 유해물질의 흡입을 피하고 대증적 치료를 병행한다.

2. 기관지확장증(Bronchiectasis)

기관지확장증은 만성기관지 질환의 하나로 소아기의 호흡기 감염과 폐결핵 등의 다양한 원인에 의하여 발생하며 기관지 염증이 주된 소견이다. 일단 기관지확장이 발생하면 영구히 존재하므로 예방 및 조기치료가 중요하다. 진단은 만성적인 호흡기 증상들과 과거력 등으로 의심하여 기관지조영술 등의 방사선검사와 기관지경검사, 폐기능검사가 필요하다. 기관지 확장의 진행을 억제하고 증상을 호전시키기 위하여 감염에 대한 치료 및 적절한 객담배출이 필요한데, 외과적 절제술은 최근에 많이 사용하지 않는다.

3. 기도이물(Foreign bodies in the tracheo-bronchial tree)

원인 : 어린이에서는 땅콩이 많고 성인에서는 입에 물고 있던 못이나 압핀이 많다. 어린이나

어른에서 입에 이물을 물고 있는데 갑자기 웃거나 울리거나 혹은 넘어지게 되면 반사적으로 강한 흡기가 일어나서 입안에 있던 물건이 후두, 기관 혹은 더 깊은 기관지까지로도 흡입되어 이물이 발생할 수 있다. 기관지 이물은 기관 분지부의 각도, 호흡량 등의 원인으로 우측에 더 많이 발생한다.

■ **기관이물의 특징은 다음과 같다.**

① 작은 이물은 기관지에 들어가며 우측 기관지에 호발한다. 그 이유는 우측 기관지가 더 굵고, 기관과 갈라지는 각도가 더 작고, carina의 위치가 정중선보다 좌측으로 치우쳐 있기 때문이다.

② 이물은 가동성으로 쉽게 위치가 변하는 일이 많다.

③ 후두에서는 성문하강에 끼워져 있는 경우가 흔히 발생하며 이때는 호흡곤란이 심하다.

④ 기관지의 이물은 그 이하 말초에 분비물이 고여 염증을 일으키고 기관지염 혹은 폐렴이 속발하는 일이 흔하다.

⑤ 이물은 배기밸브로 작용하여 해당 폐쇄구역이 무기폐(atelectasis), 폐기종(emphysema)이 생길 수 있다.

⑥ 이물의 첨단이 예리하면 점막을 손상시켜 출혈하는 수가 있다.

증상 : 흡인 직후에 기관지천식 증상과 유사한 기침발작, 질식성 호흡곤란, 또는 청색증이 생기지만 시간이 지나면 없어지고, 몸을 움직이면 이물이 호흡과 함께 움직이게 되어 다시 기침이 나오게 된다. 이물의 위치에 따라 쌕쌕거리는 천명이 지속되는 일도 있으나 전혀 증상이 없는 경우도 흔하다. 정체가 오래 지속되면 이물의 점막 자극 때문에 생긴 폐의 2차적 변화로 인해 기침, 발열, 가래 등 폐렴의 증상이 나타난다. 금속성보다 식물성

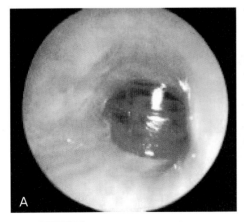 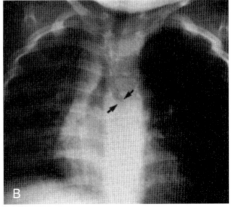

그림 21 기도이물: 플라스틱 장난감 – 기관지내시경(A)과 단순흉부방사선 소견(B)

이물이 수분을 흡수하며 부피가 불어나므로 증상이 더 심하다. 흉부 방사선 사진, 기관지내시경 등의 신체검사와 증상 등으로 진단한다.

치료 : 기관지경술로 제거한다. 시술하기 전에 환자나 가족에게 사고 직후의 상태, 어떻게 삼켰는지에 대한 자세한 정황, 어떤 모양의 이물인지 등을 자세히 알아보고, 될 수 있으면 그 이물과 같은 종류의 견본을 찾아 거기에 알맞은 겸자를 준비해서 미리 이물을 잡아 보는 것이 중요하다.

4. 기관절개술(Tracheotomy)

적응증 : 상기도 폐쇄로 인한 호흡곤란(디프테리아, 후두외상, 후두반흔협착, 양측성대 마비, 성문하 이물 등), 장기간에 걸친 호흡기 사용이 필요할 때, 하기도 분비물의 제거가 필요할 때, 구강 혹은 위 분비물의 폐흡인을 예방할 때, 그리고 두경부 악성종양 수술 시, 혹은 그 수술의 전신마취를 위해 시행한다.

종류 : 기관절개술(ordinary tracheotomy), 응급기관절개술(emergency tracheotomy) 및 기관개창술(tracheal fenestration) 등으로 나눌 수 있다. 기관절개술은 기관절개부위를 갑상선 협부(isthmus of thyroid)에 행하는 것이 좋다. 갑상선 협부를 절단하지 않고 기관절개를 해 두면 다시 기관절개가 필요할 때 갑상선 협부의 박리가 어렵고, 출혈이 많아 고심하게 된다. 중기관 절개를 해 두면 다음 기관절개 시 반흔조직을 따라 절단하면 출혈이 거의 없이 찾기 쉽게 된다. 응급기관절개술은 호흡곤란이 심하여 시간적 여유가 없을 때 윤상갑상막을 횡으로 절개(cricothyrotomy, coniotomy)하는 것으로 찾기 쉽고 출혈이 적은 부위이다. 호흡곤란이 나아지면 일반 기관절개술을 행하고 윤상갑상막의 절개창은 봉합한다. 경우에 따라서는 먼저 경구로 기관내삽관을 하거나 기관지경으로 기도를 확보한 후에 기관절개술을 시행하기도 한다.

- **급성상기도폐쇄의 치료방법의 종류는 다음과 같다.**

  내과적 치료 : 우선 중요한 것은 산소를 공급하여 저산소증을 치료하는 것인데 오랫동안 만성 기도폐쇄가 있던 환자는 저산소증이 호흡의 자극원이 되어 왔기 때문에 산소 공급이 오히려 무호흡을 초래할 수 있으므로 조심스럽게 투여해야 한다. 스테로이드의 사용은 많은 논란이 되어 왔는데 경증 외상이나, 염증성의 경우 스테로이드를 투여하면 효과가 있을 수 있고, 세균성 감염이 의심되면 항생제를 투여한다.

  비수술적 중재치료 : ①Heimlich법, ②비인강 또는 구강 기도(airway) 삽입, ③경구강 기관삽관, ④경비강 기관삽관, ⑤경기관 환기

수술적 방법 : ① 윤상갑상막절개술(cricothyroidotomy), ② 기관절개술(tracheotomy)

■ **기관내삽관의 적응증은 다음과 같다.**

① 전신마취, ② 심정지, ③ 호흡부전, ④ 상부기도 손상(상기도 손상 때 기관내 삽관이 불가능할 때도 있으므로 응급 윤상, 갑상연골 절개가 필요), ⑤ 두경부 손상, ⑥ 심한 안면 화상, ⑦ 위 내용물의 기관내 흡인

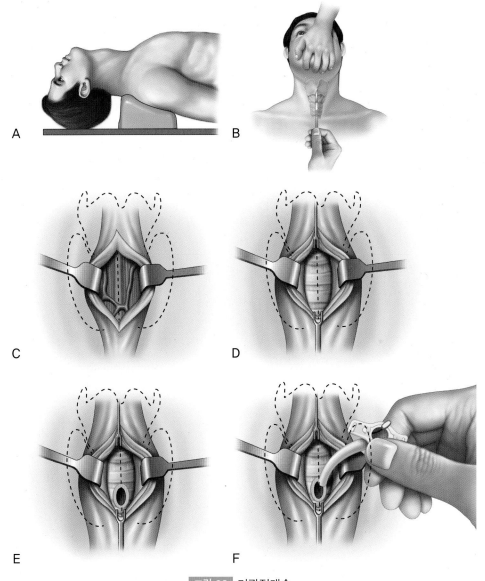

그림 22 기관절개술

A: 기관절개를 위한 체위, B: 피부절개, C: 피부절개 및 피하조직,
D: 기관을 노출시키고, 갑상선은 하방으로 끌어 내린다, E: 기관의 개구, F: 캐눌라 삽입

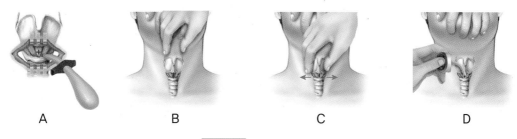

그림 23 응급기관 절개술
A: 긴급기관절개를 위한 트로카, B: 피부절개, C: 갑상연골과 윤상연골 사이를 벌린다.
D: 관상의 것을 삽입하여 기관을 개방한다.

5. 식도이물(Foreign bodies in the esophagus)

원인 : 식도이물은 제1 협착부(윤상연골부, 상문치로부터 약 16cm)에 제일 많고 다음이 제2 협착부에 많다. 어린아이에서는 동전, 완구, 안전핀 등 입에 들어갈 수 있는 것은 모두 이물이 될 수 있다. 성인에서는 생선뼈, 의치가 흔하며 식도협착증이 있는 경우는 고기덩어리, 닭뼈, 갈비, 떡 등도 이물이 될 수 있다.

증상 : 음식물의 연하장애와 통증이 있다. 경부 및 흉부 X-선 사진이 도움이 된다. 이물에 의해 식도에 천공이 생기는 수도 있어서 식도주위염이 있거나 식도기관이물의 경우에는 주의해야 한다.

치료 : 식도경하 내시경술로 제거한다. 위장관으로 내려간 경우에는 안정하게 하며 대부분이 대변과 함께 자연 배출된다. 의치와 같이 복잡한 형태의 큰 이물은 식도경으로 제거할 수 없는 경우도 있고, 이때에는 경부로부터 식도를 절개해서 제거해야 한다.

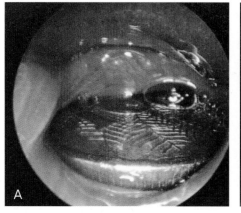
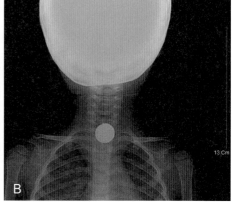

그림 24 식도이물; 동전 – 식도경 소견(A)과 단순흉부방사선 소견(B)

하이라이트

- 기관지이물이 우측에 호발하는 이유는 우측 기관지가 더 굵고, 기관과 갈라지는 각도가 더 작고, 기관 분지의 위치가 정중선보다 좌측으로 치우쳐 있기 때문이다.

- 기관절개술의 적응증은 상기도 폐쇄로 인한 호흡곤란(디프테리아, 후두외상, 후두반흔협착, 양측성대 마비, 성문하 이물 등), 장기간 호흡보조기 사용, 하기도 분비물의 제거가 필요할 때, 구강 혹은 위 분비물의 흡인 예방 및 전신마취를 위해서 등이다

- 급성상기도폐쇄를 위한 내과적치료는 우선 산소를 공급하여 저산소증을 치료하고, 스테로이드의 사용은 경증 외상이나, 염증성의 경우 효과가 있을 수 있고, 세균성 감염이 의심되면 항생제를 투여해야 한다. 비수술적 중재치료는 ① Heimlich법, ② 비인강 또는 구강 기도(airway) 삽입, ③ 경구강 기관삽관, ④ 경비강 기관삽관, ⑤ 경기관 환기가 있고, 수술적 방법은 ① 윤상갑상막절개술(cricothyroidotomy), ② 기관절개술(tracheotomy)이 있다.

- 기관내삽관의 적응증은 ① 전신마취, ② 심정지, ③ 호흡부전, ④ 두경부 손상, ⑤ 심한 안면화상, ⑦ 위 내용물의 기관내 흡인, ⑥ 상부기도 손상(만약, 기관내삽관이 불가능하면 응급 윤상갑상막 절개가 필요) 등이다,

- 식도이물의 호발부위는 제1 협착부(윤상연골부, 상문치로부터 약 16cm)에 제일 많고 다음이 제2 협착부(대동맥궁과 교차하는 곳으로 앞니로부터 23cm의 거리)에 많다. 치료는 식도경하 내시경술로 제거하고, 위장관으로 내려간 자연 배출되므로 경과관찰하고, 의치와 같이 복잡하고, 큰 이물은 경부를 통해 식도를 절개해서 제거해야 하는 경우도 있다.

V. 경부 및 갑상선 질환

1. 경부심부감염이 일어나는 대표적인 공간을 열거할 수 있다.
2. 갑상설관낭종(thyroglossal duct cyst)의 호발부위와 치료원칙을 설명할 수 있다.
3. 원발병소를 모르는 전이암이 경부에서 발견되었을 때 맹검조직검사를 하는 부위를 열거할 수 있다.
4. 경부곽청술의 치료원칙과 반드시 보존해야 하는 기관을 설명할 수 있다.
5. 경부청소술의 분류와 제거하는 림프절 부위를 설명할 수 있다.
6. 갑상선결절에서 악성종양의 위험인자와 수술이 필요한 경우를 열거할 수 있다.
7. 갑상선결절의 감별진단을 위한 알고리듬을 설명할 수 있다.

1. 경부심부감염(Deep neck infection)

경부심부감염은 경부에서 심부근막으로 둘러싸여 있는 설하공간, 악하공간, 부인두공간 (parapharyngeal space), 후인두공간(retropharyngeal space) 등에 봉와직염 같은 국소염증이 심하게 나타나고, 이것이 진행하면 농양을 형성하여 외과적 절개를 필요로 하게 되는 염증성 질환을 포함한다. 구강저 봉와직염(Ludwig's angina)은 설하강과 악하강의 봉와직염을 말하고, 원발병소로는 치아, 편도, 인두, 부비동, 갑상선, 유양돌기, 측두골추체부의 염증이나 상기도의 외상을 들 수 있고, 특히, 하악 대구치의 염증이 가장 중요한 발병원인이다. 원인균은 보통 혼합감염이 흔하고 80%가 α, β - Streptococcus이지만, Staphylococcus, Peptostreptococcus, Fusobacterium nucleatum, Bacteroides melanogenicus, B. oralis, Veillonella, Actinomyces, Spirochaeta 등도 원인균이 될 수 있다. 정확한 원인균을 알기 위해서는 여러 종류의 세균동정 검사를 시행해야 한다. 증상은 고열, 침범부위의 통증과 종창, 그리고 개구장애가 있다. 개구장애는 주로 부인두공 간 농양으로 인한 내익상근의 강직에 기인한다. 혀가 뒤로 밀리거나 상기도 부종이 생겨 호흡곤란이 발생할 수 있으며 심한 경우에는 질식할 수도 있어 주의를 요한다.

경부의 심부근막공간은 서로 연결되어 있어 한 곳의 근막공간에 발생한 농양이 경부 전체로 퍼질 수 있고, 후인두공간 농양의 경우 종격동까지 염증이 파급되면 생명을 위협하게 된다. 진단은 병력조사, 신체검사, 단순경부측면촬영 및 전산화단층촬영으로 쉽게 할 수 있으며, 치료로는 충분한 수분공급과 적절한 항생제를 투여하고 농양이 형성되었을 때는 절개배농을 시행해야 한다.

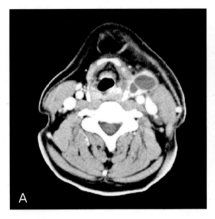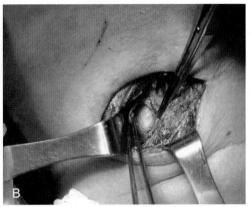

그림 25 경부심부감염 – neck CT: 좌측흉쇄유돌근 전방에 농양형성(A), 절개 후 소견(B)

2. 선천성 경부종괴(Congenital neck mass)

1) 경부종물의 감별진단

경부의 종물은 비교적 흔하고, 그 원인도 여러 가지가 있다. 경부종물의 정확한 진단을 위해서 정확한 문진과 신체검사가 가장 중요하다. 정확한 문진과 신체검사로 종물이 양성인지 악성인지의 감별을 어느 정도 할 수 있고, 확진을 위해서는 실험실 검사와 조직검사를 시행할 필요가 있다.

정확한 문진을 위해서 환자의 연령, 증상과 증후의 기간 및 다른 기관으로의 침범 여부를 아는 것이 필요하다. 소아나 청년기에서는 감염성 원인이 가장 많고 선천성과 종양성 원인질환이 다음으로 많으며 장년기에서는 종양성, 특히, 악성종양의 가능성이 높다. 경부종물이 상기도 감염을 동반하며 최근에 발견되었고 압통이 있으며 크기가 변화하는 경우는 염증성 원인으로 생각할 수 있다. 선천성 원인인 경우에는 대부분 출생 시부터 발견되는 경우가 많지만 출생 후 감염과 함께 나타나는 경우도 있다. 종양인 경우에 양성종양은 주로 수개월에 걸쳐서 크기가 서서히 커지는 수가 많고 악성종양은 빨리 커지게 된다. 또한, 피로감과 체중감소, 야간발한을 동반하면서 다발성의 경부종물을 보이고 다른 기관의 종물이 함께 나타나면 악성일 가능성이 높아진다. 신체검사 시에는 종물의 위치, 크기, 성상, 주변조직과의 관계 등이 중요하다. 종물의 위치로 보면 선천성 질환 중 대개 선천성 유피낭종(dermoid cyst) 혹은 갑상설관낭종(thyroglossal duct cyst)은 경부 중앙에 발생하고, 새열낭종(branchial cleft cyst)은 측부에 발생하고, 림프절의 위치에 따라 원발성 종양의 위치를 추측할 때도 있다. 유동성이 있는 종물은 양성인 경우가 많고, 악성종양이나 전이성 암은 주변조직의 침윤 때문에 고정되어 있는 경우가 많다. 종물의 경도는 매우 다양하여 지방종의 경우는 대개 부드럽고 양성 림프절비대의 경우는 고무를 만지는 듯한 느낌이며 낭종인 경우는 전형적인 낭성 경도이고 악성종양인 경우에는 단단한 느낌이다. 농양이 형성된 경우는 파동을 느낄 수 있고 종물에서 맥박을 느낄 수 있으면 동맥류나 경동맥소체종양(carotid body tumor)을 의심해 볼 수 있다.

2) 새열낭종(Branchial cleft cyst)

새열낭종은 경부 구조물을 이루는 태생기 새열기관(branchial apparatus)의 잔류물을 말한다. 태생기 초기에 5개의 새궁(branchial arch)과 궁과 궁사이에 4개의 새열이 있다. 제1 새궁과 제2 새궁, 그리고 상심낭능선(epipericardial ridge)이 급격히 자라 융합을 일으키는데 이때 파묻힌 새열은 경관(cervical sinus of His)을 형성한다. 이러한 변화는 태생기 2개월 말에 완전 유착을 일으켜서 폐쇄되고 흡수되지만, 이것이 잔존하게 되면 낭종이나 누공 같은 기형을 남기게 된다.

대개 청년기 또는 중년기에서 상경부(upper neck)에 생기고, 흉쇄유돌근의 상, 중 1/3지점의 전연부에 생기는 낭종이며, 초진 시에 낭종에 감염이 생기면 급성악화증상으로 종창부위에 동통, 압통 및 열감이 있을 수 있다. 진단은 경부초음파 혹은 전산화단층촬영으로 한다. 또한, 새열루의 내부개구부는 새열루의 형태에 따라 제1 새열루는 외이도, 제2 새열루는 편도, 제3 새열루는 이상와(pyriform sinus)로 각각 개구한다.

치료는 수술로써 낭종이나 루를 완전 적출하여야 하며 일부라도 남으면 재발하게 되므로 세심한 주의가 필요하다.

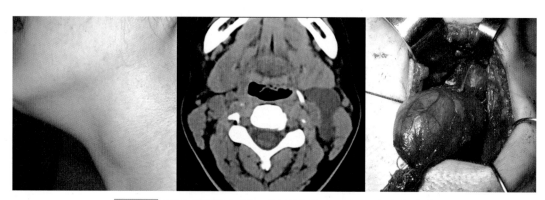

그림 26 **새열낭종(좌측).** (우: 경부사진, 중: CT소견, 좌: 수술장면)

3) 갑상설관낭종(Thyroglossal duct cyst)

갑상선은 태생기에 설근부 맹공(foramen cecum)부위에 있다가 설골체부를 지나 윤상연골부 위로 이동하게 된다. 그러므로 갑상설관낭종은 설근부에서 갑상선에 이르기까지 어디에서나 볼 수 있고 중앙선상에 위치하며 설골과 갑상연골 사이에 가장 많이 발생한다. 경부에 발생하는 선천성기형 중 가장 흔하다. 10~20%에서는 정중선에서 외측에 치우쳐 나타날 수 있고, 65%에서는 설골 하부에, 20%는 설공 상부에 15%는 설골부에 발생한다. 대부분의 병변은 설골 가까이 존재하지만 혀 속에 위치하는 경우가 2%, 흉골 상부에 위치하는 경우도 10%에서 존재한다.

갑상설관낭종은 어느 연령층에서나 발견되는 경부의 낭포성종양으로 50% 정도가 10세 이하의 소아에서 발견되며, 70% 정도가 30세 이하에서 발견된다. 대부분 무증상, 무통의 정중 경부 종괴로 종괴의 양상은 다양하여 부드럽거나 견고할 수 있으며, 유동성이고 침을 삼킬 때나 혀를 내밀면 종괴가 움직이는 것을 확인할 수 있다.

설골과 갑상연골 사이에서 가장 많이 발생한다. 유피낭종(dermoid cyst)과 감별 진단을 해야 하며 한편, 수술 전 갑상선 스캔을 시행하여 이상 위치에 존재하는 설갑상선과 감별함으로써 수술로 환자의 유일한 갑상선을 제거하는 일이 없도록 주의해야 한다.

치료는 외과적으로 낭종을 완전히 제거하는 Sistrunk 수술법이 최선의 방법이다. 특히, 성인에서 발견된 갑상선-설관낭종은 악성의 가능성이 있기 때문에 반드시 수술을 시행해야 한다. 태생기에 설골은 갑상설관(thyroglossal duct) 주위에서 형성되기 때문에 관이 설골을 뚫고 지나가거나 설골 밑으로 지나가는 경우가 많다. 그러므로 수술 시에는 설골 체부를 제거하고 맹공까지 추적하여 완전히 절제하지 않으면 재발 가능성이 높다.

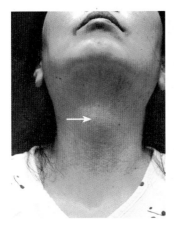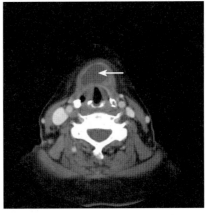

그림 27 갑상설관낭종(화살표)

4) 림프기형(Lymphatic malformation)

림프기형은 전에 낭포성 히그로마(cystic hygroma), 낭성누활액낭종, 림프관종(lymphangioma) 이라고 하던 질환으로 림프계의 선천성 결함에서 기인하는 선천성 낭종으로서 보통 신생아에서 무통성 종양으로 나타난다. 이 종양의 약 80%는 후경삼각(posterior cervical triangle)이나 쇄골상와(supraclavicular fossa)에 위치하며 다방성 종물이다. 낭종의 벽은 매우 얇고 그 내용물은 림프액이며 이 질환은 구강저로부터 종격동에 이르기까지 어느 부위든지 생길 수 있다. 90% 가량이 2세 전에 나타나며 부드러우나 곳곳에 단단한 부위가 만져지는 경부종괴가 상기도감염을 앓은 후 또는 종양내 감염 및 출혈 이후에 갑자기 커지는 것이 특징이며, 심한 경우 기도를 압박하여 호흡곤란을 초래하거나 연하장애를 일으킬 수 있다.

자연적 퇴행이 보고되고 있어 외형적 장애나 기능적 장애가 없으면 보존적 치료를 시행할 수 있으나 수술적 제거가 용이하면 완전히 적출하는 것이 일반적 치료방법이다. 수술적 제거 대신에 OK-431을 이용한 경화요법을 사용할 수 있다.

5) 혈관종(Hemangioma)

혈관종은 소아 두경부 양성종양 중 가장 흔한 것으로서 대부분이 출생 직후에 발견되고, 많은 환자가 7~8세가 되면 자연적 퇴행이 된다. 구강이나 인두, 이하선, 경부 등에 미만성 피부병변으로 나타나거나 낭성종괴로 나타난다. 진단이 신체검사나 방사선학적인 검사로 어려울 때는 혈관 조영술이나 세침흡인세포검사 혹은 생검 등도 고려할 수 있다. 치료는 유소아기에 빠른 속도로 커지다가 3~4세에 이르면서 점차 퇴행하기 때문에 기능적 혹은 미용상의 문제가 없다면 보존적 치료를 한다.

3. 경부림프절(Lymph nodes of the neck)

소아에서 작고 부드러운 림프절은 국소감염 때문에 생긴 림프절비대가 많고, 성인에서는 결핵성림프절염(tuberculous cervical lymphadenitis)이 많다.

결핵성임프절염은 20~30대의 젊은 여성에 호발하고 주로 혈행으로 전파되며 그 외 경로로는 편도를 통한 경로와 폐결핵에 속발하여 종격 림프관을 통해 상행하는 경로가 있다. 경부림프절 침범은 대개 다발성, 양측성으로 후경부에 빈발하며 하부 림프절 침범이 흔하다. 진단을 위해 절개생검하면 누공이 형성될 수 있고, 장기간의 치료가 필요하게 되므로 가능한 한 절개생검은 피하는 것이 좋다. 가장 확실한 진단법은 천자 흡인을 통하여 얻은 농 혹은 조직을 이용한 결핵균 배양검사이나 양성률이 17% 정도로, 항산균(acid fast bacillus)의 도말검사 양성률 46%에 비해 많이 낮고, 반면에 세침흡인 잔유물을 이용한 중합효소연쇄반응(PCR) 검사는 76%

정도의 양성률로 비교적 높은 편이다. 현재로서 가장 확실한 방법은 조직검사이며, 만성육아
종성염증 소견과 함께 Langhans 거대세포와 건락성 괴사(caseous necrosis)를 보이면 확진이
가능하다. 치료는 1년 이상의 항결핵요법이 주 치료법이나 항결핵제에 내성을 보이는 비결핵
성 non-tuberculous Mycobacterium 즉, *Mycobacterium avium intracellulare* 등의 원인균에서는
수술요법과 항결핵제를 병행하여야 한다.

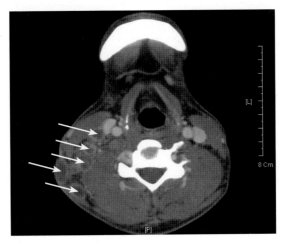

그림 28 결핵성임파선염
(우측 경부에 다발성, 괴사를 보이는 림프절 소견)

4. 악성 림프절비대(Malignant lymph node hypertrophy)

50세 이상의 성인에서 3cm 이상으로 크거나 여러 개의 림프절이 만져지면 악성종양을 의심
해야 한다. 원발병소는 두경부가 80% 이상으로 가장 많고, 원격장기로부터의 전이도 쇄골상
와의 림프절에서 간혹 발생한다. 또한, 원발병소를 모르는 경우(metastasis of unknown origin;
MUO)도 5% 정도에서 발생하며 악성림프종 같은 전신적 종양이 발생할 수도 있다. 원발병소
(primary site)를 찾기 위한 경부림프절의 절개생검(open biopsy)은 이비인후과적 검사를 완전
히 한 다음에 시행해야 한다. 이것은 ① 경부종물 제거를 하면 환자는 다 나은 것으로 잘못 생
각하여 병원에 다니지 않게 될 수도 있고, ② 목의 수술상처로 인하여 추후 다른 검사를 수행
하는 데에 방해가 될 수 있고, ③ 조직생검 시 피부 혹은 경부조직에 암세포를 퍼뜨릴 위험이
있고, ④ 병리조직 결과가 원발병소가 불명확한 전이암인 경우는 임상적 가치가 작기 때문이
다. 원인불명의 경부 악성종물로서 진단되면 비인강, 편도, 후인두의 이상와, 설근부에서 생검
을 채취하여 병리조직검사를 시행해야 한다. 경부종물이 편평세포암으로 판정되고, 맹검검사
상 모두 음성으로 나오면 경부청소술을 시행할 수 있다.

■ **경부청소술(neck dissection)**

두경부에 발생한 악성종양으로 인해 경부의 림프절이나 림프관으로의 전이가 있거나 비록 림프절이 만져지지 않더라도 원발암의 종류, 위치 및 크기로 볼 때 잠복성 전이의 가능성이 높은 경우에 시행하는 술기로서 임상적으로 만져지는 경부림프절의 크기, 그리고, 원발암의 위치와 크기를 참고해서 수술의 종류가 결정된다. 경부에 전이되었다고 추정되는 림프절이 만져질 때 시행하는 것을 치료적 경부청소술(therapeutic neck dissection)이라고 하고, 전이된 림프절은 만져지지 않으나 경부재발의 예방을 목적으로 행하는 경우를 예방적 경부청소술(elective neck dissection)이라고 한다. 방사선치료로도 경부절제술을 대신하여 경부림프절을 치료할 수 있으나 전이림프절의 크기가 커질수록 방사선치료의 효과는 떨어지고, 수술적 치료 효과가 증가하므로 치료방법의 타당성과 치료법의 선택에서 정확한 판단을 내릴 수 있어야 한다. 또한, 경부청소술은 병리조직검사를 통해 미세림프절전이를 확인할 수 있으므로 정확한 병기 및 예후 추정에 도움이 된다.

경부청소술의 원칙은 원발병소와 함께 하악, 이하선, 유양돌기, 승모근, 쇄골, 기관, 경부정중선으로 둘러싸인 지역의 vital organ을 제외한 모든 림프조직을 제거하는 것이다(그림 29). 경부곽청술에서는 내경정맥, 제11 뇌신경, 흉쇄유돌근까지 포함되고, 제거되면 안 되는 기관은 경동맥, 제10, 12 뇌신경, brachial plexus, phrenic N. 등이 있다(그림 30, 31, 32).

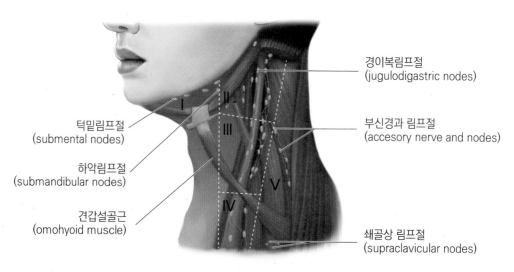

경이복림프절
(jugulodigastric nodes)

턱밑림프절
(submental nodes)

하악림프절
(submandibular nodes)

견갑설골근
(omohyoid muscle)

부신경과 림프절
(accesory nerve and nodes)

쇄골상 림프절
(supraclavicular nodes)

그림 30. **경부곽청술(RND)의 범위**

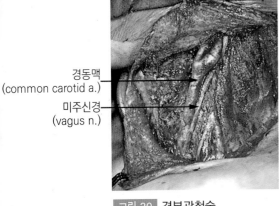

경동맥
(common carotid a.)

미주신경
(vagus n.)

그림 30 경부곽청술

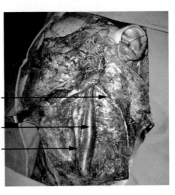

척수부신경
(spinal accessory n.)

내경정맥
(internal jugular v.)

경동맥
(common carotid a.)

그림 31 변형적 경부청소술, 제2형
(흉쇄유돌근을 제거, 내경정맥과 척수부신경 보존)

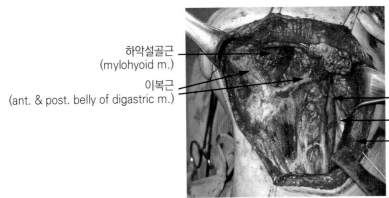

하악설골근
(mylohyoid m.)

이복근
(ant. & post. belly of digastric m.)

내경정맥(internal jugular v.)

척수부신경(spinal accessory n.)

흉쇄유돌근(sternocleidomastoid m.)

그림 32 선택적 경부청소술: 견갑설골상부 경부청소술

■ 경부청소술의 종류

① Radical neck dissection (RND) : Level I - V 림프절군 및 흉쇄유돌근, 내경정맥, 부신경
모두 제거

② Modified radical neck dissection (MRND) : Level I - V 림프절군 절제, 흉쇄유돌근, 내경
정맥, 부신경 중 하나 이상 보존

③ Selective neck dissection (SND) : 다양한 변형을 모두 포함하며, 제거한 림프절군을 괄호
안에 표시

④ Extended radical neck dissection (ERND) : radical neck dissection에 더하여 하나 이상의
다른 림프절군이나 비림프 구조물 제거

■ **경부청소술의 적응증**

① RND : 다발성의 림프절 전이가 후경부삼각이나 내경정맥, 척수 및 부신경에 근접해 위치할 때, 경부청소술 후 재발했을 때, 또는 방사선이나 항암화학요법 후 경부의 잔류병소가 있거나 재발했을 때 시행한다.

② MRND : 척수, 부신경이나 내경정맥에 직접적인 종양의 침범이 없을 때나 N0 병기 경부의 예방적치료를 위해 시행한다(그림 29).

③ SND, SOND (supraomohyoid neck dissection) : 구강암의 잠복경부전이가 20% 이상인 T2이상이면서 N0인 병기의 예방적치료로, 또는 중앙부 병변 시 반대측 경부의 예방적치료를 위해 시행한다(그림 30).

LND (lateral neck dissection) : 후두, 구인두, 하인두 암종의 T2이상에서 예방적 치료 목적으로, 또는, 중앙부의 병변 시 반대측의 예방적치료를 위해 시행한다.

■ **경부청소술의 금기증**

원발병소의 절제가 불가능한 경우, 경부 척추, 두개내 침범이 있는 경우, 또는 원격전이가 확인된 경우에는 금기가 된다.

■ **경부청소술의 합병증**

수술 도중의 합병증으로는 출혈, 신경손상, 흉관(thoracic duct)손상에 의한 암죽(chyle)유출, 공기색전증, 흉막손상에 의한 기흉, 경동맥 손상에 의한 부정맥과 심실 세동 등이 있고 수술 후의 합병증으로는 출혈, 창상감염, 피부괴사, 암죽루(chyle fistula), 기흉, 신경손상에 의한 견갑통, 양측을 동시에 시행할 때의 안면부종, 실명, 대뇌부종, 경동맥파열, 사망 등이 있다.

5. 갑상선종대(Goiter)

갑상선종대는 요오드 결핍지역에서 일어나는 갑상선질환의 지방변성 형태와 관련이 있고, 이것은 갑상세포(thyrocyte)의 증가에 의한 조직의 증가나 선종, 혹은 낭 형성의 퇴행성 변화에 기인한다.

큰 흉골후방 갑상선종대에 의해 기관이나 식도의 압박이나 전위를 야기시켜 호흡이나 연하작용에 영향을 미칠 수 있고, 반회후두신경의 압박은 성대의 기능에 영향을 미칠 수 있다. 갑상선의 종대는 병리조직학적으로 미만성과 결절성으로 나누고, 임상적으로는 세계보건기구(WHO)에 따라 갑상선종대 등급 I은 만져지지만 볼 수는 없고, 등급 II는 만질 수도 있고 볼 수도 있는 것이고, 등급 III는 의류를 걸치지 않은 목에서 상당한 거리에서도 명확하게 보이는 것으로 분류되며 이 등급들을 다시 선종성과 미만성으로 세분할 수 있다.

이소성 갑상선은 흔히 혀의 저부의 맹공이나 설갑상선에서, 드물게는 목이나 종격동에서 발견된다. 갑상선 조직이 배아기에 기관이나 후두 안으로 성장할 수 있어서 후기 신생아기에 호흡곤란의 원인이 될 수 있다.

6. 갑상선기능저하증(Hypothyroidism)

갑상선기능저하증은 원발성과 이차성이 있다.

원발성 갑상선기능저하증은 호르몬 보충이 수반되지 않는 갑상선 전절제나 부분절제 후, 선천성 저형성증이나 무형성증, 소아 이소성 갑상선, 또는 갑상선 호르몬 합성장애에 기인하고, 이차성 갑상선기능저하증은 뇌하수체로부터 갑상선으로 내려오는 TSH 자극이 없어지거나 약해지면서 야기된다.

증상 : 일반적 증상은 전신운동 활동성 저하, 수면욕구 증가, 건조하고 벗겨지는 피부와 점액 부종이 있다. 이비인후과적 증상은 거친 목소리, 쉰 목소리, 깊은 단음성 목소리, 콧소리와 함께 천천히 말하는 것이 있고, 연하곤란과 갑상선종대가 있는 부위에 부분적으로 이물감이 있을 수 있고, 난청과 어지럼증도 장기간의 갑상선기능저하증에서 일어날 수 있다. 갑상선기능저하증은 소아에서 당뇨병 다음으로 가장 흔한 내분비 질환이다. 선천적인 이상으로 갑상선무형성증과 이소성갑상선 외에 Pendred's syndrome이 있고, 이는 갑상선종대를 일으키는 요오드대사 장애와 감각신경성난청이 동반되어 나타나는 질환이다.

치료 : 호르몬 대체요법을 시행한다.

7. 갑상선중독증(Thyrotoxicosis)

형태는 원발성 갑상선중독증, 중독성선종 및 갑상선중독의증이 있다.

증상 : 체중감소, 수지진전, 안검 떨림, 혀의 진전, 발한, 발작과 불면이 있고, 원발성 갑상선중독증에서 나타나는 전형적 증상인 Merseburger's triad는 갑상선종대, 빈맥과 안구돌출이다. 이 증상 중 단지 하나만 나타나거나 경한 증상으로 발현되는 갑상선중독증은 훨씬 더 흔하다. 갑상선중독증에서 안구돌출과 같은 내분비 안구증상, 결막염, 안검부종,

결막부종 또는 한쪽 혹은 양쪽의 안구운동마비가 나타날 수 있고, 자주 함께 동반되지만 안구돌출증은 갑상선기능의 비정상적인 검사소견 없이도 나타날 수 있다.

진단 : 미만성이나 결절성 갑상선종대는 촉진, 스캔, 방사선 옥소검사, 호르몬측정 혈청검사와 TRH 검사로 측정하고, 안구증상은 전산화단층촬영으로 평가할 수 있다.

치료 : 갑상선절제술은 보통 내과적치료나 방사성요오드치료를 한 후에 시행한다.

8. 갑상선의 염증성질환(Inflammatory disease of the thyroid)

아급성 및 급성 감염은 화농성과 비화농성 형태로 분류할 수 있고, 만성갑상선염은 림프구성 갑상선염(Hashimoto병)과 주위 침윤성 갑상선염(Riedel 갑상선염)이 있다.

증상 : 갑자기 나타나는 갑상선의 부종과 통증, 주위 피부의 발적 등이 있다. 급성형태의 환자에서 종종 머리를 앞으로 숙이면서 침대에서 일어나 앉는 습관을 보이고, 삼킬 때 통증이 귀로 방사되고, 열감, 호흡곤란을 호소하며 농양이 생기면 파동이 나타난다.
de Quervain's 아급성 비화농성 육아종성 갑상선염에서 압통은 종종 뚜렷하지 않을 수 있고, 초기에는 전형적으로 단지 한 엽에만 국소적 경화와 주위 조직과의 유착이 일어나기 때문에 종양으로 오진을 할 수 있다. 이 갑상선염에서 염증 과정은 수주에 걸쳐 한 엽에서 다른 엽으로 진행한다.

병리 : 바이러스 감염(인플루엔자 등), 전이성 감염(티푸스, 파라티푸스), 혹은 감염의 확장(구인두병, 특이성 또는 비특이성 경부림프절염 및 심부경부농양)에 의해 기인한다.

진단 : 호르몬 검사는 아급성 및 급성갑상선염에서 초기에는 정상인 경우가 있다. 질환의 경과 중에 감염의 확장 정도에 따라 technetium이나 요오드 스캔의 섭취도가 떨어질 수 있고, 제한된 부위의 스캔에서 냉결절 부위가 발견될 수 있다. 갑상선항체의 혈청학적 평가로 만성림프성갑상선염을 진단할 수 있다. 종양이나 혈종으로 진단이 확실치 않으면 세침흡인세포검사나 개방형 절개생검으로써 확진해야 한다.

치료 : 스테로이드, 갑상선 호르몬, 소염제가 사용되고, 드물게 화농성인 경우 항생제로 치료하거나 농양 형태인 경우 절개배농을 시행한다.
Hashimoto 병에서 갑상선은 촉진 시 단단하게 커져 있고, 상대적으로 증상은 거의 없는 편이며 무통성 경과를 보이지만 수년 후에 점액부종을 일으킬 수 있다. 이 형태의 갑상선염은 현재 자가면역질환으로서 알려져 있다. 갑상선 호르몬에 의한 내과적치료를 하고, 갑상선종대가 큰 경우 스테로이드 투여와 갑상선절제술이 필요하다.

9. 설갑상선(Lingual thyroid)

갑상선이 혀의 기저부 맹공으로부터 목 앞의 정상 위치로 하강하지 못하고 맹공 근처에 갑상선조직이 자리하게 된 것을 말한다. 잔류 갑상선 조직이 커서 기계적 자극을 받게 될 때 수술적 절제를 한다. 모든 갑상선 조직이 혀에 잔류하는 경우가 드물게 있어 반드시 다른 부위에도 정상 갑상선 조직이 있다는 것을 확인한 후에 설갑상선을 절제해야 한다.

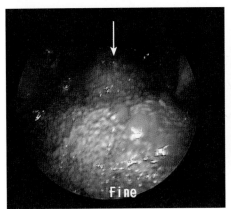 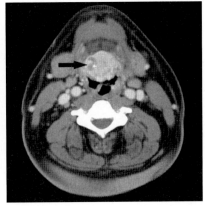

그림 33 설갑상선(lingual thyroid)

10. 갑상선결절(Thyroid nodule)

갑상선의 결절은 흔히 볼 수 있는 질환으로 성인에서의 발생률은 대개 5% 전후이고, 여자에서 남자에 비해 약 4배 이상 많이 발생하며 나이가 많아짐에 따라 약간 증가하는 경향이 있다고 보고되었으나 이것은 환자를 대상으로 한 조사의 통계로서 한계가 있으며 실제로는 전체인구의 약 50%에서 갑상선결절이 발생한다는 견해도 있다. 대부분의 발견되는 갑상선결절은 양성이지만 경질의 고립상 결절이 갑자기 커지거나 갑상선 스캔에서 저섭취 냉결절로 나타나면 악성종양을 의심해볼 수 있고, 초음파검사를 이용하여 진단에 도움을 받을 수 있다.

일반적으로 양성 갑상선결절은 반드시 수술이 필요하지는 않고, 환자의 대부분이 여성인 점을 고려하면 신중하게 수술적치료 여부를 결정해야 한다. 갑상선낭종인 경우 낭종의 크기가 4cm 이상인 경우, 과거 병력상 경부에 방사선 조사를 받은 기왕력이 있는 경우, 또는 혈액이 섞인 내용물이 천자되는 낭종인 경우에만 악성종양을 의심하고 수술로써 진단하여야 한다 (표 3). 갑상선결절의 감별을 위한 진단알고리즘은 그림 34와 같다.

표 3. 갑상선결절의 감별을 위한 진단

병력 청취	이학적 검사
나이가 20세 미만이거나 60세 이상인 환자	단단하고 압통이 없는 결절
경부 방사선 조사의 기왕력	경부림프절 촉지
남자 환자	주위 조직에 고정된 결절
수질성 갑상선암종의 가족력	성대 마비
고속 성장	
음성 변화	
이학적 검사	

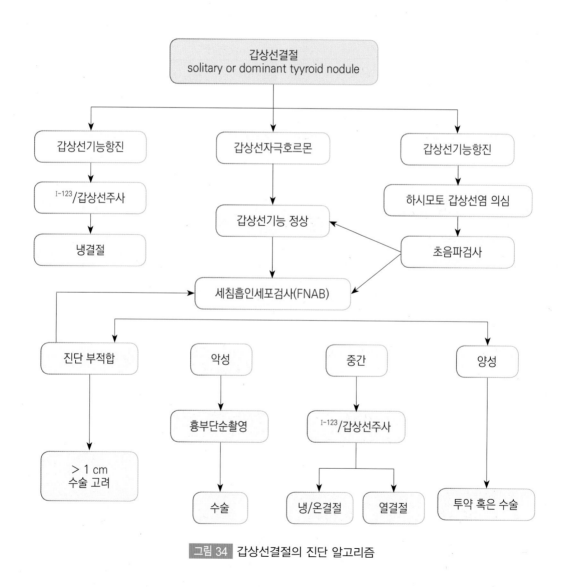

그림 34 갑상선결절의 진단 알고리즘

11. 갑상선 악성종양(Malignant tumor of the thyroid gland)

여성에서 남성보다 높은 발생을 보이며 스캔에서 나타나는 냉결절은 잠재적으로 악성을 시사하고, 열결절은 악성 변성이 상대적으로 적은 자발성 선종을 시사한다. 갑상선악성종양은 분화성암종과 역형성암종으로 구분되며 분화성 암종에는 여포상암종과 유두상암종이 있다. 여포상암종은 피막파열, 혈관 침윤, 혈행성 전이 등의 특징이 있고, 유두상암종은 가장 흔한 갑상선악성종양이다. 림프절 전이를 잘하고, 국소 경부림프절 전이가 갑상선 원발종양의 첫 증상인 경우가 흔하다.

드문 형태로 수질암종이 있다. 이 종양은 갑상선 세포가 아니라, C-세포(칼시토닌을 형성하는 부여포세포)에서 유래한다. 아밀로이드가 존재하는 것이 조직학적 특징 중 하나이고, 일반적으로 천천히 자라고 요오드를 저장하지 않는다. 혈행성 전이를 하며 폐와 골로 전이를 잘한다. 가족성 경향이 있는 제2형 다발성 내분비종양증후군(MEN; multiple endocrine neoplasia type II)의 한 종류이다. 역형성(미분화성)암종은 주변 장기로 빠르게 진행하며 혈액이나 림프

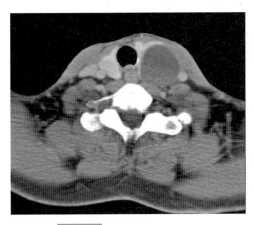

그림 35 갑상선결절. 우측

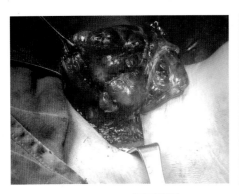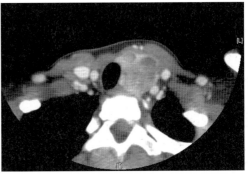

그림 36 갑상선암의 수술장면과 CT소견

261

를 통해 전이가 일어나며 예후가 가장 좋지 않다. 역형성 암종은 크고 작은 세포로 구성되어 있으며, 환자가 병원에 올 때는 대부분 수술이 불가능한 상태이다. 갑상선악성종양의 70% 이상 은 유두상암종이고 여포상암종이 15% 정도이며, 드물게 수질성암종과 역형성암종이 발생할 수 있다.

증상 : 분화성 갑상선암종은 미분화 갑상선암종과 달리 천천히 자란다. 이것들은 종종 일측 성 이고 한 개 이상의 단단한 결절로 존재한다. 경우에 따라 진단 당시 원발성 종양이 너무 작아서 인지하기 힘들어도 경부림프절 전이가 존재하는 경우가 있다. 호르몬의 수치로 써 확인된 갑상선기능은 질환의 초기 단계에는 영향을 받지 않고, 갑상선이 파열되었거 나 주위 조직의 침윤이 일어나면 연하 시 갑상선의 운동성이 감소되는 소견을 보이며 이물감, 이통, 반회후두신경마비 증상도 나타날 수 있다.

병리 : 수질암종은 유전적 이상을 동반하는 경우가 대부분이어서 가족력의 조사가 필요하다. 갑상선세포에서 유래한 암종은 요오드 결핍 시 증가된 TSH 자극과 관련이 있다고 하며 갑상선종양은 종종 장기간 지속된 갑상선종대와 관련되어 발생한다. 수술 후 재발한 갑상선종대와 진행성 Hashimoto 병에서도 높은 발생률을 보인다.

진단 : 촉진이나 스캔에서 의심될 때, 특히, 냉결절이 발견된다면 세침흡인세포검사를 시행해 야 한다. 종양표지자는 진단과 추적, 둘 다에서 매우 중요하다. 수질암종에서는 칼시토 닌 수치가 증가하며, 여포상암종과 유두상암종에서 혈청 갑상선글로불린의 증가가 발견 된다.

치료 : 주치료법은 수술이고, ^{131}I 을 이용한 동위원소 치료, 외부 갑상선호르몬투여를 통한 TSH 분비억제요법, 방사선치료 그리고 항암제 사용이 있다. 1cm 미만의 주변을 침범하지 않은 유두상암은 경과 관찰하는 경우도 있다. 수술은 갑상선절제와 경부청소술을 시행 하기도 하며 중앙림프절청소술(central node dissection)은 필수적이다. 갑상선전절제술 은 반회후두신경과 최소한의 부갑상선을 보존하면서 시행되어야 한다. 원발종양에 따라 일측 혹은 양측 경부청소술을 시행한다. 유두상암종에서 술후 갑상선호르몬을 반 드시 투여해야 하고, 방사성 옥소치료를 추가적으로 사용할 수 있다. 갑상선전절제술 을 시행한 경우에는 갑상선기능저하증이 발생하므로 수술 후 재발을 조기에 발견할 수 있도록 표식자로서 전신방사선동위원소 스캔과 혈중 갑상글로불린치를 사용한다. 수질암종이나 역형성암종에서는 술후 방사선치료가 적용될 수도 있다.

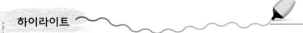

■ 경부심부감염이 일어나는 대표적인 공간은 심부근막으로 둘러싸인 설하공간, 악하공간, 부인두 공간(parapharyngeal space), 후인두공간(retropharyngeal space)이다.

■ 갑상설관낭종의 호발부위와 설근부에서 갑상선에 이르기까지 정중선에서 어디에서나 볼 수 있고, 설골과 갑상연골 사이에 가장 많이 발생한다. 치료원칙은 단순적출술은 재발을 잘하므로 피해야 하고, 낭, 관과 함께 설골의 중심부를 일괄 절제하는 Sistrunk 수술법이 최선의 방법이고, 특히, 성인에서 발견된 갑상선-설관낭종은 악성의 가능성이 있기 때문에 반드시 수술을 시행해야 한다.

■ 경부의 원발병소를 모르는 전이암(metastasis of unknown origin; MOU)에서 맹검조직검사를 하는 부위는 비인강, 편도, 후인두의 이상와, 설근부이다.

■ 경부곽청술의 원칙은 하악, 이하선, 유양돌기, 승모근, 쇄골, 기관, 경부정중선으로 둘러싸인 지역에서 모든 림프조직을 제거하는 것이고, 내경정맥, 제11 뇌신경, 흉쇄유돌근이 포함되며 반드시 보존해야 하는 주요 기관은 경동맥, 제10, 12 뇌신경, brachial plexus, phrenic nerve이다.

■ 경부청소술은 경부곽청술(Radical neck dissection; RND), 변형적 경부청소술(Modified radical neck dissection; MRND), 선택적 경부청소술(Selective neck dissection; SND) 및 확장 경부곽청술(Extended radical neck dissection; ERND)로 분류하고, 림프절제거 부위는 RND는 Level I-V 림프절군 및 흉쇄유돌근, 내경정맥, 부신경, MRND는 Level I-V 림프절군 절제, 흉쇄유돌근, 내경정맥, 부신경을 보존, SND는 제거가 필요한 림프절을 선택적으로 제거하며 제거 림프절군을 괄호안에 표시하고, ERND는 RND에 추가하여 경부림프절 외 다른 림프절군이나 비림프구조물 제거하는 것을 포함한다.

■ 갑상선결절에서 악성과의 감별을 위해 수술이 필요한 경우는 크기가 4cm 이상인 경우, 과거력상 경부 방사선치료의 기왕력이 있는 경우, 또는 혈액이 섞여 천자되는 낭종인 경우이다. 암을 의심할 수 있는 갑상선결절의 위험인자는 표 3과 같다.

■ 갑상선결절의 감별 진단을 위한 알고리즘은 그림 34와 같다 .

찾아보기

ㄴ

ㅊ

||| C

||| D

||| E

F

G

H

longitudinal fracture ································ 73

lop ear ··· 49

loudness recruitment ···························· 11

lower lateral cartilage ·························· 102

LPR ··· 234

Ludwig's angina ································· 248

lymphangioma ···································· 252

lymphatic malformation ························ 252

M

macrotia ··· 49

malignant tumor of thyroid gland ·········· 261

malleus ··· 4

Mann test ··· 39

marginal mandibular branch ················· 173

masking ··· 29

MAST (multiple allergen simultaneous test) ··· 133

mastication ·· 173

maxillary crest ··································· 103

maxillary sinus ··································· 106

maxillary sinusitis of dental origin ········· 140

maxillofacial injury ····························· 148

maxillomandibular advancement ··········· 162

maximum phonation time: MPT ············· 220

meatus ··· 103

membranous labyrinth ·························· 6

MEN ·· 261

Meniere's disease ································ 85

meningioma ·· 80

Merseburger's triad ···························· 257

metastasis of unknown origin ··············· 253

microtia ··· 49

middle cranial fossa ····························· 4

middle ear ··· 4

middle turbinate ································· 103

mixed hearing loss ······························ 30

mixed tumor ······································ 197

MMA ··· 162

modified Epley maneuver ······················ 83

modified radical neck dissection (MRND) ····· 255

modiolus ··· 6

most comfortable level ························· 95

MRI test ··· 219

mucocele ·· 198

mucocele of the paranasal sinuses ··········· 144

mucociliary clearance system ·················· 5

mucoepidermoid carcinoma ·················· 198

muffled voice ····································· 227

multiple endocrine neoplasia type II ········· 261

mumps ··· 194

mumps virus ······································ 194

MUO ··· 253

N

nasal airway ······································ 104

nasal bleeding ······························· 112, 151

nasal columella ··································· 102

nasal dorsum ····································· 102

nasal pain ··· 112

nasal polyp ·· 137

nasal root ··· 102

nasal septal deviation ·························· 128

nasal septum ····································· 102

nasal tip ··· 102

nasal tip sugery ·································· 157

nasal tuberculosis ······························ 165

nasal valve ·· 107

nasolacrimal duct ······························· 103

nasopharyngeal angiofibroma ··········· 138, 191

nasopharyngeal carcinoma ···················· 192

natural ostium ···································· 106

Nd-YAG ··· 238

||| T